Evidence-based practice voor verpleegkundigen

Evidence-based practice voor verpleegkundigen
Gezamenlijke geïnformeerde besluitvorming

Vierde druk

redactie
Guus Munten
Joan Verhoef
Chris Kuiper

Met bijdragen van:
AnneLoes van Staa
Ard Lazonder
Carolien Smits
Diane Toll
Esther Steultjens
Germieke Quist
Hester Vermeulen
Inge Bramsen
Ireen Proot
Jacqueline Kool
Jan Jukema
Jeroen Borghouts
John Verhoef
Leontine Groen-van de Ven
Marie-Josée Smits
Marijke Span
Saskia van der Lyke

Boom

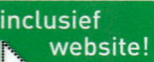

inclusief website!

Met behulp van onderstaande unieke activeringscode kunt u toegang krijgen tot **www.evidencebasedpracticevoorverpleegkundigen.nl/** voor extra materiaal.
Deze code is persoonsgebonden en gekoppeld aan de 1e druk. Na activering van de code is de website twee jaar toegankelijk. De code kan tot zes maanden na het verschijnen van een volgende druk geactiveerd worden.

8147-RD-43-LT

Opmaak binnenwerk: Textcetera, Den Haag
Omslagontwerp: Textcetera, Den Haag
Met dank aan Marike Verhoef

© 2016 Guus Munten, Joan Verhoef & Chris Kuiper
© 2016 Boom uitgevers Amsterdam

Behoudens de in of krachtens de Auteurswet gestelde uitzonderingen mag niets uit deze uitgave worden verveelvoudigd, opgeslagen in een geautomatiseerd gegevensbestand, of openbaar gemaakt, in enige vorm of op enige wijze, hetzij elektronisch, mechanisch, door fotokopieën, opnamen of enige andere manier, zonder voorafgaande schriftelijke toestemming van de uitgever.

Voor zover het maken van reprografische verveelvoudigingen uit deze uitgave is toegestaan op grond van artikel 16h Auteurswet dient men de daarvoor wettelijk verschuldigde vergoedingen te voldoen aan de Stichting Reprorecht (Postbus 3051, 2130 KB Hoofddorp, www.reprorecht.nl). Voor het overnemen van (een) gedeelte(n) uit deze uitgave in bloemlezingen, readers en andere compilatiewerken (art. 16 Auteurswet) kan men zich wenden tot de Stichting PRO (Stichting Publicatie- en Reproductierechten Organisatie, Postbus 3060, 2130 KB Hoofddorp, www.stichting-pro.nl).

No part of this book may be reproduced in any form, by print, photoprint, microfilm or any other means without written permission from the publisher.

ISBN 978 90 8953 814 7
ISBN 978 94 6127 739 8 (e-book)
NUR 897

www.evidencebasedpracticevoorverpleegkundigen.nl
www.boomuitgeversamsterdam.nl

Inhoud

Leeswijzer   9

Deel I   Methodiek en gezamenlijke besluitvorming   13

1 Evidence-based practice   15
Chris Kuiper, Joan Verhoef & Guus Munten
- 1.1 Inleiding   15
- 1.2 Wat is evidence-based practice?   19
- 1.3 Wat is kennis, evidence en bewijs?   22
- 1.4 Wat is het huidige beste beschikbare bewijs en evidence?   28
- 1.5 Benodigde kennis en vaardigheden om EBP toe te kunnen passen   29
- 1.6 Beschouwing   30

2 De methodiek van evidence-based practice   33
Joan Verhoef, Chris Kuiper & Guus Munten
- 2.1 Inleiding   33
- 2.2 Een vraag formuleren   34
- 2.3 Zoeken naar wetenschappelijk bewijs   36
- 2.4 Beoordelen van wetenschappelijk bewijs   47
- 2.5 Toepassen van het resultaat in de praktijk   55
- 2.6 Evalueren   57
- 2.7 Beschouwing   58

3 Gezamenlijke besluitvorming   61
Leontine Groen-van de Ven, Jan Jukema, Carolien Smits & Marijke Span
- 3.1 Inleiding   62
- 3.2 Gezamenlijke besluitvorming   63
- 3.3 Gezamenlijke besluitvorming in de praktijk   65
- 3.4 Gezamenlijke besluitvorming in complexe situaties   68
- 3.5 Gezamenlijke besluitvorming en motiverende gespreksvoering   70
- 3.6 Gespreksleidraad gezamenlijke besluitvorming in complexe situaties   71
- 3.7 Tools   74
- 3.8 Beschouwing   77

Literatuur behorende bij deel I   79

Deel II Toepassing van evidence-based practice   87

4 Ervaringskennis van cliënten en hun naasten   89
Inge Bramsen & Jacqueline Kool
- 4.1 Inleiding: ervaringskennis en de rol van de professional   89
- 4.2 Kennis van cliënten en hun naasten   91
- 4.3 Een vraag formuleren   94
- 4.4 Zoeken naar ervaringskennis   97
- 4.5 Beoordelen van ervaringskennis   101
- 4.6 Gezamenlijke besluitvorming   102
- 4.7 Toepassen en evalueren   104
- 4.8 Beschouwing   104

5 Professionele kennis van zorgverleners   107
Germieke Quist & John Verhoef
- 5.1 Inleiding   107
- 5.2 Professionele kennis en professionele evidence   109
- 5.3 Een vraag formuleren   113
- 5.4 Zoeken naar professionele kennis en evidence   113
- 5.5 Beoordelen van professionele kennis en evidence   119
- 5.6 Gezamenlijke besluitvorming   122
- 5.7 Toepassen   123
- 5.8 Evalueren   123
- 5.9 Beschouwing   123

6 Richtlijnen   125
Hester Vermeulen & Esther Steultjens
- 6.1 Inleiding   126
- 6.2 Richtlijnen   126
- 6.3 Een vraag formuleren   129
- 6.4 Zoeken naar richtlijnen   129
- 6.5 Beoordelen van richtlijnen   130
- 6.6 Toepassen   132
- 6.7 Evalueren   135
- 6.8 Beschouwing   136

7 Systematische reviews   139
AnneLoes van Staa & Esther Steultjens
- 7.1 Inleiding   140
- 7.2 Systematische reviews   141
- 7.3 Een vraag formuleren   142
- 7.4 Zoeken naar systematische reviews   143
- 7.5 Beoordelen van systematische reviews   144
- 7.6 Data-analyse en datasynthese   147
- 7.7 Toepassen   150

		7.8 Evalueren	152
		7.9 Beschouwing	153

8	Interventieonderzoek	157
	Ard Lazonder, Joan Verhoef & Guus Munten	
	8.1 Inleiding	157
	8.2 Verpleegkundig interventieonderzoek	158
	8.3 Een vraag formuleren	160
	8.4 Zoeken naar interventieonderzoek	162
	8.5 Beoordelen van interventieonderzoek	164
	8.6 Gezamenlijke besluitvorming	168
	8.7 Toepassen	170
	8.8 Evalueren	171
	8.9 Beschouwing	172

9	Diagnostisch onderzoek	175
	Jeroen Borghouts & Diane Toll	
	9.1 Inleiding	175
	9.2 Het verpleegproces	176
	9.3 Een vraag formuleren	180
	9.4 Zoeken naar diagnostisch onderzoek	181
	9.5 Beoordelen van diagnostisch onderzoek	183
	9.6 Gezamenlijke besluitvorming	186
	9.7 Toepassen	187
	9.8 Evalueren	187
	9.9 Beschouwing	188

10	Kwalitatief onderzoek	191
	Ireen Proot & Saskia van der Lyke & Marie-Josée Smits	
	10.1 Inleiding	191
	10.2 Kwalitatief onderzoek	193
	10.3 Een vraag formuleren	204
	10.4 Zoeken naar kwalitatief onderzoek	204
	10.5 Beoordelen van kwalitatief onderzoek	205
	10.6 Toepassen van kwalitatief onderzoek in de zorgpraktijk	207
	10.7 Beschouwing	208

Literatuur behorende bij deel II	211

Deel III	In de praktijk	221

11	EBP gebruiken in de dagelijkse praktijk. Maak het waar!	223
	Guus Munten, Joan Verhoef & Chris Kuiper	
	11.1 Inleiding	224
	11.2 Hoe kan EBP vergemakkelijkt worden?	226

11.3	Kenmerken van de verandering	230
11.4	Algemene behulpzame strategieën bij het toepassen van EBP	232
11.5	Strategieën op individueel niveau om het toepassen van EBP te vergemakkelijken	235
11.6	Strategieën op contextueel niveau bij het toepassen van EBP	237
11.7	Beschouwing	242

12 Gezamenlijke geïnformeerde besluitvorming — 245
Joan Verhoef, Chris Kuiper & Guus Munten

12.1	Inleiding	247
12.2	Voorkeuren en rollen van cliënten in gezamenlijke besluitvorming	248
12.3	Een model voor gezamenlijke geïnformeerde besluitvorming	251
12.4	Activering van het proces	254
12.5	Evaluatie van de situatie	256
12.6	Verkennen van mogelijkheden	258
12.7	Beslissing	264
12.8	Dilemma's in het proces van gezamenlijke geïnformeerde besluitvorming	266
12.9	Beschouwing	272

Literatuur behorende bij deel III	273
Begrippenlijst	277
Register	285
Auteursinformatie	291

Leeswijzer

De redactie heeft zich tot doel gesteld een boek samen te stellen over evidence-based practice voor verpleegkundigen. Tegelijkertijd wordt eenzelfde boek uitgebracht over evidence-based practice voor paramedici. De theoretische basis voor de boeken is identiek. De boeken verschillen in de toepassingsgerichte voorbeelden en illustraties die specifiek zijn voor verpleegkundigen of paramedici. De boeken bevatten concrete handvatten voor toepassing van de methodiek van evidence-based practice in de dagelijkse praktijk.

Iedere lezer gebruikt een boek op zijn of haar eigen manier. De een begint bij de eerste pagina en leest door tot het eind. Een ander begint bij de achterflaptekst, bladert van achteren naar voren, beoordeelt de auteurs, de referenties, de dikte, de inhoudsopgave, of leest het slot. Er bestaat geen – bewezen – beste manier om een boek te gebruiken. De ervaring wijst uit dat een leeswijzer de opbouw en samenhang van het boek kan verduidelijken en eventuele tips voor het gebruik kan geven. Hierna beschrijven we hoe het boek is opgebouwd.

Het boek bestaat uit drie delen:

Deel I, Methodiek en gezamenlijke besluitvorming, bestaat uit drie hoofdstukken. Dit deel vormt de theoretische basis van het boek. Bovendien verantwoorden we daarin de door ons gemaakte keuzes. In hoofdstuk 1 leggen we uit wat evidence-based practice is en waarom het toepassen zo belangrijk is. De hiërarchie van bewijs krijgt meer aandacht. Hoofdstuk 2 beschrijft stapsgewijs de methodiek van evidence-based practice: het formuleren van een vraag, het zoeken naar en beoordelen van wetenschappelijk bewijs, het toepassen van het resultaat in de praktijk en het evalueren van het proces en het resultaat. Nieuw in de vierde druk is de expliciete aandacht voor de gezamenlijke besluitvorming: het keuzeproces waarbij de individuele waarden en ervaringskennis van de cliënt en individuele de kennis en ervaring van de professional met het beste bewijsmateriaal worden geïntegreerd. In hoofdstuk 3 bieden we concrete handreikingen om deze gezamenlijke besluitvorming mogelijk te maken. Vanwege het belang dat we toekennen aan gezamenlijke besluitvorming, komt de toepassing terug in elk hoofdstuk in het tweede deel van dit boek.

Deel II, Toepassing van evidence-based practice, geeft voorbeelden van de toepassing van de methodiek voor verschillende typen evidence en bewijs.

Ieder hoofdstuk begint met een korte inleiding en een casus en is opgebouwd aan de hand van de vijf stappen van de methodiek van evidence-based practice. De eerste twee hoofdstukken beschrijven de toepassing van de methodiek voor evidence van cliënten en van professionals. In hoofdstuk 4 kijken we naar ervaringskennis van cliënten en hun naasten, en hoe deze op verschillende wijzen geëxpliciteerd kan worden. De algemene professionele kennis en ervaring op beroepsgroepniveau, zoals richtlijnen, ethische codes, publicaties in vakbladen, staat in hoofdstuk 5 centraal.

De hoofdstukken 6 tot en met 10 beschrijven de toepassing van de methodiek voor verschillende typen wetenschappelijk bewijs en volgen daarbij de hiërarchie van de 'levels of evidence'. Richtlijnen (hoofdstuk 6) zijn de meest voor de hand liggende bron van kennis om mee te beginnen. Immers een richtlijn is een document met aanbevelingen, gericht op het verbeteren van de kwaliteit van zorg, berustend op systematische samenvattingen van wetenschappelijk onderzoek en afwegingen van de voor- en nadelen van de verschillende zorgopties, aangevuld met expertise en ervaringen van zorgprofessionals en zorggebruikers. Systematische reviews (hoofdstuk 7) vormen een secundaire bron van onderzoek en bieden een samenvatting van beschikbaar bewijs. Het hoofdstuk beschrijft het zoeken en beoordelen van systematische reviews, en het toepassen van het resultaat in de praktijk en in gezamenlijke besluitvorming.
De overige hoofdstukken zijn gericht op interventie (Hoofdstuk 8); diagnostiek (hoofdstuk 9); en kwalitatief onderzoek (hoofdstuk 10) en de toepassing daarvan in de praktijk.

In deel III, In de praktijk, geven we handvatten voor het beroepsmatig handelen. In hoofdstuk 11 wordt de toepassing en de implementatie van evidence-based practice in het individueel handelen behandeld. De redactie beschrijft hoe het werken met EBP 'vergemakkelijkt' kan worden, waarbij concrete strategieën worden gegeven voor het toepassen van EBP.
Alle in dit boek uitgezette lijnen komen bijeen in hoofdstuk 12 waarin een model voor gezamenlijke geïnformeerde besluitvorming wordt geïntroduceerd. In dit hoofdstuk staat het proces van besluitvorming centraal, en het betrekken van de ervaringskennis en voorkeur van de cliënt, de professionele kennis en ervaring van de verpleegkundige en beschikbaar bewijsmateriaal in een – gezamenlijke geïnformeerde – beslissing over zorg of behandeling, passend bij en in de situatie.

De redactie heeft veel zorg besteed aan het gebruik van termen in dit boek. Achter in het boek is een begrippenlijst opgenomen met statistische en methodologische begrippen.
We hebben zo veel mogelijk de Nederlandse vertaling van termen gebruikt. Voor de duidelijkheid, en om het lezen van Engelstalige teksten te vergemakkelijken, is de Engelse oorspronkelijke term regelmatig tussen haakjes opgenomen.
Het begrip evidence is echter niet altijd vertaald. Daar waar de term evidence wordt gebruikt, refereren we aan het geheel van persoonlijke, professionele en wetenschappelijke kennis van de cliënt en de beroepsbeoefenaar samen, die getoetst is en betrouwbaar is bevonden. Als de term 'bewijs' wordt gebruikt, verwijst deze naar uitkomsten van wetenschappelijk onderzoek.

Overal waar cliënt staat, kan uiteraard ook patiënt, zorgvrager, bewoner of een andere in de context gebruikelijke term gelezen worden. We hebben besloten de termen zorgverlener en beroepsbeoefenaar te gebruiken voor de verpleegkundige en paramedicus in beide boeken. Daar waar een specifiekere aanduiding wenselijk is, bijvoorbeeld om recht te doen aan specifieke beroepsopvattingen, spreken we van verpleegkundige, of zelfs van bijvoorbeeld transferverpleegkundige of geriatrisch verpleegkundige. Met een accentkleur in de lopende tekst worden (methodologische) begrippen weergegeven die toegelicht worden achter in het boek. De redactie hoopt hiermee de leesbaarheid van de tekst voor zowel beginnende als ervaren lezers van onderzoeksliteratuur te vergroten.

Deel I
Methodiek en gezamenlijke besluitvorming

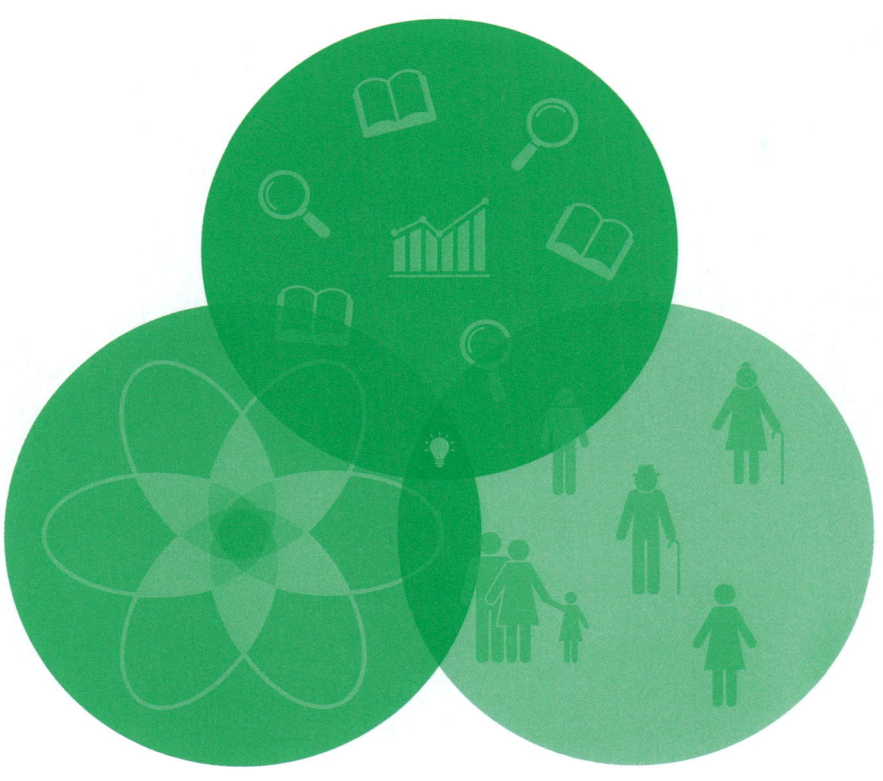

CHRIS KUIPER, JOAN VERHOEF & GUUS MUNTEN

Evidence-based practice

1

Kernpunten
- Evidence-based practice is het zorgvuldig, expliciet en oordeelkundig gebruik van het huidige beste bewijsmateriaal (bewijs en evidence) om beslissingen te nemen met individuele cliënten (en/of hun naasten) over goede of gewenste zorg of behandeling. De praktijk van evidence-based practice impliceert het integreren van individuele kennis en ervaring van de behandelaar en de individuele waarden en ervaringskennis van de cliënt met het beste bewijsmateriaal.
- Kennis (zowel propositionele als professionele en persoonlijke) van zowel cliënt als verpleegkundige is fundamenteel voor besluitvorming en staat dus centraal in de zorgverlening.
- Er wordt onderscheid gemaakt tussen individuele kennis, evidence en bewijs.
- Het belangrijkste doel van evidence-based practice is kwalitatief goede zorg te (blijven) bieden.
- Evidence-based practice ondersteunt de gezamenlijke geïnformeerde besluitvorming over vraagstukken met betrekking tot zorg en gezondheid.

Casus 1

In een verpleegkundig vaktijdschrift lees je dat 'blended care' (een combinatie van face-to-facegesprekken met online interventies) een steeds belangrijkere plaats in de zorg gaat innemen. In de ggz-instelling waar je werkt staan de online interventies echter nog in de kinderschoenen. Je besluit om eens op zoek te gaan naar dergelijke interventies, waarbij je met name geïnteresseerd bent in een online hulpmiddel dat cliënten zelf kunnen toepassen om daarmee meer greep te krijgen op de stemmen (hallucinaties) in hun hoofd. Door zoeken op het internet met de trefwoorden 'E-health', 'stemmen' kom je bij de app 'Temstem' uit. In de omschrijving van de app lees je dat Temstem een taalspel is waarmee het taalgebied in de hersenen wordt geactiveerd, zodat je minder of geen hallucinaties meer hoort. Je vraagt je af of daar (of voor een soortgelijke applicatie) daadwerkelijk bewijs voor te vinden is.

1.1 Inleiding

Dit boek gaat over evidence-based practice. Wij definiëren evidence-based practice als het zorgvuldig, expliciet en oordeelkundig gebruik van het huidige beste bewijsmateriaal (bewijs en evidence) om beslissingen te nemen met individuele cliënten (en/of hun naasten) over goede of gewenste zorg of behandeling. De praktijk van evidence-based practice impliceert het integreren van individuele kennis en ervaring van de behandelaar en de individuele waarden en ervaringskennis van de cliënt met het beste bewijsmateriaal. De ervaringen, voorkeuren, wensen en verwachtingen van de cliënt spelen bij de besluitvorming een centrale rol.

De Nederlandse zorg behoort tot de beste van Europa. De kwaliteit van onze zorg neemt hand over hand toe. Preventie en gezondheidsbescherming leveren een belangrijke bijdrage aan de kwaliteit van leven, de zelfredzaamheid van mensen en de betaalbaarheid van de zorg. Het is zaak voor de hele zorgsector om de ingezette lijn de komende jaren vast te houden. De ambitie is en blijft: toegankelijke en betaalbare zorg van hoge kwaliteit voor iedereen (VWS, 2014). Er wordt in Nederland, maar ook internationaal, doorlopend een beroep gedaan op zorgprofessionals – artsen, paramedici en verpleegkundigen – om keuzes binnen de zorg te baseren op bewijsmateriaal: evidence-based practice (EBP) dus. Door zowel verpleegkundigen als individuele cliënten, maar ook door cliëntenverenigingen, beroepsverenigingen, zorginstellingen, zorgverzekeraars en de overheid wordt de vraag gesteld of een behandeling bewezen en aantoonbaar zinvol of effectief is (Vermeulen, 2006).
Het onderbouwen van de keuze voor interventies is voor zorgprofessionals niet nieuw, maar de wijze waarop we vinden dat dit moet gebeuren is veranderd. Zagen we in het begin van de jaren negentig van de vorige eeuw het kiezen van de interventies vooral als taak van de professional, tegenwoordig wordt er veel meer nadruk gelegd op een gezamenlijke besluitvorming tussen de professional en de cliënt. De focus van onderbouwing is veranderd van klinische epidemiologie en beroepskennis (zoals behandelmodellen) via het zoeken en kritisch beoordelen van recente informatie en onderzoeksresultaten naar meer gezamenlijke geïnformeerde besluitvorming tussen professional (behandelaar) en cliënt (Dawes et al., 2005; Politi et al., 2013; Hoffmann et al., 2014).

Om daadwerkelijk een gezamenlijke geïnformeerde beslissing te kunnen nemen hebben cliënten inzicht nodig in de kwaliteit van het zorgaanbod. De overheid heeft daarom ingezet op het versneld beschikbaar komen van informatie over de kwaliteit van zorg met betrekking tot de dertig meest relevante aandoeningen. In 2015 zijn driehonderd richtlijnen van wetenschappelijke verenigingen en beroepsverenigingen opgenomen in het register van het Kwaliteitsinstituut. Voor een groot deel van deze driehonderd richtlijnen wordt bovendien begrijpelijke informatie voor cliënten opgesteld. Bovendien wordt voor cliënten onder meer <www.kiesbeter.nl> doorontwikkeld en komen er links naar andere goede en betrouwbare websites voor de zoekende cliënten, zoals <www.zorgkaartnederland.nl> en <www.thuisarts.nl>. Dit helpt cliënten om het kaf van het koren te scheiden, en zorgprofessionals om op de hoogte te blijven (Schippers, 2015).

Het belangrijkste doel van evidence-based practice is kwalitatief goede zorg te (blijven) bieden. Dit is voor zorgprofessionals dan ook de belangrijkste reden om evidence-based practice toe te passen. EBP helpt daarnaast verpleegkundigen om hun handelen te verantwoorden tegenover cliënten, collega's, verwijzers en financiers, maar ook om hun beroep te (blijven) ontwikkelen, te positioneren en te financieren. Door EBP blijf je op de hoogte van nieuw bewijs, nieuwe inzichten en (inter)nationale ontwikkelingen in je beroep. Daarbij kan het leuk zijn om te zien hoe elders op de wereld vergelijkbare vraagstukken aangepakt worden. Het toepassen van EBP kan aansluiten bij persoonlijke interesse of nieuwsgierigheid en betrokkenheid en biedt een continue mogelijkheid tot ontwikkeling. Cliënten zijn door de toegang tot internet en richtlijnen maar ook door keuzehulpen (Agoritsas et al., 2015) steeds beter geïnformeerd en mogen van verpleegkundigen verwachten dat zij beschikken over de meest recente informatie over de voor- en nadelen van de behandeling, en eventuele alternatieven, en dat zij hun behandeling hierop baseren en hun handelen kunnen verantwoorden. Evidence-based practice kan dienen als hulpmiddel om gezamenlijk beter te communiceren over de voor- en nadelen van de behandeling en over mogelijke alternatieven.

Er zijn ook op meso- en macroniveau redenen om evidence-based te gaan werken. De gezondheidszorg wordt meer evidence-based, waardoor de samenwerking en communicatie met collega's in de zorg gemakkelijker wordt (of: verbetert) als je zelf ook evidence-based werkt. Op beleidsniveau gaat aandacht uit naar de kosteneffectiviteit, de samenstelling van de basisverzekering, de kwaliteits- en prestatie-indicatoren in de gezondheidszorg, en de rationalisering van de zorg, waarbij een toenemend appèl gedaan wordt op artsen, paramedici en verpleegkundigen om evidence-based te handelen, het liefst kosteneffectief. Deelname aan (praktijkgericht) onderzoek is tegenwoordig van groot belang voor het adequaat kunnen uitoefenen van een beroep op hbo-niveau. Praktijkgericht onderzoek is noodzakelijk voor het behouden én verhogen van de kwaliteit van de beroepspraktijk. Het is daarom belangrijk dat hbo-studenten leren en ervaren hoe praktijkgericht onderzoek wordt uitgevoerd, maar ook hoe zij de resultaten van relevant onderzoek kunnen integreren in hun beroepspraktijk (Verhoef et al., 2015).

Binnen de verpleegkundige beroepen werd lange tijd *authority-based* gehandeld. Dat betekent dat de beroepsbeoefenaar zijn beroepsmatig handelen vooral baseerde op wat hij had geleerd en wat door deskundigen werd verteld. Er bestond een angst dat evidence-based practice voor bezuinigingen zou worden ingezet, met name voor het niet meer vergoeden van behandelingen waarvan de effectiviteit niet bewezen was (Vaes, 2002). De stelling uit 1995 (Altman & Bland, 1995), 'absence of evidence is not evidence for absence', was een van de voornaamste argumenten om EBP te bekritiseren. De afwezigheid van bewijs is geen bewijs voor de niet-werkzaamheid van een methode, bijvoorbeeld omdat de methode nog te jong is om zichzelf wetenschappelijk te hebben kunnen bewijzen. Een angst die nog steeds aanwezig is, gezien het rapport van het Centrum

voor ethiek en gezondheid getiteld 'Passend bewijs'. In dit rapport wordt het risico genoemd dat zorg en interventies waarover hard bewijs ontbreekt, zullen inboeten aan status en uiteindelijk ook aan middelen (RVZ, 2007). De redactie van dit boek pleit dan ook voor het gebruik van andere vormen van evidence dan alleen wetenschappelijk bewijs, zoals professionele kennis en ervaringskennis van cliënten en hun naasten (zie ook de hoofdstukken 4 en 5).
Dit betekent dat het niet alleen van belang is bewijs over effectieve behandelmethoden te verzamelen, maar ook om de kennis en opvattingen van professionals en van cliënten in de praktijk serieus te inventariseren (Russel et al., 2011). Hun kennis en visie moeten niet alleen bij de individuele behandeling maar ook bij de ontwikkeling en implementatie van wetenschappelijke inzichten benut worden (ZonMw, 2013; Broerse et al., 2013).

Sinds de introductie van EBP stijgt het aantal onderzoekspublicaties op het gebied van de zorg elk jaar. Al dit bewijs en deze evidence is pas betekenisvol als die ook daadwerkelijk de cliënt en de verpleegkundige bereikt. Dit betekent enerzijds dat beschikbare evidence ook daadwerkelijk verspreid dient te worden, zowel naar cliënten als naar collega's en artsen. Anderzijds betekent dit dat verpleegkundigen deze onderzoeksresultaten dienen te gebruiken in de behandeling en voor het opstellen van bijvoorbeeld evidence-based protocollen en/of richtlijnen (Goosens et al., 2007).
Parallel met deze stijging in het aantal onderzoekspublicaties wordt er steeds meer gepubliceerd over het ontbreken van een vertaling van de onderzoeksgegevens naar de praktijk, de zogeheten *theory-practice gap* (French, 2002). Hoewel het inmiddels duidelijk is dat er evidence-based gewerkt behoort te worden, blijft de vraag hoe evidence-based werken toegepast kan worden in diverse organisaties en werkvelden (en in welke mate). Daarop wordt dieper ingegaan in hoofdstuk 11, onder verwijzing naar de *evidence-to-practice pipeline*. Gelukkig wordt de ondersteuning bij het toepassen van bewijs in de praktijk sterker door de beschikbaarheid van multidisciplinaire evidence-based richtlijnen (zie onder andere hoofdstuk 6), door het gebruik van specifieke implementatiemodellen (Plas & Wensing, 2006; Cox & Holleman, 2006; Munten et al., 2011) en door bijvoorbeeld samenwerking van de praktijk met lectoraten op hogescholen

Verpleegkundigen dienen de waarde van wetenschappelijk onderzoek voor het dagelijks handelen te beseffen, en ondertussen het belang van de individuele kennis van de cliënt niet te onderschatten. De Gezondheidsraad (2000) spreekt over de 'lerende professional' die het vermogen heeft of ontwikkelt om een vertaalslag te maken van het generieke naar het specifieke. Een beroepsbeoefenaar integreert in feite wetenschappelijke kennis, cliëntspecifieke gegevens, zorgervaring en organisatorische randvoorwaarden. Het is van wezenlijk belang als beroepsbeoefenaar om continu te reflecteren op zowel de keuzes die leiden tot het handelen als de daadwerkelijke uitvoering van dat handelen. Deze competentie is terug te vinden in de zogenoemde CanMEDS-rollen, die bekend zijn bij zowel de paramedische als de verpleegkundige beroepen. De kern van het competentiegebied kennis en wetenschap betreft enerzijds het actueel houden van de eigen kennis en anderzijds het benutten van deze kennis voor de zorg en de deskundigheidsbevordering van collega's. Hierbij wordt van zorgprofessionals verwacht dat ze blijk geven van levenslang leren, het toepassen van de principes van evidence-based practice en het bijdragen aan innovatie.

Het vervolg van dit hoofdstuk beschrijft wat evidence-based practice is (par. 1.2), wat bewijs en wat evidence is (par. 1.3), wat het beste beschikbare bewijs en evidence is (par. 1.4) en welke kennis en vaardigheden nodig zijn om EBP toe te kunnen passen (par. 1.5). Het hoofdstuk wordt afgesloten met een beschouwing (par. 1.6).

1.2 Wat is evidence-based practice?

Evidence-based practice is ontstaan uit evidence-based medicine. Het begrip evidence-based medicine (EBM) werd in 1992 geïntroduceerd door een groep wetenschappers onder leiding van Gordon Gyatt van McMaster's University in Hamilton (Canada) en verder bekendgemaakt door de onlangs overleden David Sackett (1934-2015), oprichter van het Centre for Evidence-Based Medicine (CEBM) in Oxford (Sackett et al., 2000). Dit ging samen met de ontwikkeling van probleemgestuurd onderwijs aan de McMaster's University bij de faculteit Geneeskunde. In probleemgestuurd onderwijs staat het zoeken naar (wetenschappelijke) onderbouwing voor het handelen centraal. In de opvatting van Sackett over EBM is expliciet ruimte voor ervaringskennis van professionals en de wensen van de cliënt. Ook Archie Cochrane wordt beschreven als een van de grondleggers van evidence-based medicine. In *Effectiveness and efficiency* (1972) constateerde hij dat medische beslissingen werden genomen op basis van persoonlijke meningen. Zijn veronderstelling was dat de kwaliteit van het medisch handelen zou verbeteren als het handelen zou berusten op bewijsvoering via randomized controlled trials (RCT's). De Cochrane Collaboration, een naar hem genoemde organisatie, werkt wereldwijd, ook in Nederland, aan het uitvoeren en publiceren van *systematic reviews* op basis van RCT's en tegenwoordig ook op basis van andere soorten onderzoeken.

Sinds de introductie van het begrip evidence-based medicine worden er in de literatuur veel verschillende definities gepresenteerd. Dat evidence-based medicine verruimd is tot evidence-based practice, benadrukt dat het niet uitsluitend gaat om de medische beroepen, maar ook om andere beroepen in de zorg, zoals de verpleegkundige en paramedische beroepen. Een greep uit de definities van EBP en EBM is hierna weergegeven:

> 'The conscientious, explicit and judicious use of current best evidence in making decisions about the care of individual patients. The practice of evidence-based medicine means integrating individual clinical expertise with the best available external clinical evidence from systematic research' (Sackett et al., 2000).

'Providing care to patients for which there is evidence of clinical effectiveness is the cornerstone of evidence-based practice. Evidence may come from research, audit, feedback from patients and expertise' (RCN, 1996).

'Evidence-based health care involves using a combination of clinical expertise and the best available research evidence together with patient preferences, to inform decision-making' (Flemming, Thompson & Cullum, 1997).

'An ability to assess the validity and importance of evidence before applying it to day-to-day clinical problems' (Oxman et al., 1993).

Deze definities vertonen belangrijke overeenkomsten. Het gaat bij evidence-based practice in principe om het nemen van beslissingen op grond van het afwegen van de volgende drie aspecten:
- het huidige beste beschikbare bewijs;
- de kennis en ervaring van de verpleegkundige; en
- de waarde(n) en voorkeur van de individuele cliënt.

Dit besluitvormingsproces vindt altijd plaats in een context.

Evidence-based practice is dus meer dan alleen (be)handelen op basis van wetenschappelijke literatuur. Een belangrijk doel van evidence-based practice is het toepassen van de resultaten van wetenschappelijk onderzoek (bewijs) en getoetste en betrouwbaar bevonden kennis (evidence) in de beroepspraktijk, om de kwaliteit van zorg te verbeteren en de geleverde zorg te verantwoorden. De goede gezamenlijke geïnformeerde beslissing is meer dan dat: het vereist een proces van zorgvuldige besluitvorming waarbij het beste beschikbare onderzoeksbewijs en evidence wordt geïntegreerd met de individuele kennis en ervaringskennis van de verpleegkundige en ervaringskennis en waarden van de cliënt.

Het samenspel van deze elementen in een beslissing over zorg of gezondheid wordt weergegeven in figuur 1.1. In dit boek wordt, gebaseerd op de definitie van Offringa et al. (2014a), de volgende definitie van evidence-based practice gebruikt:

> Evidence-based practice is het zorgvuldig, expliciet en oordeelkundig gebruik van het huidige beste bewijsmateriaal (bewijs en evidence) om beslissingen te nemen *met* individuele cliënten (en/of hun naasten) over goede of gewenste zorg of behandeling. De praktijk van evidence-based practice impliceert het integreren van individuele kennis en ervaring van de behandelaar en de individuele waarden en ervaringskennis van de cliënt met het beste bewijsmateriaal.

1 Gezamenlijke besluitvorming in complexe situaties

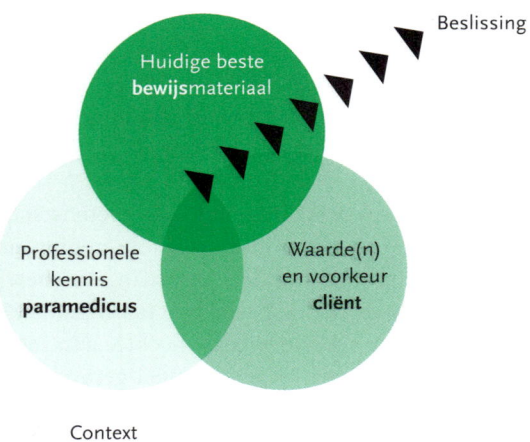

Figuur 1.1   Elementen van evidence-based practice

Het (be)handelen mede op basis van onderzoeksbewijs is een proces waarbij een (zorg- of gezondheids)vraag wordt geformuleerd, in (recente) wetenschappelijke literatuur wordt gezocht naar een antwoord op deze vraag, en de gevonden literatuur wordt beoordeeld, waarna bepaald wordt, als het kan in overleg met de cliënt of diens naasten, of dit onderzoeksbewijs in dit specifieke geval kan worden toegepast. Ten slotte wordt het eigen handelen geëvalueerd. Het (systematisch) toepassen van de volgende vijf stappen vormt de methodiek van evidence-based practice:
1. het (zorg- of gezondheids)probleem vertalen in een beantwoordbare vraag;
2. het efficiënt zoeken naar het beste bewijsmateriaal;
3. het beoordelen van het gevonden bewijs op methodologische kwaliteit en toepasbaarheid;
4. het toepassen van het gevonden resultaat in de praktijk;
5. het regelmatig evalueren van het proces en het resultaat (Offringa et al., 2014a; Taylor, 2007; McCluskey & Cusick, 2002; Gray & Gray, 2002).

Deze methodiek wordt uitgebreid besproken in hoofdstuk 2. In de hoofdstukken 7 tot en met 10 worden deze vijf stappen beschreven en toegepast voor verschillende typen onderzoek (systematic reviews, interventieonderzoek, diagnostisch onderzoek en kwalitatief onderzoek).
De betekenis van evidence en de in dit boek gehanteerde opvatting lichten we in de volgende paragraaf toe, de rol van de cliënt als bron van kennis (zie ook hoofdstuk 4) en als partner in de gezamenlijke besluitvorming (zie ook hoofdstuk 3) krijgt door het hele boek heen aandacht.

1.3 Wat is kennis, evidence en bewijs?

Een van de twee kernbegrippen van EBP is *evidence*. Er bestaan verschillende opvattingen over de betekenis van het woord evidence. Bovendien is het lastig de term correct te vertalen naar het Nederlands.

Het concept evidence wordt vaak ingevuld als wetenschappelijk bewijs en bovendien als bewijs dat bij voorkeur is voortgekomen uit randomized controlled trials (RCT's). De dominantie van deze opvatting van bewijs komt voort uit het feit dat de beweging van evidence-based practice ontstaan is uit de medische professie, die (toentertijd) de meeste waarde hechtte aan interventies waarvan de effectiviteit bewezen is volgens experimenteel gerandomiseerd onderzoek. Wij kiezen voor een bredere invulling van het begrip evidence. Immers, voor verpleegkundige beroepen geldt veelal dat effectiviteit of belang van een behandeling niet alleen gedemonstreerd wordt door oorzaak-en-gevolgrelaties, maar ook door intuïtie, ervaring, getuigenissen en persoonlijke observaties (Browne & Keely, 2004).

Het begrip evidence moet niet alleen worden gedefinieerd, maar ook vertaald. De Engelse taal maakt onderscheid tussen *proof* en *evidence*. De eerste term betreft onomstotelijk bewijs, en de term evidence wordt omschreven als 'gives reason for believing something'. Beide termen worden in het Nederlands vertaald als bewijs, waardoor het onderscheid verloren gaat. Bewijs wordt in het Nederlands omschreven als 'datgene waardoor onweerlegbaar wordt aangetoond dat iets is zoals men beweert of tevoren ondersteld heeft', een 'blijk waaruit men het bestaan of de juistheid van iets kan opmaken' of 'een schriftelijke verklaring van iets' (de Dikke Van Dale, 2005). Evidentie wordt omschreven als 'grote waarschijnlijkheid, niet-beredeneerde zekerheid', en evident als 'duidelijk, zonneklaar' (de Dikke Van Dale, 2015). Bovendien blijkt een adequate vertaling naar het Nederlands problematisch. In dit boek maken we onderscheid tussen kennis, evidence en bewijs. In de Nederlandse vaktijdschriften worden de termen evidence, evidentie en bewijs door elkaar gebruikt. Wij zullen in dit boek de termen evident en evidentie niet gebruiken.

Kennis
Er bestaat geen algemeen geaccepteerde definitie van kennis, noch een voorkeursdefinitie. In dit boek wordt kennis gedefinieerd als:

> 'Kennis: het geheel van wat iemand weet' (de Dikke Van Dale, 2015).

Het is niet van belang of deze kennis gerechtvaardigd of 'waar' is. Er worden – ook weer op verschillende wijzen – soorten kennis onderscheiden, zoals ten eerste bewuste en onbewuste kennis. Daarnaast niet-geëxpliciteerde kennis, aanwezig als gevolg van bijvoorbeeld ervaringen met zorgverleners of werkervaring, en expliciete kennis, informatie die al dan niet schriftelijk of digitaal is vastgelegd in boeken of geschriften met tekst of beelden. In die zin kun je ook spreken van individuele kennis en collectieve kennis. Polanyi (1966) onderscheidt kennis waarvan we ons expliciet bewust zijn, kennis die als het ware in de spotlight staat, waarop we gericht zijn, en kennis die impliciet aanwezig is in het bewustzijn, die als achtergrond het beeld meebepaalt (Brohm, 2005). Deze *tacit knowledge* is een vorm van individuele kennis die 'in het hoofd zit' en moeilijk overdraagbaar is. Deze vorm van kennis bevat vaak (cultuurgebonden) waarden, ervaringen en attitudes. Deze impliciete kennis wordt ook wel vertaald met 'knowhow'. Vormen van impliciete kennis zijn handelingen en routines.

Bronnen van kennis

In de literatuur worden verschillende bronnen van kennis beschreven die een bijdrage leveren aan besluitvorming in de praktijk. Naast propositionele kennis (bewijs) worden professionele kennis en persoonlijke kennis onderscheiden (Benner, 1984; Titchen & McGinley, 2003).

- *Propositionele kennis* wordt omschreven als kennis gebaseerd op resultaten van wetenschappelijk onderzoek. Deze kennis is per definitie getoetst en gepubliceerd.

Zowel de professional als de cliënt hebben toegang tot deze kennis.

Naast kennis uit wetenschappelijk onderzoek (bewijs) is andere kennis van wezenlijk belang voor de ontwikkeling van de praktijk.

- *Professionele kennis* is kennis die ontstaan is door de (beroeps)opleiding en de – vaak jarenlange – praktijkervaring van beroepsbeoefenaars. Een deel hiervan staat beschreven in praktijktheorieën, maar is wetenschappelijk nog niet (goed) getoetst.

Een probleem bij elk beroep is dat een groot deel van deze professionele kennis impliciet blijft. Dit impliciete weten draagt bij tot de ervaring van de individuele beroepsbeoefenaar, maar draagt niet bij aan de gezamenlijke kennis van de professie (Mattingly & Fleming, 1994) zolang het niet onderwerp van onderzoek is geweest.

Uiteraard heeft, in analogie met professionele kennis, de cliënt kennis van de patiëntloopbaan. De invloed van ziekte op het gehele leven van een persoon, en wat die persoon allemaal moet doen en laten om met (de gevolgen van) die ziekte te leren leven, leidt ertoe dat iemand tijdens zijn carrière als patiënt (patiëntenloopbaan) een ervaringsdeskundigheid kan verwerven in het leven met de ziekte, in het omgaan met het medisch regime en met zorgarrangementen (Pool, 2001).

- *Persoonlijke kennis* refereert aan de eigen levenservaring die iedere beroepsbeoefenaar en cliënt meeneemt in de gezamenlijke besluitvorming

Zowel de cliënt als de professional beschikt over persoonlijke kennis die gevormd is door zijn levenservaring, die ook buiten de zorgcontext opgedaan kan zijn.

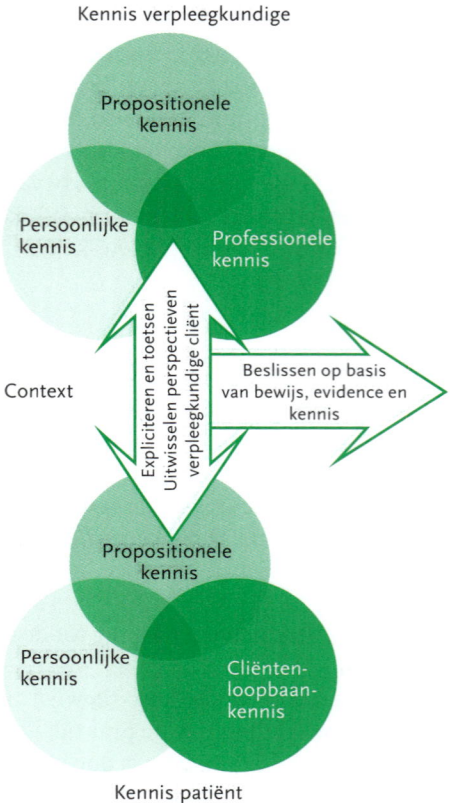

Figuur 1.2   Bronnen van kennis

In het merendeel van de publicaties op het gebied van evidence-based practice wordt met name aandacht besteed aan de propositionele kennis. In de praktijk worden bij de gezamenlijke besluitvorming door de verpleegkundige en cliënt perspectieven uitgewisseld, waardoor de kennis van de cliënt en beroepsbeoefenaar samenkomt. Hoe de propositionele, professionele en persoonlijke kennis van de verpleegkundige en de propositionele, patiëntenloopbaan- en persoonlijke kennis van de cliënt samenkomen en leiden tot een evidence-based beslissing, wordt weergegeven in figuur 1.2.

Individuele kennis
De persoonlijke kennis is bij uitstek individuele kennis. Maar ook kennis opgedaan in de zorgcontext, zoals patiëntenloopbaankennis en professionele kennis, kan individuele kennis zijn. Naast handelingen, routines en attitudes zijn voorkeuren, wensen en verwachtingen onderdelen van deze individuele kennis. De individuele kennis van een professional, die gebruikt wordt in het

– dagelijkse – professionele werk, wordt ook wel 'professional craft knowledge' genoemd. Dit is handelingsgerichte kennis, die normaliter niet geëxpliciteerd wordt. Deels omdat het er niet van komt, deels omdat deze kennis niet altijd eenvoudig onder woorden te brengen is, en deels omdat men zich niet bewust is van die kennis. Jenicek (2006) beschrijft professionele kennis, op individueel niveau en gekoppeld aan een specifieke casus, als: het best mogelijke begrip van een gezondheidsprobleem (van een cliënt, een groep cliënten of een gemeenschap), gebaseerd op twee kritische elementen, namelijk kennis en ervaring in een gegeven context. Deze ervaring berust op attitudes en vaardigheden. Hij schrijft dat deze professionele kennis net zoals bewijs geëxpliciteerd, getoetst en 'waar' bevonden zou moeten worden. Dan is er volgens de hierna beschreven definitie in dit boek sprake van evidence.

Evidence

Jenicek (2006) schrijft dat meer dan een decennium lang de volgende bredere definitie van evidence genegeerd werd door hardcore EBM-voorstanders:

> *'any data or information, whether solid or weak, obtained through experience, observational research or experimental work (trials). This data or information must be relevant either to the understanding of the problem (case) or to the clinical decisions (diagnostic, therapeutic, or care-oriented) made about the case'* (Jenicek, 2006, p. 245).

Deze definitie is zo breed dat er werkelijk alles wat maar kenbaar is onder gevat kan worden. Wij definiëren in dit boek evidence als:

> 'Evidence is kennis gebaseerd op verschillende bronnen, die getoetst is en die betrouwbaar is bevonden' (Higgs & Jones, 2000).

Evidence is een specifieke vorm van kennis. Om kennis te gebruiken als evidence in evidence-based practice moet(en):
- de verschillende bronnen van kennis aanwijsbaar zijn;
- de kennis (indien impliciet) expliciet gemaakt worden;
- de kennis getoetst worden en betrouwbaar bevonden worden;
- de kennis gebaseerd zijn op bronnen.

Het zichtbaar maken en kritisch beoordelen van de kennis die in de hoofden van de professionals en cliënten verborgen is, is niet eenvoudig. Kennis zichtbaar maken ofwel expliciteren kan gestalte krijgen door op een systematische wijze praktijkervaringen en het handelen van professionals en cliënten vast te leggen, te beschrijven en te analyseren, en vervolgens op deze geëxpliciteerde kennis te reflecteren. Dit kan zowel alledaagse zorg als bijzondere zorgsituaties betreffen. In de hoofdstukken 4 en 5 wordt beschreven hoe deze evidence gevonden en beoordeeld kan worden.

Met de verschillende bronnen worden zowel propositionele, professionele en persoonlijke kennis (de drie bronnen van kennis) als verschillende informanten (verschillende professionals, een groep cliënten, een artikel, een boek en een expert) bedoeld.

Bewijs

In dit boek is ervoor gekozen de term 'bewijs' te gebruiken als het gaat over wetenschappelijk bewijs (propositionele kennis):

> 'Bewijs is kennis die gebaseerd is op (de resultaten van) wetenschappelijk onderzoek. Hierbij wordt gestreefd naar variëteit in de bewijsvoering' (RVZ, 2007).

Wetenschappelijk bewijs kan nooit de ervaring in de zorg vervangen. De klinische ervaring of ervaring in de zorg blijft nodig om een beslissing te nemen over de toepasbaarheid van het wetenschappelijke bewijs in de praktijk. Dit maakt het noodzakelijk een meer realistisch en completer standpunt over evidence-based practice in te nemen door het Engelse begrip evidence breder op te vatten dan alleen als bewijs. In veel situaties waarin er bijvoorbeeld geen bewijs is of wanneer bewijs niet toepasbaar blijkt voor het nemen van een beslissing vanwege ethische of andere redenen, leunen de beslissingen zwaar op individuele kennis of evidence.

Voor het vergroten van de propositionele kennis zullen professionele en persoonlijke kennis volgens Upshur (1997) ook wetenschappelijk moeten worden getoetst. Hiervoor liggen volgens Upshur de kwalitatieve onderzoeksmethoden meer voor de hand dan de kwantitatieve onderzoeksmethoden. Dit betekent dat in evidence-based practice verschillende wetenschapsopvattingen een rol moeten krijgen; meer aandacht voor evidence en bewijs uit niet-kwantitatieve wetenschapsopvattingen dan momenteel het geval is.

Wetenschapsopvattingen

Binnen de menswetenschappen worden drie wetenschapsopvattingen onderscheiden: de empirisch-analytische, ook wel positivisme genoemd, de interpretatieve, waaronder de fenomenologische en hermeneutische, ook wel naturalisme genoemd, en het kritische paradigma (Titchen & Higgs, 2007; Shepard et al., 1993; Tamboer, 1989). Deze stromingen kennen verschillende aannames over het uitoefenen van wetenschap. Tamboer stelt nadrukkelijk dat het gaat om verschillende, complementaire, benaderingen van de (menselijke) werkelijkheid, met elk haar eigen mogelijkheden en beperkingen. De empirisch-analytische benadering is gericht op het verklaren van verschijnselen, en gaat uit van analyseerbaarheid en wetmatigheid: men beschrijft gegevens of gebeurtenissen ('variabelen') onafhankelijk van elkaar, en verbindt ze in tweede instantie via wetmatige verbanden. Op grond van deze verbanden kunnen voorspellingen worden gedaan. Het uitgangspunt is dat er een eenduidige, objectieve werkelijkheid bestaat. Kwantitatief onderzoek is veelal gebaseerd op deze benadering.

De interpretatieve benadering is gericht op de betekenis van verschijnselen die intern met elkaar verbonden zijn, en zodoende niet onafhankelijk van elkaar gedefinieerd kunnen worden. De fenomenologie (een van de tradities binnen de interpretatieve benadering) is gericht op het begrijpen van verschijnselen, bij voorkeur vanuit het gezichtspunt van de onderzochte. Het uitgangspunt is dat de werkelijkheid complex en subjectief is, dat het onderzoeksproces een interactief proces is waarbij de onderzoeker niet los gezien kan worden van het onderzochte, en dat onderzoek plaatsvindt in de natuurlijke omgeving van de onderzochten. Dit perspectief gaat ervan uit dat de werkelijkheid geconstrueerd wordt door het individu, en dat er zodoende meerdere, subjectieve, werkelijkheden bestaan. In het kritische paradigma staat zowel het onderzoeken als het veranderen van de bestaande situatie centraal. Figuur 1.3 geeft een overzicht van deze wetenschaps- en onderzoeksbenaderingen.

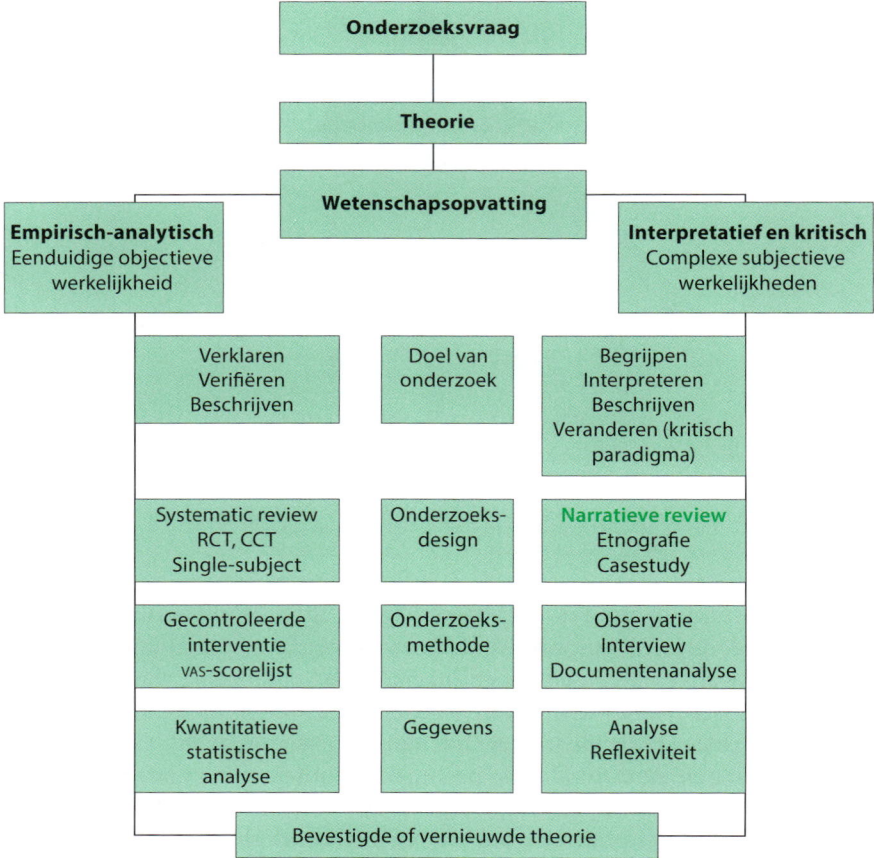

Figuur 1.3   Verschillende wetenschaps- en onderzoeksbenaderingen

1.4 Wat is het huidige beste beschikbare bewijs en evidence?

Wanneer we bewijsmateriaal gevonden hebben, weten we dan ook wat momenteel het beste bewijsmateriaal, de beste evidence en het beste bewijs, is?
Er is een hiërarchie van evidence bepaald die voor verschillende vraagstellingen (interventie, diagnose, prognose) aangeven welk type bewijs het meest robuust of valide is. De overheersing van de empirisch-analytische benadering en het bijbehorende (zie figuur 4.1) kwantitatieve onderzoek is door de jaren heen verminderd, maar nog wel terug te zien in de hiërarchie die door organisaties als de Cochrane Collaboration wordt gehanteerd in de waardering van onderzoeksresultaten. Aan meta-analyses (MA), *systematic reviews* (SR) – bij voorkeur van RCT's – en gerandomiseerd gecontroleerd onderzoek (RCT) wordt de hoogste waarde gehecht. Evidence in de betekenis van opvattingen van experts wordt daarentegen laag gewaardeerd. In hoofdstuk 2 en op de companionsite gaan we verder in op deze hiërarchie.

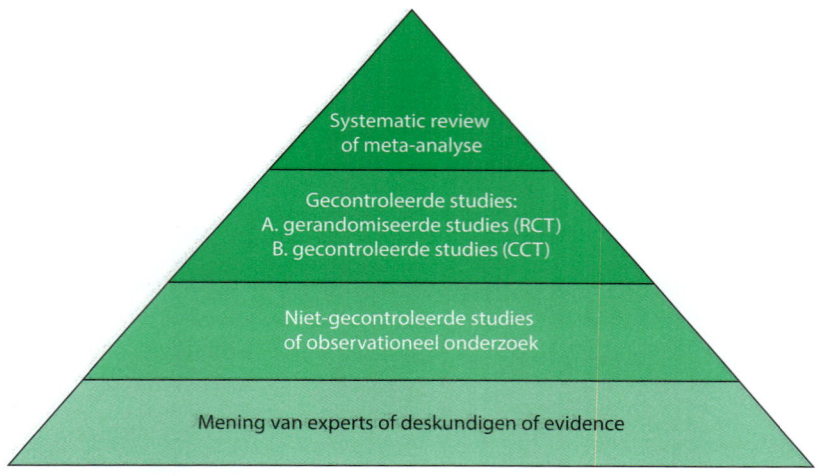

Figuur 1.4 Hiërarchie van bewijsmateriaal (evidence en bewijs)

Elke rangschikking van bewijs gebaseerd op de opzet en uitvoering van de studie (gerandomiseerd, gecontroleerd observationeel), met daaraan gekoppelde sterke en zwakke punten en beperkingen, is slechts mogelijk wanneer de studie, bij kritische beoordeling, van acceptabele kwaliteit blijkt. Niet alleen de kwaliteit van de studie die tot bewijs leidt is van belang. In feite is de vraag het uitgangspunt en moet altijd eerst beoordeeld worden of het onderzoeksdesign past bij de vraag (Sackett & Wennberg, 1997).
De verpleegkundige praktijk wordt voor een groot deel bepaald door het contact en de verhouding tussen de cliënt en de individuele verpleegkundige (Kitson, 2002). Kennis van alle dimensies van het mens-zijn en de interactie tussen mensen is noodzakelijk om inzicht en begrip van problemen te verkrijgen en

betrouwbare beslissingen te nemen om kwalitatief hoogwaardige zorg te verlenen (Jones & Higgs, 2000). Bij het centraal stellen van deze relatie is het niet houdbaar dat wetenschappelijk bewijs, en in het bijzonder bewijs dat voortkomt uit kwantitatief onderzoek, de enige kennis is die van belang is bij het bepalen, verbeteren en verantwoorden van de effectiviteit en efficiëntie van de zorg.

Het begrip 'huidige' in de paragraaftitel is niet voor niets toegevoegd. Elke dag komen er nieuw onderzoek, nieuw bewijs en nieuwe evidence bij. Iedere dag kan het beste bewijs anders zijn. Dat betekent dat je niet eeuwig kunt bouwen op de resultaten van een zoektocht naar bewijs voor een interventie bij een bepaalde groep cliënten. Je zult regelmatig moeten kijken of er nieuw bewijs gevonden is. Ook de toevoeging 'beschikbaar' in de paragraaftitel is betekenisvol. Niet elk bewijs is beschikbaar en toegankelijk binnen een redelijke tijd en voor een redelijke prijs. Sommige artikelen zijn niet of moeilijk te verkrijgen, niet voor iedereen beschikbaar, erg prijzig of geschreven in een taal die de lezer niet machtig is. Soms is de bron (de cliënt) minder goed in staat tot het geven van informatie en zijn de naasten de bron van informatie.

1.5 Benodigde kennis en vaardigheden om EBP toe te kunnen passen

Zowel studenten van verpleegkundige opleidingen als werkende verpleegkundigen vinden het niet altijd eenvoudig evidence-based practice in hun praktijk toe te passen.

Beroepsbeoefenaars noemen met name onvoldoende vaardigheden in het zoeken en beoordelen van bewijs als belemmering voor de toepassing van EBP (Tiemens et al., 2012), en bijna 80% van de verpleegkundigen geeft aan statistische analyses in onderzoeksartikelen niet te begrijpen (Metcalfe et al., 2001). Zorgprofessionals die de laatste jaren zijn afgestudeerd, en tijdens hun opleiding de methodiek van EBP hebben geleerd, voelen zich zekerder in het zoeken en beoordelen van literatuur (McCluskey, 2003; Spek, 2015). Dat biedt weliswaar perspectief voor de toekomst, maar is geen oplossing voor reeds werkende verpleegkundigen. Opvallend is echter dat uit een onderzoek onder Nederlandse ergotherapeuten (Döpp et al., 2012) bleek dat ergotherapeuten met minder ervaring over het algemeen meer gebruikmaakten van collega's als bron van informatie (een lage status in de evidence-hiërarchie) dan van onderzoeksresultaten.

Het toepassen van evidence-based practice vraagt van de verpleegkundige naast beheersing van de Engelse (vak)taal, omdat de meeste onderzoeksartikelen Engelstalig zijn, een aantal vaardigheden.

Naast computervaardigheden, met name het (efficiënt) kunnen zoeken op internet, gaat het daarbij om het formuleren van (relevante) beantwoordbare vragen, het selecteren van artikelen (op basis van een samenvatting) en het beoordelen van artikelen. Deze vaardigheden zijn te leren, en worden ontwikkeld door het toepassen en daadwerkelijk doen.

Daarnaast vraagt de toepassing van evidence-based practice kennis van de methodiek van EBP, en kennis van onderzoeksterminologie en methodologie, om artikelen te kunnen lezen en beoordelen en zowel statistische termen en analyses als kwalitatieve methoden te kunnen begrijpen. Het (ontbreken van) deze vaardigheden blijkt de meest gerapporteerde barrière tot EBP te zijn (Döpp et al., 2012); bij verpleegkundigen wordt ontbrekende tijd als meest gerapporteerde barrière genoemd (Kajermo et al., 2010).

Het toetsen en beoordelen van geëxpliciteerde kennis en zeker van niet-geëxpliciteerde kennis (zie bijvoorbeeld de hoofdstukken 4 en 5) vraagt daarnaast:
- open aandacht naast gerichte aandacht;
- analysevaardigheden;
- reflectief vermogen;
- communicatieve vaardigheden, zoals doorvragen en samenvatten;
- schrijfvaardigheden.

Het toepassen van evidence-based practice vraagt daarbij ook het willen en kunnen veranderen van je eigen gewoonten, een beroepshouding die kritisch en innovatief is, en de bereidheid te veranderen, verantwoording af te leggen en informatie te verstrekken.

1.6 Beschouwing

Wellicht is een van de belangrijkste bijdragen van evidence-based practice aan de gezondheidszorg dat er een groter appèl gedaan wordt op het kritisch vermogen en het logisch denken van zorgprofessionals, alsmede op het respect voor autonomie van de cliënt om gezamenlijk met cliënten een (goedgeïnformeerde) beslissing te nemen. Ook als er beperkt onderzoek beschikbaar is, moet de kwaliteit van het onderzoek zorgvuldig worden beoordeeld en blijft een kritische blik onontbeerlijk. Het doel van evidence-based practice is verbetering van de kwaliteit van zorg door verbetering van de beroepsuitoefening van de individuele verpleegkundige. Dit doel wordt enerzijds bereikt door het ontwikkelen van nieuwe kennis, door het verwerven en toepassen van kennis die door anderen is ontwikkeld, en door een houding om de eigen professionele kennis regelmatig opnieuw te beoordelen en aan te vullen. Het vraagt zorgvuldige beoordeling en vaardig professioneel (klinisch) redeneren, verworven door ervaring in de zorg en door expertise, om zo goed mogelijk gebruik te maken van beschikbaar bewijs en evidence. Aan de andere kant vraagt dit ontwikkelingen in het denken over en uitvoeren van gezamenlijke besluitvorming.

Na een kleine 25 jaar EBP blijkt er veel meer bewijs te zijn dan wellicht wordt gedacht, en zijn de manieren om evidence te vinden steeds uitgebreider. Het biedt voordelen om de vaardigheden te beheersen om daar (efficiënt) naar te zoeken, en vaardigheden te hebben om het gevonden bewijs en de evidence met cliënten te bespreken. Voor degenen die de resultaten van wetenschappelijk onderzoek (bewijs) in de beroepspraktijk willen toepassen om de kwaliteit van zorg te verbeteren en de geleverde zorg te verantwoorden, en die betogen dat evidence-based practice meer is dan alleen (be)handelen op basis van wetenschappelijke literatuur, biedt dit boek wellicht nieuwe invalshoeken door de aandacht voor (andere vormen van) evidence en evidence-informed gezamenlijke besluitvorming.

De uitgangspunten van evidence-based practice moeten ons op z'n minst laten stilstaan bij het effect dat ons beroepsmatig handelen heeft, en waar dit handelen op gebaseerd is. Kortom, we moeten reflecteren op ons handelen in de dagelijkse praktijk om te voorkomen dat we op dezelfde wijze doorgaan, alleen omdat we het ooit zo geleerd of altijd zo gedaan hebben. Nagaan wat de effecten zijn van ons handelen zou standaard deel moeten uitmaken van professioneel handelen in de zorg.

Van professionals in de zorg wordt tegenwoordig verwacht dat ze up-to-date blijven, oftewel levenslang leren. Individuele beroepsbeoefenaars zouden competenties moeten ontwikkelen waardoor ze toegang krijgen tot bewijs en evidence, en op een juiste wijze gebruik kunnen maken van beschikbaar bewijs in de beroepsuitoefening. Met de overweldigende hoeveelheid beschikbare onderzoeken is dat een zeer tijdrovende klus. Je kunt geen review uitvoeren over elke vraag die je in de praktijk te beantwoorden hebt. Tijd is tegenwoordig in de gezondheidszorg een schaars goed. Met de beschikbaarheid van evidence-based richtlijnen, (scoping) reviews, CAT's en allerlei samenvattingen of summaries kunnen bewijs en evidence toch snel gevonden worden. Evidence-based practice gaat over het zoeken naar een balans. Een speciaal aandachtspunt zijn de dilemma's bij het toepassen van evidence-based practice, zoals het nemen van een afgewogen – evidence-informed – beslissing wanneer er geen bewijs voorhanden is, verschillende onderzoeken elkaar tegenspreken, of bewijs en evidence tegengesteld blijken. In hoofdstuk 12 worden hiervan voorbeelden gegeven. Wanneer de aandacht niet goed verdeeld is over de verschillende aspecten, kan bijvoorbeeld de financiering of de methodiek centraal komen te staan, of gaat de aandacht uit naar wat de professional moet doen of laten, en niet naar hoe een unieke betrokken relatie eruit kan zien. De methodiek kan dan eenzijdig, algemeen geldend en disciplinerend worden. Kuiper (2007) pleit voor dialoogsturing in de zorg om disbalans te voorkomen; gezamenlijke besluitvorming is een concrete uitwerking daarvan.

Dit boek bestaat uit drie delen. Het eerste deel, waarvan deze inleiding deel uitmaakt, is een introductie in het gedachtegoed, de methodiek van evidence-based practice en gezamenlijke besluitvorming. Vervolgens wordt in het tweede deel ingegaan op het verzamelen en beoordelen van de collectieve kennis van cliënt en zorgprofessional (de evidence) en van bewijs vanuit verschillende onderzoekstypen (richtlijnen, systematische reviews, interventieonderzoek, diagnostisch onderzoek en kwalitatief onderzoek).

Het is jammer als het enthousiasme waarmee gestart wordt met evidence-based practice omslaat in teleurstelling. Om te voorkomen dat er een kloof ontstaat tussen theorie en praktijk eindigen we in het derde deel met de toepassing van EBP in de dagelijkse praktijk door aandacht te schenken aan implementatie van evidence-based practice en evidence-informed besluitvorming. Wij hopen dat dit boek bijdraagt aan enthousiasme voor evidence-based practice en houvast biedt voor de toepassing in de praktijk.

JOAN VERHOEF, CHRIS KUIPER & GUUS MUNTEN

De methodiek van evidence-based practice

2

Kernpunten

De methodiek van evidence-based practice bestaat uit het toepassen van vijf stappen:
1. het (gezondheids)probleem vertalen in een beantwoordbare vraag;
2. het efficiënt zoeken naar het beste bewijsmateriaal;
3. het beoordelen van het gevonden bewijs op methodologische kwaliteit en toepasbaarheid;
4. het toepassen van het resultaat in de praktijk, waarbij het gevonden bewijsmateriaal wordt geïntegreerd met de expertise van de behandelaar en de waarden van de cliënt in gezamenlijke besluitvorming;
5. het regelmatig evalueren van het proces en het resultaat.

Casus 1

Je werkt al enige jaren als verpleegkundige in een academisch medisch centrum en neemt wekelijks deel aan de multidisciplinaire teambespreking op de afdeling neurologie. De coassistent, die sinds drie weken op de afdeling werkt, brengt tijdens het multidisciplinair overleg de heer De Vries in, een 48-jarige man die sinds twee jaar bekend is met de diagnose amyotrofische laterale sclerose (ALS). Hij heeft last van progressieve spierzwakte en een verminderd uithoudingsvermogen, en geeft aan dat hij onduidelijker gaat spreken en zich vaker verslikt. Daarbij heeft hij last van overgewicht. De coassistent heeft er literatuur op nagezocht en stelt op basis hiervan voor de behandeling te laten bestaan uit rust, medicatie en een multidisciplinaire behandeling die gericht is op het verbeteren van de kwaliteit van leven. Als je vanuit jouw discipline een behandelvoorstel inbrengt, vraagt hij of dit voorstel onderbouwd kan worden met bewijs voor de effectiviteit. Je kunt het voorstel onderbouwen vanuit eigen klinische ervaring en vanuit de wens van de cliënt, maar je bent niet op de hoogte van extern bewijs uit wetenschappelijk onderzoek. Je besluit voor de volgende vergadering extern bewijs te zoeken voor de zorgverlening aan cliënten met ALS.

2.1 Inleiding

In de huidige gezondheidszorg wordt van verpleegkundigen verwacht dat zij evidence-based werken. Door de toenemende bekendheid van evidence-based practice (EBP) willen ook steeds meer verpleegkundigen hun handelen onderbouwen met bewijs. Dit vraagt van hen dat zij de methodiek van evidence-based practice kennen en in hun eigen beroepspraktijk toepassen. Het toepassen van de methodiek van EBP maakt deel uit van een besluitvormingsproces waarbij beslissingen over zorg worden genomen op basis van de professionele kennis en ervaring van de zorgverlener, extern bewijsmateriaal vanuit systematisch onderzoek, en de waarde(n) en voorkeur van de cliënt. EBP maakt daarbij gebruik van kennis uit wetenschappelijk onderzoek (bestaande propositionele kennis) en past deze kennis in de praktijk toe. De methodiek van evidence-based practice draagt bij aan het invoeren van veranderingen van bewezen waarde door het zoeken, beoordelen en – indien valide en toepasbaar – in de praktijk toepassen van resultaten van wetenschappelijk onderzoek. Het doel van evidence-based practice is de kwaliteit van de zorgverlening te verbeteren en te verantwoorden, en beslissingen met het huidige beste (wetenschappelijke) bewijs te onderbouwen.

Zoals beschreven in hoofdstuk 1, bestaat de methodiek van evidence-based practice uit het toepassen van vijf stappen. Dit hoofdstuk beschrijft en illustreert de vijf stappen van EBP:

- het (gezondheids)probleem vertalen in een beantwoordbare vraag (par. 2.2);
- het efficiënt zoeken naar het beste bewijsmateriaal (par. 2.3);
- het beoordelen van het gevonden bewijs op methodologische kwaliteit en toepasbaarheid (par. 2.4);
- het toepassen van het resultaat in de praktijk, waarbij bewijs vanuit onderzoek wordt geïntegreerd met de expertise van de behandelaar en de waarden van de cliënt in gezamenlijke besluitvorming (par. 2.5);
- het regelmatig evalueren van het proces en het resultaat (par. 2.6).

(Bronnen: Offringa et al., 2014a; Hoffmann et al., 2013: Gray & Gray, 2002; McCluskey & Cusick, 2002; Taylor, 2007)

Dit hoofdstuk richt zich daarbij met name op bewijs uit wetenschappelijk onderzoek. In de hoofdstukken 4 en 5 worden het zoeken en het beoordelen van andere vormen van evidence besproken.

2.2 Een vraag formuleren

Soorten vragen

Evidence-based practice richt zich op vragen over de (beste) zorg voor cliënten. Zorgvragen kunnen betrekking hebben op elk aspect van een behandeling: ze kunnen gericht zijn op diagnostiek, effect van interventies, preventieve maatregelen, beleving van cliënten, enzovoort. Koopmans et al. (2014) onderscheiden 'achtergrondvragen' en 'voorgrondvragen'. Achtergrondvragen zijn meer algemeen van aard, bijvoorbeeld: Welke verpleegkundige interventies worden toegepast bij cliënten met amyotrofische laterale sclerose? Deze vragen zijn wel relevant voor de behandeling, maar niet specifiek voor de cliënt die aanleiding geeft tot de vraag.

Een zorgverlener met meer ervaring zal meer voorgrondvragen gaan stellen, meer gedetailleerde vragen die specifiek zijn voor de huidige cliënt. Een voorbeeld van een voorgrondvraag bij het voorbeeld uit de inleiding is: Dragen adviezen van een (wijk)verpleegkundige over de thuissituatie bij een cliënt met amyotrofische laterale sclerose bij aan een sneller ontslag naar huis? Voorgrondvragen hebben volgens Koopmans et al. (2014) een grotere invloed op de zorg, onder andere omdat alternatieven worden afgewogen.

De PICO-regel

Binnen evidence-based practice wordt de 'PICO-regel' toegepast om concrete en beantwoordbare vragen te formuleren. 'PICO' is de afkorting van de elementen die de vraag bevat:
- *Patiënt* of *Probleem* (wie): beschrijving van de cliënt(en) en/of het probleem, zoals diagnose, leeftijd, geslacht.
- *Interventie* (wat): beschrijving van de toegepaste en/of onderzochte interventie.
- *Comparison* of *controle-interventie*: eventuele andere (alternatieve) interventie, die vergeleken wordt met de interventie.
- *Outcome* of *resultaat* (waarom): beschrijving van wat de verpleegkundige hoopt te bereiken of welk effect de interventie voor de cliënt zou moeten hebben. Daarbij wordt tegenwoordig de nadruk gelegd op het beschrijven van resultaten die belangrijk zijn voor de cliënt (patient important outcomes) (Walter et al., 2012).

De persoon of het probleem, de interventie (in brede zin) en het resultaat zijn 'kernelementen', die in elke vraag aanwezig moeten zijn. Een alternatieve (controle-)interventie is niet altijd van toepassing en kan in veel gevallen weggelaten worden.
De PICO-regel kan een hulpmiddel zijn om een vraag goed te structureren. Als de PICO-regel wordt toegepast bij het formuleren van een vraag, komen alle relevante aspecten in elk geval aan bod. Met name het beschrijven van de (voor de cliënt belangrijke) uitkomst of het resultaat is belangrijk om de vraag concreet en duidelijk te formuleren. Taylor (2007) stelt dat wanneer men voldoende tijd besteedt aan het formuleren van de vraag, dit tijd kan besparen in de volgende stappen, omdat het gemakkelijker wordt het juiste bewijs te vinden dat bijdraagt aan het beantwoorden van de vraag.
Vragen bij het voorbeeld in de inleiding kunnen zijn:
Leidt een multidisciplinaire behandeling (C-I) bij een man met amyotrofische lateraalsclerose (P) tot een grotere verbetering van de kwaliteit van leven (O) dan fysiotherapie (I)?
Is er bewijs dat verpleegkundige zorg (I) bijdraagt aan preventie van decubitus (O) bij een cliënt met amyotrofische laterale sclerose (P)?
De PICO-regel is name geschikt voor vragen die betrekking hebben op therapie (interventies), preventie en prognose. De PICO-regel kan ook gebruikt worden om andere typen vragen te structureren, maar dan moeten de elementen

enigszins flexibel worden ingevuld. Bij het gebruiken van de PICO-regel voor het formuleren van een diagnostische vraag kan het resultaat bijvoorbeeld moeilijk te benoemen zijn (Koopmans et al., 2014). Het blijft daarom belangrijk om zelf kritisch na te denken over de vraagstelling en de belangrijke elementen daarin.

Om te evalueren of deze eerste stap van evidence-based practice wordt toegepast, kunnen zelfevaluatievragen worden gebruikt. Deze zijn te vinden op de companionsite van dit boek of op de website <http://ktclearinghouse.ca/cebm/practise/evaluation>. Een aantal van deze vragen is hierna als voorbeeld weergegeven.

Zelfevaluatie voor het formuleren van beantwoordbare vragen

- Stel ik vragen over de beste zorg voor cliënten?
- Stel ik goed geformuleerde vragen (volgens de PICO-regel)?
- Werk ik systematisch aan het lokaliseren van hiaten in mijn kennis en het formuleren van vragen?
- Is het stellen en beantwoorden van vragen onderdeel van de dagelijkse praktijk?

(Bron: <http://ktclearinghouse.ca/cebm/practise/evaluation>)

2.3 Zoeken naar wetenschappelijk bewijs

Wat is bewijsmateriaal?

Als een beantwoordbare vraag is geformuleerd, begint de zoektocht naar bewijs en andere vormen van evidence. Er zijn verschillende soorten evidence die de vraag kunnen (helpen) beantwoorden. Deze evidence kan worden gevormd door de resultaten van een wetenschappelijk onderzoek (bewijs), maar ook door de (ervarings)kennis van een deskundige. Volgens de principes van evidence-based practice wordt *het best beschikbare* bewijs gezocht om een beslissing over de zorg te nemen. Wat het best beschikbare bewijs is, wordt altijd bepaald door drie aspecten: (1) het type onderzoek, (2) de kwaliteit van het onderzoek, en (3) de vraag van de behandelaar en/of cliënt. Het type onderzoek bepaalt deels de kwaliteit van het onderzoek: sommige soorten bewijs worden – in het algemeen – beschouwd als krachtiger, betrouwbaarder en meer valide (Offringa et al., 2014a, Del Mar et al., 2013). Maar het onderzoek moet vervolgens ook goed zijn uitgevoerd om valide resultaten op te leveren. Om de sterkte van wetenschappelijk bewijs transparant te maken is een hiërarchie van 'levels of evidence' bepaald, zoals in het eerste hoofdstuk is beschreven. Sinds de introductie in 1979 van een algemene hiërarchie van evidence die wereldwijd werd toegepast, is het classificatiesysteem aangepast naar niveaus van bewijs die voor verschillende vraagstellingen (interventie, diagnose, prognose) aangeven welk type bewijs het meest robuust of valide is – ervan uitgaande dat de kwaliteit van het bewijs goed is. Voor interventiestudies is bijvoorbeeld voor onderzoekstypen die hoger in de hiërarchie staan, de waarschijnlijkheid groter dat effecten in de studie toe te schrijven zijn aan de onderzochte interventie.

Het hoogste niveau van bewijs wordt gevormd door bewijsmateriaal dat verwerkt is in systematische literatuuroverzichten, richtlijnen, synopsissen, summaries en dergelijke. Daarna volgt onbewerkt bewijsmateriaal uit oorspronkelijke onderzoeken, waarbij aan gerandomiseerde en gecontroleerde studies in het algemeen een hoger niveau van bewijs wordt toegekend dan aan niet-gecontroleerd onderzoek. Een algemene hiërarchie van bewijs is zodoende:

1. systematische reviews (SR) en meta-analyses (MA) van gerandomiseerde gecontroleerde studies; of systematische samenvatting (summary), synopsis, synthese of richtlijn waarin beschikbaar bewijs is samengevoegd en geïntegreerd;
2. gecontroleerde studies:
    a. gerandomiseerde gecontroleerde studies (randomized controlled trial of RCT);
    b. gecontroleerde studies met gelijktijdige controlegroep (controlled clinical trial of CCT);
3. niet-gecontroleerde studies of observationeel onderzoek (cohortstudies, patiëntcontrolestudies (case-control), dwarsdoorsnede (crosssectioneel) onderzoek, case-serieonderzoek, kwalitatief onderzoek);
4. mening van experts of deskundigen (expert opinion).

(Bronnen: Burgers et al., 2014; Del Mar et al., 2013; Greenhalgh, 2015; OCEBM, 2011)

Om het huidige beste bewijs te vinden heeft het bij het zoeken naar bewijs de voorkeur om, passend bij de vraag, te zoeken naar het hoogste niveau van (beschikbaar) bewijs. Als dat er niet is, kan gezocht worden op het volgende (lagere) niveau van bewijs. Naast de algemene indeling in niveaus van bewijs zijn de niveaus van bewijs beschreven voor de verschillende typen vragen waarvoor bewijs gezocht wordt (diagnose, therapie, prognose, screening). Daarbij wordt rekening gehouden met de kwaliteit van de gegevens bij het bepalen van het niveau van bewijs. Tegenwoordig wordt daarbij het systeem van Grading of Recommendations Assessment, Development and Evaluation (GRADE-systeem) gebruikt. Het bewijsniveau wordt hierbij in eerste instantie bepaald door het onderzoeksdesign, maar kan verlaagd of verhoogd worden op basis van beoordeling van de kwaliteit van een aantal aspecten (Burgers et al., 2014). Een slecht uitgevoerde RCT heeft daarom niet per definitie een hoger bewijsniveau dan een cohortstudie. Een overzicht met de niveau-indeling voor de verschillende categorieën is opgenomen op de companionsite of te vinden op de website van het Oxford Centre for Evidence-Based Medicine: <www.cebm.net/ocebm-levels-of-evidence/>.

Hoger in de hiërarchie betekent in het algemeen sterker of 'beter' bewijs. Onderzoekstypen die hoger in de hiërarchie staan, hebben een meer gecontroleerde opzet, waardoor de kans op subjectiviteit of systematische fouten kleiner is.
Systematische reviews zijn overzichtsartikelen van gegevens uit verschillende onderzoeken. Een systematic review gaat uit van een expliciete vraagstelling, een zorgvuldige zoekstrategie, een beoordeling van de kwaliteit van geïncludeerde onderzoeken, en een transparante presentatie van de resultaten. De voordelen van een review zijn dat het proces transparant, valide en reproduceerbaar is (Offringa et al., 2014b). Reviews en meta-analyses worden beschouwd als het meest krachtige bewijs. Reden hiervoor is dat al het beschikbare bewijs beschouwd (*reviewed*) en samengevoegd is, en dat bij een meta-analyse de resultaten van deze nieuwe analyse worden gepresenteerd. De kracht van een review is dat hij betrekking heeft op een groot aantal proefpersonen en een grote hoeveelheid gegevens die zijn samengevoegd. Samenvoeging van meerdere onderzoeken kan leiden tot significante verschillen, die in de afzonderlijke onderzoeken niet aangetoond zijn (Taylor, 2007).
Gerandomiseerde gecontroleerde trials of RCT's worden binnen EBP vaak gezien als de gouden standaard in termen van zorgvuldig interventieonderzoek. Bij een RCT worden de deelnemers aan het onderzoek (de steekproef of onderzoekspopulatie) willekeurig (*at random*) toegewezen aan de onderzoeks-(of interventie)groep of de controlegroep. Dit betekent dat iedere deelnemer een even grote kans heeft om in de onderzoeksgroep of de controlegroep terecht te komen. Dit dient om twee gelijke groepen te vormen, waarbij de rol van systematische verschillen (*bias*) tot een minimum wordt beperkt. Door randomisatie is het bijvoorbeeld niet mogelijk dat de onderzoeker de 'beste' deelnemers aan de onderzoeksgroep toewijst. Bij randomisatie kunnen aanvullende procedures worden gebruikt om te verzekeren dat groepen op belangrijke kenmerken zo veel mogelijk gelijk zijn, bijvoorbeeld leeftijd, geslacht, ziekteduur, uitingsvorm (slappe of spastische parese, warme of koude dystrofie). De onderzoeksopzet van een RCT, waarbij twee groepen met elkaar worden vergeleken, is weergegeven in figuur 2.1. Deze opzet is uit te breiden met meerdere groepen, waarbij meerdere interventies met elkaar en met een controlegroep vergeleken worden.

steekproef → randomisatie → interventiegroep → meting → interventie → meting
steekproef → randomisatie → controlegroep → meting → meting

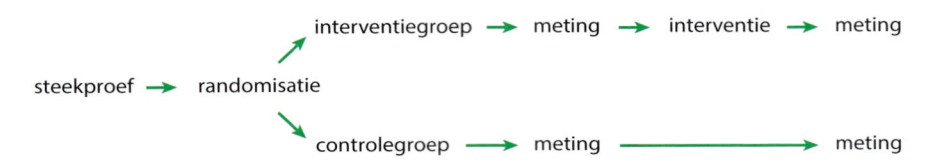

Figuur 2.1   Opzet van een gerandomiseerd gecontroleerd onderzoek

Gecontroleerde klinische trials of CCT's zijn onderzoeken waarbij de toewijzing van deelnemers aan groepen niet gerandomiseerd is. Hierbij worden twee groepen met elkaar vergeleken, maar toewijzing aan de behandelde en de niet-behandelde groep wordt niet willekeurig uitgevoerd. Redenen hiervoor kunnen zijn dat het praktisch niet mogelijk is, doordat deelnemers in verschillende gebieden wonen en in verschillende centra behandeld worden, of dat het ethisch niet mogelijk is omdat mensen geen behandeling onthouden kan worden. Een mogelijkheid is dan om de resultaten van cliënten die een bepaalde behandeling gevolgd hebben, te vergelijken met mensen die behandeling weigerden. Er is dan echter geen sprake van willekeurige toewijzing aan de onderzoeksgroep en de controlegroep. Gecontroleerde klinische trials worden gezien als waardevolle bronnen van bewijs, en worden ook in het Cochrane Trials Register opgenomen. De opzet van een gecontroleerd klinisch onderzoek is weergegeven in figuur 2.2.

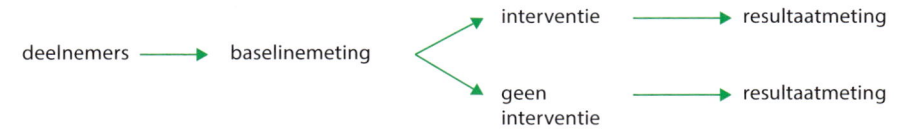

deelnemers ⟶ baselinemeting ⟨ interventie ⟶ resultaatmeting / geen interventie ⟶ resultaatmeting

Figuur 2.2   Opzet van gecontroleerd klinisch onderzoek

Aan niet-gecontroleerd onderzoek of observationeel onderzoek wordt in het algemeen een beperkte validiteit toegekend en een zwakke bewijswaarde. Niet-gecontroleerde studies betreffen bijvoorbeeld cohortonderzoek, patiëntcontrolestudies (case-control), dwarsdoorsnede (crosssectioneel) onderzoek of case-serieonderzoek. Bij cohortonderzoek wordt een groep cliënten gedurende een bepaalde periode gevolgd om het verloop na te gaan van een kenmerk, bijvoorbeeld het optreden van valincidenten bij ouderen, of de sociale ontwikkeling van kinderen met overgewicht, maar ook de ervaren gezondheid na een interventie. Op twee of meer momenten worden metingen gedaan, zie figuur 2.3.

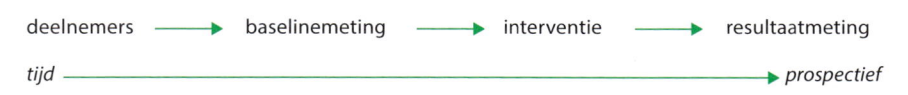

deelnemers ⟶ baselinemeting ⟶ interventie ⟶ resultaatmeting

tijd ⟶ prospectief

Figuur 2.3   Opzet van een cohortonderzoek

Hierbij kan een pre-/posttest design toegepast worden, of een longitudinaal design. Bij patiëntcontroleonderzoek worden onderzoeksgroepen samengesteld op basis van de uitkomst, bijvoorbeeld het hebben van een bepaalde diagnose of beperking. Omdat er al sprake is van het kenmerk (of de ziekte) voor de start van het onderzoek is een patiëntcontroleonderzoek altijd retrospectief. Bij dwarsdoorsnedeonderzoek of crosssectioneel onderzoek worden op één moment gegevens verzameld bij een groep personen, bijvoorbeeld naar gehoorschade bij jongeren. Dit gebeurt vaak met behulp van vragenlijsten (surveyonderzoek). Een voordeel is dat alle gegevens snel en efficiënt (op één moment) worden verzameld en dat er geen kans is op uitvallers gedurende het onderzoek. Bij case-serieonderzoek of patiëntenseries worden gegevens van cliënten met eenzelfde aandoening of eenzelfde kenmerk (bijvoorbeeld deelname aan een interventie) bijgehouden en beschreven. Dit type onderzoek kan ideeën genereren voor toekomstig onderzoek (Bakker & Van Buuren, 2014; Law et al., 1998).

deelnemers met kenmerk waarin men geïnteresseerd is

vaststellen van blootstelling aan interventie of oorzaak → vergelijking tussen groepen

deelnemers zonder kenmerk waarin men geïnteresseerd is

tijd ← ─────────────────────────── retrospectief

Figuur 2.4   Opzet van patiënt-controleonderzoek

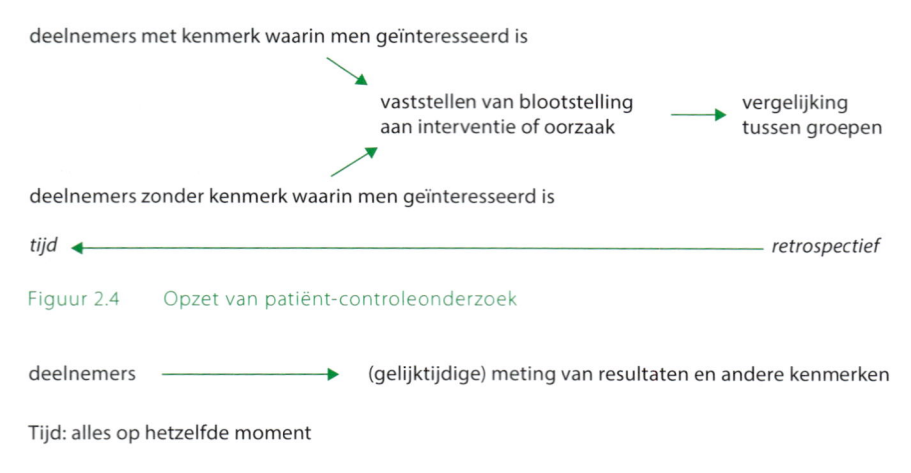

deelnemers ──→ (gelijktijdige) meting van resultaten en andere kenmerken

Tijd: alles op hetzelfde moment

Figuur 2.5   Opzet van dwarsdoorsnedeonderzoek

Het laagste niveau van bewijs is de mening van deskundigen, of discussie (Taylor, 2007). Als er weinig gepubliceerd is over een onderwerp of binnen een beroepsgroep, kan het raadplegen van deskundigen een goede manier zijn om bewijs te verzamelen. Auteurs van artikelen of boeken of sprekers op congressen en symposia zijn vaak deskundig en vermelden steeds vaker een e-mailadres of werkadres waar ze bereikbaar zijn. Ook op websites staan soms deskundigen vermeld die kunnen worden geraadpleegd. Als na het lezen van een artikel van een auteur behoefte bestaat aan meer informatie, is het te overwegen contact op te nemen met die auteur en deze als deskundige te raadplegen. Deskundigen kunnen ook behulpzaam zijn bij het aanbevelen van ander bewijsmateriaal, met een sterkere bewijswaarde.

Hoewel deze hiërarchie in veel verpleegkundige literatuur gevolgd wordt, is het belangrijk te beseffen dat deze niveaus van bewijs zijn opgesteld binnen een medische context, waarin weinig waarde wordt toegekend aan **kwalitatief onderzoek**. Dit kan voor een verpleegkundige context anders zijn. Daarnaast is het 'beste' bewijs altijd afhankelijk van de vraag die wordt gesteld. Bij een vraag die gericht is op de beleving van cliënten, of op de ervaren kwaliteit van leven, biedt kwalitatief onderzoek vaak meer relevante informatie om de vraag te beantwoorden. De meer recente, aangepaste beschrijving van de niveaus van bewijs komt hieraan meer tegemoet, maar besteedt nog steeds weinig waarde aan kwalitatief onderzoek.

Jones en Higgs (2000) pleiten voor een brede opvatting van evidence bij het toepassen van evidence-based practice, en de erkenning dat de kennis waar behoefte aan is, afhangt van de context. Zij definiëren evidence als kennis die wordt afgeleid van een verscheidenheid aan bronnen, die is onderworpen aan toetsing en betrouwbaar is gebleken. Zij beschouwen klinische ervaring en expertise ook als een categorie evidence, naast RCT's en meta-analyses.

Zoals in hoofdstuk 1 is beschreven, geven wij de voorkeur aan deze brede opvatting van evidence, die zich niet uitsluitend richt op systematische reviews en RCT's, maar nadrukkelijk ook op kwalitatief onderzoek en professionele evidence. De reden hiervoor is enerzijds praktisch, maar anderzijds inhoudelijk. In de praktijk zijn voor verpleegkundig onderzoek veelal geen grote groepen cliënten beschikbaar die eenzelfde behandeling krijgen binnen een bepaalde periode; en in veel gevallen ontbreekt het ook aan middelen (onderzoekers, tijd) om gegevens van grote groepen te verzamelen en verwerken. Inhoudelijk zijn de relevante resultaten van verpleegkundige zorgverlening niet altijd in exacte meetresultaten weer te geven. Met name als het gaat om de ervaren kwaliteit van leven, de betekenis van een chronische ziekte en de daaruit voortkomende beperkingen zijn RCT's niet de meest geschikte onderzoeksvorm.

Bronnen en zoeksystemen

Een volgende stap bij het zoeken naar bewijs en andere vormen van evidence is te bepalen waar bewijsmateriaal gevonden kan worden. Evidence kan worden verzameld uit diverse bronnen, zoals observaties, cliënten, collega's, boeken, conferenties en symposia, en artikelen (Taylor, 2007). Voor het efficiënt zoeken en selecteren van literatuur wordt allereerst gezocht naar het bewijs met de hoogste validiteit of het hoogste *level of evidence*. Dit zijn systematische reviews of meta-analyses. Als er over de geformuleerde vraag een systematische review van goede methodologische kwaliteit beschikbaar is, hoeft bijvoorbeeld niet verder te worden gezocht.

De belangrijkste bron voor systematische reviews is de Cochrane Database of Systematic Reviews (CDSR). De Cochrane Database bevat goede systematische reviews, die door een internationale werkgroep (de Cochrane Collaboration) worden samengesteld. In deze systematische reviews is het beschikbare onderzoeksbewijs over een specifieke interventie samengevat en beoordeeld. Daarnaast bevat de database ook protocollen voor reviews. De Cochrane Database is opgebouwd uit een aantal databases of registers en bevat naast de database of systematic reviews ook een centraal register voor gecontroleerde gerandomiseerde en quasi-gerandomiseerde onderzoeken (CENTRAL), een methodologieregister met artikelen over de methodologie van het maken van systematische reviews (CMR), en een Database met samenvattingen (Abstracts) van gepubliceerde 'Reviews of Effectiveness' (DARE). De financiering van deze laatste database is gestopt in april 2015, waardoor geen nieuwe gegevens worden toegevoegd.

De Cochrane Database is vrij toegankelijk via internet (<http://netherlands.cochrane.org> of <www.cochranelibrary.com/>), maar op deze wijze zijn alleen titels en samenvattingen te verkrijgen. Voor de volledige tekst van de reviews is een abonnement nodig; dit is veelal aanwezig bij (grote) medische bibliotheken. In andere gevallen kan de volledige tekst worden besteld.

Daarnaast kunnen systematische reviews worden gezocht via MEDLINE of SUMSearch2. SUMSearch is via internet beschikbaar (<http://sumsearch.org/>) en zoekt (met ingebouwde zoekfilter) via internet in MEDLINE, DARE en vrij toegankelijke bronnen. MEDLINE geeft bij alle resultaten apart de systematische reviews aan.

Voor het vinden van ander soort bewijsmateriaal, met name (primaire) onderzoeksartikelen in diverse vaktijdschriften, bestaat een groot aantal databanken. Voor verpleegkundigen zijn de meest relevante en bekendste: MEDLINE (Index Medicus online), CINAHL (Cumulative Index to Nursing and Allied Health Literature), AMED (Allied and alternative MEdicine Database), Psychlit (Psychology and related journals), Embase en INVERT. De internetadressen zijn opgenomen in de bijlage van dit boek.

CINAHL wordt beschouwd als meest geschikte database voor verpleegkundige en paramedische beroepen. Deze database is alleen toegankelijk via een abonnement. Bibliotheken van universiteiten of hogescholen met (para)medische opleidingen hebben veelal een abonnement.

MEDLINE is vrij toegankelijk via <www.ncbi.nlm.nih.gov>. Via PubMed (<www.pubmed.nl>) en BiomedNet wordt gezocht in MEDLINE, maar de 'ingang' verschilt, zowel wat betreft lay-out als wat betreft de in te vullen velden. Welke ingang de voorkeur heeft, is persoonlijk, maar het resultaat zal (bij dezelfde zoekstrategie) gelijk zijn. Voor BiomedNet moet men zich eenmalig aanmelden, maar dit is gratis.

Embase wordt wel gezien als de Europese versie van MEDLINE, en wordt geproduceerd door Elsevier Science in Nederland. Embase is meer Europees georiënteerd dan MEDLINE, maar wordt nauwelijks aangeboden.

INVERT (Index van de Nederlandstalige Verpleegkundige Tijdschriftliteratuur) bevat behalve een beschrijving van artikelen uit Nederlandstalige verpleegkundige tijdschriften ook de mededelingenbladen van beroepsverenigingen.

Er zijn systemen die, gericht op toepassing van evidence-based practice, samenvattingen bieden van de resultaten van kwalitatief goede tot uitstekende systematische reviews. Een voorbeeld van zo'n systeem dat vaak geactualiseerd wordt, is Clinical evidence (<www.clinicalevidence.bmj.com>). In Best evidence (<www.ovid.com>) en Evidence-Based Medicine (<http://ebm.bmj.com>) zijn samenvattingen van kwalitatief (zeer) goede systematische reviews en oorspronkelijke artikelen opgenomen, die eerder beoordeeld zijn op validiteit en klinische relevantie (Assendelft & Aertgeerts, 2014; Taylor, 2007).

Op hogescholen met verpleegkundige en paramedische opleidingen of op universiteiten (onder andere verplegingswetenschap, bewegingswetenschappen, gezondheidswetenschappen) zijn afstudeerscripties of -verslagen beschikbaar die relevante informatie kunnen bevatten. Deze zijn veelal via de mediatheek op te vragen.

Voor lopend of recent afgerond onderzoek kunnen onderzoeksorganisaties, universiteiten en/of financiers worden geraadpleegd. In Nederland zijn dit bijvoorbeeld de beroepsverenigingen, NIVEL, ZonMw, NPO (Nederlands Paramedisch Onderzoek), NOD (Nederlandse Onderzoeks Databank), LEVV.

Zoekstrategieën
Als bekend is waar bewijs gezocht kan worden, kan worden bepaald hoe het bewijs gezocht wordt. Dit vereist een zoekstrategie en enige oefening. Een zoekstrategie opstellen houdt in:
- relevante zoektermen opstellen;
- deze zoektermen op de juiste wijze combineren;
- de zoekactie beperken door criteria als taal, publicatiedatum en eventueel het soort onderzoek (effectstudies, RCT's, kwalitatief onderzoek, enzovoort).

Bij complexe zoekacties, en/of als de mogelijkheid aanwezig is, is het altijd aan te raden een deskundige in te schakelen. Dit kan een medewerker van een media- of bibliotheek of documentatiecentrum zijn.
In veel databases kan worden gezocht op trefwoorden (of geïndexeerde termen), op vrije tekstwoorden of op een combinatie van beide.
Trefwoorden zijn woorden die door een documentalist aan het artikel zijn toegekend en die aangeven waar het artikel over gaat. Aan een artikel zijn altijd meerdere trefwoorden gekoppeld. Een voordeel van zoeken op trefwoorden is dat je de meest relevante documenten vindt. Een nadeel is dat je exact de term moet gebruiken die in de trefwoordenlijst voorkomt. Als het trefwoord bijvoorbeeld 'NDT' is, wordt het artikel niet gevonden als 'bobath' wordt ingetypt. In verschillende databases is een trefwoordenlijst opgenomen, de thesaurus (ordening van MeSH-termen).
Veel geneeskundige en daaraan gerelateerde databases, zoals MEDLINE en Cochrane, gebruiken MeSH-termen. MeSH staat voor MEdical Subject Headings. Dit is een beperkte lijst met trefwoorden die door de National Library of Medicine is opgesteld als systematiek voor het indexeren (Taylor, 2007). Om in MEDLINE de MeSH-term voor amyotrofische laterale sclerose te vinden moet de MeSH-browser linksboven op het openingsscherm worden aangeklikt. Als vervolgens in de zoekregel 'Amyotrophic Lateral Sclerosis' wordt ingetypt en op 'go' wordt geklikt, verschijnt de MeSH-term.
Dit kan handig zijn als niet duidelijk is of de gekozen trefwoorden juist zijn, of als zoeken op vrije tekstwoorden geen resultaat oplevert. Het zoeken van de MeSH-term levert dan de door het systeem gebruikte trefwoorden op. Als bij het zoeken in CINAHL bij 'advanced search' 'suggest subject headings' aangeklikt wordt, wordt de corresponderende thesaurus doorzocht bij de zoekactie en worden de meest toepasselijke trefwoorden weergegeven.
Omdat indexering van databases door de jaren heen niet altijd consequent en adequaat plaatsvindt, levert een combinatie van trefwoorden (MeSH-termen) en vrije tekstwoorden, waarmee in de titel en samenvatting van artikelen wordt gezocht, vaak het beste resultaat op (Assendelft & Aertgeerts, 2014).
Vrije tekstwoorden zijn alle termen die in de databasetekst voorkomen, dus alle woorden uit de titel, de ondertitel en eventueel de samenvatting. Een nadeel van zoeken op vrije termen kan zijn dat het minder exact de informatie oplevert die gezocht wordt.

Het is niet altijd eenvoudig de juiste trefwoorden en vrije tekstwoorden te vinden, zeker voor Engelstalige literatuur. Een eerste mogelijke valkuil is de spelling. Een Nederlands-Engels en/of medisch woordenboek kan een goed hulpmiddel zijn, en is ook met behulp van de computer te raadplegen.

Als een zoekactie resultaat oplevert, kunnen bij de vermelding van de trefwoorden waarop het artikel gerubriceerd is, vaak andere trefwoorden en synoniemen worden gevonden. Een samenvatting van een artikel kan ook nieuwe trefwoorden opleveren. Deze trefwoorden en synoniemen kunnen worden gebruikt bij een volgende zoekactie.

Zoektermen combineren met booleaanse operatoren

Als één enkel (tref)woord in een zoeksysteem wordt ingevoerd, zal het resultaat veelal zeer uitgebreid zijn en voor een groot deel niet relevant. Daarom worden in een zoekvraag vaak meerdere zoektermen gecombineerd om een optimaal zoekresultaat te verkrijgen. Door verschillende termen te gebruiken kunnen combinaties worden gemaakt die de zoekvraag vergroten of verkleinen. Hiervoor worden de zogenoemde booleaanse operatoren gebruikt: AND, OR en NOT.

Door twee (of meer) trefwoorden met AND te combineren zoekt het systeem naar artikelen of documenten die beide trefwoorden bevatten. Hiermee verklein je het zoekresultaat. Als bijvoorbeeld gezocht wordt naar 'verpleegkunde' AND 'amyotrofische laterale sclerose', worden alleen die artikelen gevonden waarin én de term verpleegkunde én de term amyotrofische laterale sclerose voorkomen.
Door twee (of meer) trefwoorden met OR te combineren zoekt het systeem naar artikelen of documenten die een van beide trefwoorden bevatten. Hiermee vergroot je het zoekresultaat. Als bijvoorbeeld gezocht wordt naar 'verpleegkunde' OR 'amyotrofische laterale sclerose', wordt als resultaat alle literatuur weergegeven waarin de zoekterm 'verpleegkunde' óf de zoekterm 'amyotrofische laterale sclerose' voorkomt. Slechts een klein deel van deze literatuur (of zelfs niets) zal betrekking hebben op artikelen die gaan over verpleegkundige zorg bij amyotrofische laterale sclerose. Het kan echter wel literatuur opleveren die andere behandelingen en benaderingen bij amyotrofische laterale sclerose beschrijft.
Door twee of meer zoekwoorden met NOT (niet) te combineren worden bepaalde artikelen uitgesloten. Als je bijvoorbeeld artikelen over de behandeling van amyotrofische laterale sclerose zoekt waarbij niet operatief is ingegrepen, kun je de combinatie 'amyotrofische laterale sclerose' NOT 'operatie' maken.

AND

Verpleegkunde AND amyotrofische lateraalsclerose

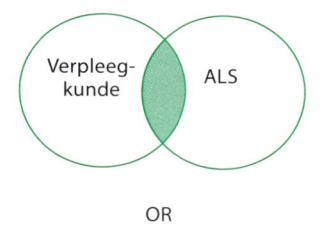

OR

Verpleegkunde OR amyotrofische lateraalsclerose

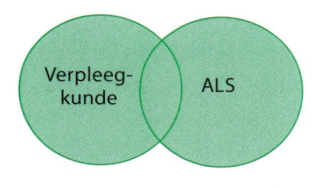

NOT

Amyotrofische lateraalsclerose NOT operatie

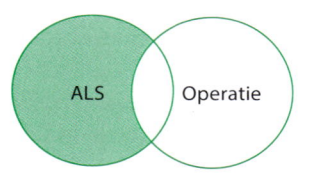

Figuur 2.6   Het combineren van zoekwoorden

Trunkeren en maskeren

Om efficiënt en effectief te zoeken kan ook gebruik worden gemaakt van trunkeren en maskeren. Trunkatie dient om verschillende uitgangen van eenzelfde stam, of verschillende variaties op één woord, in één zoekactie te vinden. Hiervoor wordt (de stam van) het woord afgekort (trunkatie) en het resterende deel vervangen door een asterisk (*). Met bijvoorbeeld therapeut* wordt zowel gezocht naar therapeut als naar therapeuten, therapeutisch en therapeutische. Dit verhoogt de efficiëntie van een zoekactie.

Bij maskeren wordt een letter van het trefwoord vervangen door een vraagteken. Dit kan worden toegepast als er verschillende spellingsmogelijkheden zijn, of als men niet zeker is van de spelling. Maskeren kan worden gebruikt als een woord in het Brits-Engels anders gespeld wordt dan in het Amerikaans-Engels. Een aardig voorbeeld in dit geval is randomisatie, dat als randomised én als randomized wordt gespeld. Random$ geeft als treffers randomised, randomized, randomisation en randomization. Dit voorkomt dat een deel van de artikelen niet gevonden wordt.

Hoewel een goed voorbereide en opgezette zoekstrategie sterk kan bijdragen aan de efficiëntie en effectiviteit van een zoekactie, is niet alles vooraf te voorzien en is een deel van de strategie een zoekactie daadwerkelijk te starten en de resultaten goed te bekijken, en op basis daarvan de strategie aan te passen. Globaal kan bij de start worden gekozen voor sensitief of specifiek zoeken.

Sensitief zoeken is breed gericht en levert zo veel mogelijk publicaties over een bepaald onderwerp op. Sensitief zoeken maakt vaak gebruik van A OR B, en eventueel OR C. Het gevolg is dat er ook meer niet-relevante resultaten gevonden worden. Als het veel resultaat oplevert, kan een volgende stap dan ook zijn de zoekactie te beperken door 'AND' toe te voegen of begrenzingen (*limits*) aan te brengen.

Specifiek zoeken is zeer gericht door meerdere trefwoorden te combineren met AND: A AND B, en eventueel AND C. Dit levert minder resultaat op, maar ook aanzienlijk minder overbodig of niet-relevant resultaat. De kans bestaat echter dat enkele nuttige publicaties gemist worden. Als het resultaat gering is, kan de zoekactie in een volgende stap worden uitgebreid. Specifiek zoeken is een goede strategie als men veel publicaties over het onderwerp verwacht, of weinig tijd heeft.

Het zoeken naar bewijs in een databank is een vaardigheid die je moet oefenen en bij moet houden; de functies en mogelijkheden binnen databanken veranderen redelijk snel. Om je bij het zoeken te ondersteunen hebben de meeste databanken een helpfunctie waar je informatieve filmpjes kunt vinden die je laten zien hoe je in die databank effectief kunt zoeken.

De zelfevaluatievragen om het zoeken naar bewijs te evalueren zijn te vinden op de companionsite van dit boek bij. Een aantal van deze vragen is hierna als voorbeeld weergegeven.

Zelfevaluatie voor het zoeken naar het beste (externe) bewijs

- Zoek ik (regelmatig) naar bewijs?
- Ben ik bekend met de beste bronnen van huidig bewijs voor mijn beroep?
- Vind ik bruikbaar extern bewijs uit een diversiteit van bronnen?
- Gebruik ik MeSH-termen, thesaurus, begrenzingen en relevante vrije tekstwoorden bij het zoeken in MEDLINE?

(Bron: <http://ktclearinghouse.ca/cebm/practise/evaluation>)

2.4 Beoordelen van wetenschappelijk bewijs

Gevonden bewijs selecteren
Als de zoekactie om antwoord te vinden op een concreet geformuleerde vraag resultaat heeft opgeleverd, zijn er (onderzoeks)artikelen gevonden die mogelijk een antwoord op de vraag geven. De volgende stap is allereerst de artikelen te selecteren, ze vervolgens te lezen en dan kritisch te beoordelen.

Artikelen moeten in het algemeen worden geselecteerd op basis van de samenvatting (abstract) van het artikel. Daarnaast kunnen (vooraf) ook andere criteria worden opgesteld, zoals:
- geeft het artikel antwoord op de vraag;
- heeft het artikel het hoogst beschikbare niveau van bewijs (review, RCT, CCT, kwalitatief onderzoek);
- is het artikel in een voor jou leesbare taal (Nederlands, Engels) gepubliceerd;
- is het artikel recent (bij voorkeur niet ouder dan vijf jaar, maar afhankelijk van onderwerp);
- is het artikel te verkrijgen (termijn, kosten)?

In het algemeen heeft een systematische review van RCT's of een RCT van goede kwaliteit de voorkeur, omdat hij de hoogste validiteit vertegenwoordigt (Offringa et al., 2014a).

Van veel onderzoeken zijn in de databases samenvattingen opgenomen. Uit de samenvatting blijkt vaak al of het onderzoek antwoord geeft op de vraag en of het toepasbaar kan zijn in de eigen situatie. Ondanks een relevante titel en trefwoorden kan uit de samenvatting blijken dat het artikel niet van toepassing is doordat het over een zeer specifieke (of niet-verpleegkundige) behandeling gaat, dan wel een zeer kleine of zeer specifieke groep cliënten betreft.

Daarnaast kan het zinvol zijn methodologische 'kernelementen' te onderscheiden die binnen een bepaald onderzoekstype belangrijk zijn voor de validiteit. Deze elementen zijn af te leiden uit beoordelingslijsten. Bij een onderzoek naar het effect van behandeling is het bijvoorbeeld belangrijk dat de follow-up volledig is en de randomisatieprocedure adequaat. Door op deze elementen te letten kunnen de betere onderzoeken binnen een bepaald onderzoekstype worden gezocht, of kunnen bij de beoordeling snel (dus zonder alle beoordelingscriteria door te hoeven nemen) de betere onderzoeken van de slechtere worden onderscheiden (Offringa et al., 2014b).

Het gebruik van beoordelingslijsten
Een beoordeling of *critical appraisal* van een onderzoek stelt de verpleegkundige in staat de waarde en validiteit van een onderzoek vast te stellen in relatie tot de praktijk. Hiervoor wordt vaak een gestructureerde beoordelingslijst gebruikt, waarop de belangrijkste beoordelingsitems zijn aangegeven, soms met een toelichting. Het is belangrijk ervan uit te gaan dat geen enkel onderzoek of onderzoeksartikel perfect is uitgevoerd én opgeschreven. De intentie van een beoordeling van een artikel dient positief te zijn. Onderzoek moet met een open instelling worden gelezen en met de attitude zowel de eigen ideeën en

vooronderstellingen als die van de onderzoeker te toetsen. De zwakheden of gebreken moeten door de beoordelaar zorgvuldig worden gewogen en geëvalueerd, maar altijd gericht op de vraag of deze gebreken de conclusies van het onderzoek in twijfel trekken (Taylor, 2007).

Beoordelingslijst voor kwalitatief onderzoek

I VALIDITEIT VAN HET ONDERZOEK
1. Is het doel of de vraagstelling van het onderzoek duidelijk geformuleerd? Is belangrijke achtergrondliteratuur bestudeerd om de doel- of vraagstelling te verantwoorden?
2. Is kwalitatieve methodologie geschikt voor het doel van het onderzoek?
3. Is de samenstelling van de onderzoekspopulatie (strategie om een steekproef te trekken) geschikt voor het doel van het onderzoek?
4. Zijn de methoden om gegevens te verzamelen duidelijk beschreven en verantwoord?
5. Gebeurt de analyse van gegevens voldoende zorgvuldig (robuust)?
6. Wordt het effect van de relatie tussen onderzoeker en deelnemers op het onderzoek in beschouwing genomen?
7. Zijn de resultaten duidelijk beschreven?
8. Rechtvaardigen de onderzoekers de interpretatie van gegevens in de analyse?
9. Passen de conclusies bij het kwalitatieve karakter van het onderzoek?
10. Zijn ethische overwegingen beschouwd?

II RESULTATEN
11. Hoe belangrijk zijn de resultaten van het onderzoek voor cliënten, een gezondheidsprobleem of een zorgverlener?
12. Hoe belangrijk zijn de bevindingen voor mijn praktijk? (Richten zij zich op het doel, voegen zij (nieuwe) inzichten of beleid toe?)

III TOEPASBAARHEID
13. Verschilt mijn cliënt zodanig van de cliënten in het onderzoek dat ik de bevindingen niet kan gebruiken?
14. Zijn de aanbevelingen en de consequenties gewenst en acceptabel voor de cliënt en/of zijn familie, en voor mij als behandelaar?

(Naar: McMaster University, 2007 (http://srs-mcmaster.ca/wp-content/uploads/2015/05/Guidelines-for-Critical-Review-Form-Qualitative-Studies.pdf); Lucassen & Reis, 2014; Critical Appraisal Skills Program (CASP), 2013; http://netherlands.cochrane.org/sites/netherlands.cochrane.org/files/uploads/ChecklistBeoordelingvankwalitatiefonderzoek.pdf.)

Het gebruik van een beoordelingslijst biedt structuur bij het beoordelen van een artikel en zorgt ervoor dat er geen belangrijke onderdelen worden overgeslagen. Het overslaan van (onder)delen kan leiden tot een verkeerde interpretatie van de resultaten, of het accepteren (of verwerpen) van de conclusie van de onderzoeker door onzorgvuldige of onjuiste interpretatie van het onderzoek. Voor verschillende typen onderzoek (kwalitatief onderzoek, kwantitatief onderzoek, systematische reviews) en verschillende aspecten binnen kwantitatief onderzoek (diagnostiek, interventie/therapie, etiologie) zijn specifieke beoordelingslijsten (critical appraisal worksheets) ontwikkeld, die via internet (<www.cebm.net/critical-appraisal/>; <http://ktclearinghouse.ca/cebm/teaching/work

sheets/therapy>; <http://netherlands.cochrane.org/beoordelingsformulieren-en-andere-downloads>) of literatuur (Offringa et al., 2014b) verkregen kunnen worden. In deze werkbladen is soms ook een toelichting beschreven van de aspecten die bij de beoordeling overwogen kunnen worden. Voor het beoordelen van kwalitatief onderzoek en interventieonderzoek (gerandomiseerd gecontroleerd onderzoek), met een toelichting bij de items, zijn voorbeelden van een werkblad opgenomen op de companionsite bij dit boek.

Een artikel kan individueel worden beoordeeld maar ook gezamenlijk, zodat bevindingen en commentaren uitgewisseld kunnen worden. Bij het kritisch beoordelen van een artikel worden in hoofdzaak drie aspecten beschouwd: de validiteit van het onderzoek, het belang van de resultaten en de toepasbaarheid van de resultaten (Offringa et al., 2014b; Taylor, 2007). Deze aspecten worden in de volgende paragrafen beschreven.

Beoordelingslijst voor een RCT

I   VALIDITEIT VAN HET ONDERZOEK
1. Heeft het onderzoek een duidelijke, concrete, vraag- of doelstelling? Wat is de vraagstelling van het onderzoek (PICO)?
2. Is de toewijzing van de deelnemers aan de groepen gerandomiseerd? Was de randomisatieprocedure adequaat (gesloten)?
3. Zijn de groepen vergelijkbaar aan het begin van het onderzoek? Als dit niet het geval was: is hiervoor in de analyses gecorrigeerd?
4. Zijn de groepen, afgezien van de onderzochte interventie, gelijk behandeld?
5. Zijn alle deelnemers die gestart zijn met het onderzoek, verantwoord in de conclusie? En zijn alle deelnemers geanalyseerd in de groep waaraan zij door randomisatie zijn toegewezen?
6. Is van een voldoende proportie van alle deelnemers een volledige follow-up beschikbaar? En als dit niet het geval is: is selectieve loss-to-follow-up voldoende uitgesloten?
7. Zijn de uitkomstmaten of resultaten objectief of waren cliënten, behandelaars en onderzoekers (effectbeoordelaars) 'blind' voor wie welke behandeling ontvangt?
8. Zijn de gebruikte meetinstrumenten geschikt voor de gekozen uitkomstmaten?

II RESULTATEN
9. Hoe groot is het effect van de interventie? Hoe is dit effect gemeten, en wat betekent dit?
10. Hoe precies is de schatting van het behandeleffect (betrouwbaarheidsinterval, significantie)?

III TOEPASBAARHEID
11. Komen de cliënten in het onderzoek overeen met de eigen cliënt(en)?
12. Is het haalbaar de interventie toe te passen in de eigen praktijk bij de cliënt(en) die ik behandel?
13. Wegen de voordelen van de interventie op tegen de nadelen en de kosten?
14. Sluit de interventie aan bij de voorkeur en waarden van de cliënt?

(Naar: Assendelft et al., 2014; CEBM Oxford, 2015 (<www.cebm.net> (EBM Tools; RCT Critical Appraisal Sheet); Centre for Evidence-Based Medicine, Toronto (<http://ktclearinghouse.ca/cebm/practise/ca/therapyst>)

Beoordelen van de validiteit of methodologische kwaliteit
De eerste stap in de beoordeling is altijd het beoordelen van de interne validiteit, of de geldigheid van de resultaten. Interne validiteit verwijst naar de mate waarin de gegevens van een onderzoek op betrouwbare wijze zijn verzameld, geanalyseerd en geïnterpreteerd, en de mate waarin men vertrouwen kan hebben in de resultaten. De interne validiteit bij interventieonderzoek richt zich op de vraag of terecht (met zo groot mogelijke zekerheid) geconcludeerd kan worden dat de waargenomen veranderingen (gemeten effect) daadwerkelijk het gevolg zijn van de onderzochte interventie (of variabele), en niet van een andere, systematische factor. Bij elk onderzoek kan het resultaat vertekend of beïnvloed worden door verstorende factoren (*confounding variables*). Deze verstorende factoren kunnen ontstaan door tekortkomingen in het ontwerp of de uitvoering van het onderzoek. Als er een aanzienlijke systematische vertekening van de resultaten is opgetreden, zijn de resultaten van het onderzoek niet bruikbaar (Offringa et al., 2014b).

Als de conclusie in een onderzoek bijvoorbeeld is dat logopediebehandeling van cliënten met ALS tijdens ziekenhuisopname, gericht op vermindering van de slikproblemen, bijdraagt aan een betere conditie, moet kunnen worden uitgesloten dat de verbetering (mede) is veroorzaakt door voedingsadviezen van een diëtist, oefentherapie door een fysiotherapeut of rust tijdens de ziekenhuisopname. Informatie over het ontwerp en de methodologie van het onderzoek is terug te vinden in de paragraaf 'methodologie' (*methods*) van een artikel. In deze paragraaf wordt beschreven hoe de onderzoekers hebben geprobeerd in het ontwerp en de uitvoering van het onderzoek elke systematische vertekening in het onderzoek zo veel mogelijk te voorkomen. Hieruit kan worden afgeleid hoe groot de kans is dat de resultaten bewust of onbewust zijn beïnvloed door de onderzoekers, de behandelaars of de cliënten. Hiervoor moet allereerst worden nagegaan of de groepen bij het begin van het onderzoek gelijk zijn, en tijdens het onderzoek – op de onderzoeksinterventie na – gelijk behandeld zijn. Daarnaast wordt systematische vertekening zo veel mogelijk voorkomen door randomisatie, dat wil zeggen door deelnemers willekeurig aan de onderzoeks- en controlegroep toe te wijzen, door de 'uitvallers' in de onderzoeksgroepen na te gaan en te verantwoorden, door een follow-up uit te voeren, en door onderzoekers, cliënten en/of behandelaars te blinderen (Ostelo et al., 2012). Al deze aspecten komen in een beoordelingslijst aan de orde.

Het ontbreken van gegevens van cliënten in een follow-up kan gerelateerd zijn aan de ernst van de aandoening of aan de effecten van de behandeling: gegevens kunnen ontbreken omdat de deelnemer gestopt is met behandeling omdat hij hersteld is, maar ook omdat hij is overleden. Blinderen betekent dat de onderzoeker, cliënt of behandelaar niet op de hoogte is van de interventie die wordt toegepast, en dient om te voorkomen dat de resultaten worden beïnvloed door bewuste of onbewuste verwachtingen of veronderstellingen van de onderzoeker, cliënt of behandelaar. Bij verpleegkundig onderzoek is het in de meeste gevallen niet mogelijk de behandelaar te blinderen, aangezien deze altijd moet weten welke behandeling of diagnostiek hij toepast. Wel kan de behandelaar niet worden geïnformeerd over de hypothese of verwachte resultaten van het onderzoek.

In elk onderzoek treedt een spanningsveld op tussen interne en externe validiteit. Dit is het geval omdat bij goed opgezet experimenteel onderzoek zo veel mogelijk bronnen van bias en verstoring worden uitgesloten. Dit proces dient om de interne validiteit van de studie te vergroten; dit is de mate waarin de resultaten van een onderzoek kunnen worden toegeschreven aan de specifieke interventie die onderzocht en getoetst wordt. Helaas gaat een hoge interne validiteit van een onderzoeksdesign meestal ten koste van de externe validiteit (Reynolds, 2000). Externe validiteit verwijst naar de mate waarin de resultaten van een onderzoek gegeneraliseerd kunnen worden naar andere situaties. Doordat de deelnemers aan een onderzoek bijvoorbeeld aan strenge in- en exclusiecriteria moeten voldoen, wijkt de cliënt in de dagelijkse praktijk vaak af. Als de resultaten als niet intern valide beoordeeld worden, heeft het weinig zin deze resultaten toe te passen, omdat men niet zeker is of de getallen bruikbaar zijn en of het effect daadwerkelijk is toe te schrijven aan de onderzochte interventie of variabele. De belangrijkste bedreigingen van de interne validiteit worden gecontroleerd als de onderzoeker het onderzoek zo ontwerpt dat proefpersonen willekeurig (*random*) worden geselecteerd, willekeurig aan de condities worden toegewezen, en er sprake is van een adequate controlegroep (Graziano & Raulin, 2006).

Beoordelen van het belang van de resultaten
Als is vastgesteld dat het onderzoek in opzet en uitvoering valide is, wordt vervolgens het belang van de resultaten beoordeeld. Hierbij wordt allereerst beoordeeld hoe de resultaten tot stand zijn gekomen, dat wil zeggen hoe gegevens verzameld en verwerkt zijn, en wat de resultaten zijn.

De onderzoeksresultaten beschrijven meestal de algemene of gemiddelde effecten van een behandeling. Daarbinnen kunnen er grote verschillen bestaan in de effecten van de behandeling voor individuele deelnemers. Als bij de onderzoeksgroep gemiddeld een verbetering optreedt, is het in werkelijkheid vaak zo dat bij een (groot) aantal deelnemers een verbetering optreedt, maar dat bij sommige deelnemers geen verandering zichtbaar is, en dat bij anderen sprake is van achteruitgang. De meeste klinische onderzoeken onderscheiden geen subgroepen van cliënten voor wie de behandeling effect heeft, cliënten voor wie zij geen effect heeft, en cliënten voor wie zij schadelijk is (Reynolds, 2000). Als dit niet in een discussieparagraaf wordt beschreven, moet de verpleegkundige zelf inschatten – bijvoorbeeld aan de hand van standaardafwijkingen – in welke mate het effect kan variëren.

Het resultaat wordt uitgedrukt in een schatting van het effect en de precisie van deze schatting. Het effect wordt beschreven met behulp van een effectmaat; de precisie van de schatting wordt meestal uitgedrukt in een 95%-betrouwbaarheidsinterval (Assendelft et al., 2014). Bij klinisch onderzoek wordt zowel de statistische significantie als de klinische relevantie beschouwd.

Bij statistische significantie is de kans dat het verschil in resultaat tussen de onderzoeksgroep en de controlegroep op basis van toeval is ontstaan, zeer klein – gewoonlijk kleiner dan 5 of 1%, uitgedrukt als: $p < 0.05^*$ of $p < 0.01^{**}$. Dit betekent echter niet direct dat het verschil ook (klinisch) relevant is, dat wil zeggen dat het van praktische waarde is voor de cliënt. Als de spierkracht van een cliënt met ALS na vier weken intensieve fysiotherapie significant is toegenomen, maar hij kan nog steeds niet staan of lopen, is dit verschil niet klinisch relevant.

Bij het beschouwen van het resultaat van een onderzoek is het altijd belangrijk te overwegen wanneer men de resultaten als klinisch relevant beoordeelt (Gray & Gray, 2002). Statistische significantie wordt in getallen weergegeven, klinische relevantie wordt weergegeven in een omschrijving van resultaat in termen van activiteiten: iemand kan bijvoorbeeld lopen, zijn werk uitoefenen of zelfstandig wonen. Voor verschillende typen onderzoeken bestaan verschillende effectmaten. Deze komen in de hoofdstukken 4 tot en met 9 aan de orde.

Beoordelen van de toepasbaarheid
De laatste stap van de beoordeling is nagaan of de resultaten kunnen worden toegepast in de dagelijkse verpleegkundige praktijk, bij de eigen cliënt(en). Om dit te kunnen beoordelen moet de verpleegkundige zich afvragen of de behandeling consistent is met de waarden en voorkeur van de cliënt, en of het uitvoeren van de behandeling haalbaar is in de gegeven setting (Gray & Gray, 2002). Het gaat daarbij om de afweging in hoeverre de eigen cliënt en de eigen situatie overeenkomen met de cliënten en de situatie van het onderzoek. Vaak kan beter de tegengestelde vraag worden gesteld: Zijn er (goede) redenen om aan te nemen dat de resultaten van het onderzoek niet gelden voor de eigen cliënt of de eigen situatie (Offringa et al., 2014c; Reynolds, 2000)?

Hierbij spelen de generaliseerbaarheid van de onderzoeksresultaten en extrapolatie van het bewijs naar de cliënt in de eigen praktijk een rol. Met generaliseerbaarheid wordt bedoeld in welke mate de resultaten van het onderzoek geldig zijn voor individuen buiten het onderzoek. Dit verwijst naar de mate waarin de resultaten van het onderzoek veralgemeniseerd kunnen worden naar een bredere populatie en/of andere omstandigheden. In veel gevallen zijn de klinische kenmerken hetzelfde, maar zijn de plaats en de tijd waar de behandeling plaatsvindt anders. Van een onderzoek dat is uitgevoerd in Engeland, kan men zich afvragen of de resultaten ook en in dezelfde mate gelden voor Nederland. Extrapolatie is de mate waarin de resultaten van een onderzoek in een groep met andere demografische en klinische kenmerken kunnen worden toegepast. Extrapolatie kan plaatsvinden naar andere cliënten, naar andere (verwante) behandelingen en naar andere gezondheidsuitkomsten (Offringa et al., 2014c). Zo kan men zich afvragen of de resultaten van een onderzoek bij cliënten tussen de 20 en 45 jaar geëxtrapoleerd kunnen worden naar cliënten die ouder zijn dan 45 jaar.

De toepassing van de resultaten van onderzoek bij (individuele) cliënten berust volgens Reynolds (2000) onvermijdelijk op het (klinisch) beoordelingsvermogen van de zorgverlener. Daarbij kunnen twee vragen helpen om de beoordeling te vergemakkelijken:

- Is de cliënt in het algemeen gelijk aan de deelnemers aan het onderzoek?
- Wat is het mogelijke voordeel van de behandeling voor de cliënt?

Hoe groot de mogelijke voordelen ook zijn, als de behandeling of zorg niet overeenkomt met de waarden en voorkeuren van de cliënt, zal het voor deze cliënt niet de beste behandeling of zorg zijn.

De verpleegkundige rondt de beoordeling van het beschikbare bewijs af met het trekken van een van de volgende conclusies met de (individuele) cliënt voor ogen en in de desbetreffende context:
- Het is waarschijnlijk dat de cliënt voordeel heeft van de behandeling.
- Het is onwaarschijnlijk dat de cliënt voordeel heeft van de behandeling.
- Het is onzeker of de cliënt voordeel heeft van de behandeling.

(Bron: Offringa et al., 2014c)

Voor het evalueren van het beoordelen van bewijs kunnen de volgende vragen worden gebruikt.

Zelfevaluatie om het bewijs op methodologie en toepasbaarheid te beoordelen

- Beoordeel ik extern bewijs?
- Gaat het mij beter af de richtlijnen voor het beoordelen toe te passen?
- Word ik zorgvuldiger en efficiënter in het toepassen van sommige beoordelingsmaten (zoals NNT's)?
- Maak (of gebruik) ik CAT's (Critically Appraised Topics)?

(Bron: <http://ktclearinghouse.ca/cebm/practise/evaluation>)

Samenvattingen van bewijs: summaries, synopses, syntheses, CAT's en CAP's
Om de toepassing van evidence-based practice te vergemakkelijken zijn er steeds meer samenvattingen van bewijsmateriaal beschikbaar. Tegenwoordig kan steeds meer als uitgangspunt gebruikt worden dat beslissingen over behandeling of zorg gebaseerd zijn op systematische samenvattingen van bewijs (DiCenso et al., 2009; Wilczynski & McKibbon, 2013).
De top van samenvattingen van bewijs wordt gevormd door systemen: geïntegreerde (geautomatiseerde) beslishulpen (zie figuur 2.7) waarin gegevens van individuele cliënten ingevoerd kunnen worden en in combinatie met kennis in een database leiden tot individuele aanbevelingen. Deze zijn echter nog nauwelijks beschikbaar.
Voor verpleegkundigen vormen samenvattingen (summaries) van beschikbaar bewijs, zoals evidence-based richtlijnen (zie figuur 2.7), in het algemeen het hoogste niveau van samengevat bewijs. In samenvattingen wordt beschikbaar bewijs verzameld en samengevoegd en worden op basis daarvan richtlijnen

gegeven aan behandelaars. Richtlijnen worden regelmatig bijgewerkt, zodat ze actueel blijven.

Als er geen richtlijn beschikbaar is, kan gezocht worden of er een synopsis (beknopte beschrijving) van een samenvatting van bewijs is, bijvoorbeeld een synopsis van een systematische review. In een synopsis is soms ook commentaar verwerkt van een expert die de sterkte van het bewijs en de toepassingsmogelijkheden toelicht.

De volgende stap is een synthese van bewijs uit verschillende studies over eenzelfde onderwerp, zoals bijvoorbeeld een systematische review of meta-analyse. Hierin wordt het beschikbare bewijs uit meerdere studies samengevoegd en samengevat.

Als er geen samenvattingen, synopsissen of synthesen beschikbaar zijn, wordt gezocht naar (synopsissen van) oorspronkelijke studies. Ook van originele studies kan een synopsis beschikbaar zijn, waarin een beknopte samenvatting wordt gegeven. Ook hier kan commentaar van een expert over de resultaten, en het belang voor de praktijk, verwerkt zijn (Wilczynski & McKibbon, 2013; DiCenso et al., 2009).

Een speciale vorm van samenvattingen van beschikbaar bewijs wordt gevormd door CAT's en CAP's. Een 'critically appraised topic' of CAT is een korte samenvatting van beschikbaar bewijs over een bepaald onderwerp of thema. Een CAT is in feite een kortere en minder diepgaande versie van een systematische review. Een CAT is gebaseerd op meerdere studies; een samenvatting en beoordeling van één onderzoek wordt 'critically appraised paper' of CAP genoemd. Een belangrijk voordeel van een CAT of CAP zijn de eenvoud en beknoptheid. Daarnaast bieden ze een goede mogelijkheid om beoordelingen en samenvattingen van bewijs met anderen te delen, en kan het gebruiken van CAT's en CAP's bijdragen aan het efficiënt toepassen van EBP.

Er zijn meerdere websites waarop CAT's en CAP's te vinden zijn. Sommige CAT's en CAP's zijn *peer reviewed*, en dat betekent dat collegiale toetsing heeft plaatsgevonden waarbij een aantal vakgenoten of deskundigen de CAT of CAP kritisch beschouwt om de kwaliteit te bepalen of verbeteren. In het algemeen zijn CAT's en CAP's niet peer reviewed en kan de kwaliteit sterk variëren. De lezer moet dan zelf beoordelen of een diepgaande en volledige literatuursearch heeft plaatsgevonden en of de methode, resultaten en statistische bewerkingen juist geïnterpreteerd zijn. Bij het gebruiken van CAT's en CAP's dient dit dus goed te worden nagegaan.

CAT's worden veelal ontwikkeld door beroepsbeoefenaars of studenten en beschikbaar gemaakt via websites. De meeste CAT's bevatten een beoordeling van de onderzoeksmethode, statistische (her)analyse en herinterpretatie van de resultaten. CAT's zijn bijvoorbeeld te vinden op de volgende websites:
- Critically Appraised Topics in Rehabilitation Therapy, Queens University, Canada: <https://QSpace.library.queensu.ca/handle/1974/213>;
- Evidence-Based On-Call database: <www.samlib.com/EvidenceBased.aspx>;

- University of Michigan Department of Pediatrics: <www.med.umich.edu/pediatrics/ebm/Cat.htm>;
- Critically Appraised Topics in occupational therapy, University of Western Australia: <www.otcats.com>;
- Best evidence topics: <www.bestbets.org/background/bets-and-cats.php>.

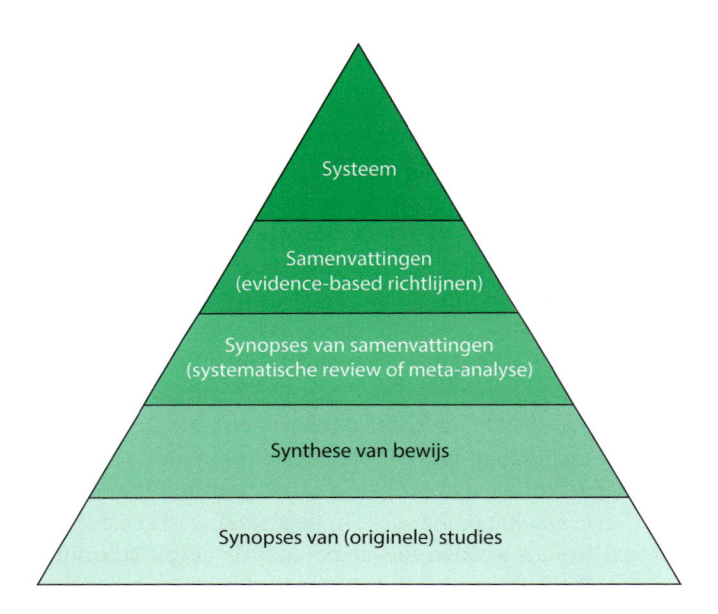

Figuur 2.7   Hiërarchie van bewerkt en samengevat bewijs

2.5   Toepassen van het resultaat in de praktijk

Het toepassen van EBP impliceert het integreren van de individuele klinische expertise van de behandelaar, met het beste externe beschikbare bewijsmateriaal en de waarde(n) en voorkeuren van de cliënt ten aanzien van een (mogelijke) behandeling (Offringa et al., 2014c, Friesen-Storms et al., 2015). Deze drie factoren worden ten opzichte van elkaar gewogen en leiden tot een gezamenlijke beslissing over de behandeling die het beloop verbetert in de door de cliënt gewenste zin. Bewijs informeert de beslissing, maar is niet bepalend voor de beslissing. In het beslissingsproces speelt de voorkeur van de cliënt voor een (alternatieve) behandeling, voor behandelen of afwachten een belangrijke rol. Bij voorkeur wordt deze beslissing door de cliënt en de zorgverlener gezamenlijk genomen.

Bij het beoordelen van het bewijsmateriaal is nagegaan of het beschikbare bewijs of evidence in de eigen situatie toepasbaar is – dat wil zeggen of de resultaten in algemene zin passen bij de cliënt (wat betreft diagnose, beloop, kenmerken zoals leeftijd, nevendiagnoses) en bij de context waarin de behandeling plaatsvindt. Of het toepassen van het resultaat in de eigen situatie haalbaar is, wordt ook bepaald door kenmerken van de zorgverlener, zoals kennis, vaardigheden en eigen normen en waarden. Om de aanbevelingen van onderzoek te kunnen toepassen zijn soms specifieke kennis, vaardigheden of technieken vereist. Als de zorgverlener deze niet beheerst, is toepassing (nog) niet mogelijk, maar moet scholing gevolgd worden voordat de resultaten kunnen worden toegepast. Als bijvoorbeeld het gebruik van vernevelapparatuur thuis wordt aanbevolen bij cliënten met cystische fibrose (CF), is dit alleen toe te passen door een transmuraal werkende longverpleegkundige of een (wijk)verpleegkundige die extra scholing heeft gevolgd (Richtlijn Gebruik van nevelapparaten thuis 2003). Ook kunnen er belemmeringen in de omgeving zijn die de toepassing beperken of onmogelijk maken. De omgeving bepaalt de aan- of afwezigheid van (therapeutische) middelen en materialen in de eigen werksituatie, de financiële mogelijkheden en de heersende opvattingen of cultuur. Als de resultaten indruisen tegen de binnen de organisatie of beroepsgroep heersende opvattingen, zullen de resultaten minder snel en gemakkelijk worden toegepast.

Als de resultaten (in het algemeen) toepasbaar zijn in de (eigen) praktijk, is de volgende vraag die de evidence-based verpleegkundige zichzelf stelt of de resultaten van het beoordeelde onderzoek ook gelden voor de *individuele* cliënt die nu bij hem in behandeling is. Met betrekking tot de individuele cliënt kan de zorgverlener nagaan of de cliënt (op belangrijke kenmerken) voldoet aan de in- en exclusiecriteria van het onderzoek. In de afweging of een behandeling bij een individuele cliënt kan worden toegepast, kan de verpleegkundige zich de volgende vragen stellen (Offringa et al., 2014c):

– Welke effecten heeft de behandeling, zowel in positieve als in negatieve zin?
– Hoe goed is de kwaliteit van de onderzoeken waarin deze effecten zijn vastgesteld?
– Zijn deze effecten belangrijk voor de cliënt met wie ik nu te maken heb?
– Wegen de voordelen van de behandeling voor deze cliënt op tegen de nadelen?

De zorgverlener verzamelt informatie over de eerste twee vragen en informeert de cliënt over zijn bevindingen. De laatste twee vragen zijn onderdeel van het proces van gezamenlijke besluitvorming. Alleen de (individuele) cliënt zelf kan beoordelen of de (verwachte) resultaten van de behandeling voor hem van belang zijn en opwegen tegen eventuele nadelen of risico's.

In de toepassing van bewijs of evidence is het de taak en verantwoordelijkheid van de zorgverlener om de cliënt goed te informeren, op grond van het beschikbare bewijs in combinatie met zijn kennis en ervaring, over de behandelmogelijkheden en de eventuele alternatieven. De verpleegkundige bespreekt deze behandelmogelijkheden en alternatieven met de cliënt in relatie tot de voor de cliënt belangrijke (gewenste) resultaten van de behandeling, zodat de cliënt voldoende informatie heeft om een goede beslissing te nemen. De mogelijkheid te kiezen voor (nog) niet behandelen dient daarbij ook besproken te worden. Hierbij spelen waardeoordelen van de cliënt en de zorgverlener een belangrijke rol. Het handelen wordt niet per definitie bepaald door het beschikbare bewijs, maar de toepassing moet altijd in de individuele situatie worden besproken en wordt mede bepaald door waardeoordelen op basis van vrees voor eventuele bijwerkingen of nadelen, onzekerheid over de resultaten, het nemen of juist vermijden van risico's en eerdere ervaringen. De cliënt weet zelf het best welke zorg aansluit bij zijn wensen en zijn situatie. De interactie tussen de verpleegkundige en de cliënt is beslissend en leidt tot een gezamenlijk besluit (shared decision) over de te volgen koers (Offringa et al., 2014c; Hoffmann et al., 2014; Friesen-Storms et al., 2015). Het proces om tot een gezamenlijke beslissing te komen wordt uitgebreid beschreven in het volgende hoofdstuk.

Bij het evalueren van de toepassing van EBP kunnen de volgende vragen als hulpmiddel dienen.

Zelfevaluatie om de beoordeling van bewijs te integreren met professionele kennis en ervaring bij de toepassing van het resultaat in de praktijk

- Integreer ik beoordeeld bewijs in mijn beroepspraktijk?
- Word ik zorgvuldiger en efficiënter in het aanpassen van enkele beoordelingsmaten, zodat zij passen bij de individuele cliënten aan wie ik zorg verleen (zoals NNT's)?
- Kan ik met behulp van deze integratie meningsverschillen over managementbeslissingen verklaren (en oplossen)?
- Heb ik gezamenlijke besluitvorming toegepast?

(Bron: <http://ktclearinghouse.ca/cebm/practise/evaluation>)

2.6 Evalueren

Evaluatie is een essentieel onderdeel van evidence-based practice. Zorgverleners die evidence-based werken, worden gestimuleerd om hun eigen handelen voortdurend te evalueren in relatie tot hun gebruik van EBP, en zij worden gestimuleerd de validiteit en het belang van relevant onderzoek te evalueren. Daarbij moeten zij zich altijd de vraag stellen: Werkt deze behandeling voor deze cliënt?

Bij de evaluatie moet zowel het proces als het product worden beschouwd. Evaluatie van het proces van evidence-based practice beschouwt het toepassen van de vijf stappen: het formuleren van vragen, het zoeken naar literatuur, het beoordelen van het gevonden bewijs, het toepassen van het gevonden bewijs in de praktijk op basis van gezamenlijke besluitvorming, en het evalueren van het resultaat. Op basis van de evaluatie kan worden beoordeeld of de toepassing van EBP goed verloopt, binnen de mogelijkheden van de zorgverleners en de organisatie past, en of op bepaalde punten verbeteringen mogelijk zijn. De bij de verschillende paragrafen en op de companionsite opgenomen vragen voor zelfevaluatie kunnen daarbij als hulpmiddel dienen.

Evaluatie van het product of resultaat beschouwt de verandering in de praktijk. Hierbij gaat het om de waarde van de verandering voor de cliënt en zorgverlener. Voor de cliënt is het belangrijk of de behandeling of zorg effectief is, minder bijwerkingen heeft dan alternatieve behandelingen, aansluit bij wensen en verwachtingen, en in het algemeen de kwaliteit van de geboden zorg verbetert. Voor de zorgverlener is het van belang of het resultaat overeenkomt met het bewijs, bijdraagt aan efficiënte en effectieve zorgverlening, beslissingen in zijn handelen onderbouwt, bijdraagt aan de eigen professionele ontwikkeling, of zijn werkplezier verhoogt.

Uiteindelijk moet ook geëvalueerd worden of de doelstelling van evidence-based werken behaald wordt, namelijk het verbeteren van de kwaliteit van de zorg en het verantwoorden van de geboden zorg door beslissingen waar mogelijk te baseren op het beste wetenschappelijke bewijs, zodat samen met de client 'evidence-informed' beslissingen genomen worden over de zorg.

Evidence-based handelen is een continu circulair proces dat via het formuleren van een vraag, het zoeken naar bewijs, het beoordelen van het gevonden bewijs, het toepassen en het evalueren weer doorloopt naar het formuleren van een nieuwe vraag waarop de zorgverlener een antwoord wil vinden.

2.7 Beschouwing

De methodiek van evidence-based practice kan de zorgverlener helpen zijn beslissingen te onderbouwen, en kan daardoor bijdragen aan de verantwoording van het handelen. Wanneer de zorgverlener zijn handelen vooraf baseert op wetenschappelijk bewijs, verhoogt dit tevens de kwaliteit van het beroepsmatig handelen. EBP kan op deze manier de zorg verbeteren.

Evidence-based practice helpt de zorgverlener bij het professioneel redeneren. Professioneel redeneren wordt beschreven als het proces van systematische besluitvorming, gebaseerd op een aanwijsbaar professioneel referentiekader, waarbij gebruikgemaakt wordt van zowel subjectieve als objectieve gegevens (Daniels & Verhoef, 2012). Het toepassen van evidence-based practice ondersteunt professioneel redeneren, maar omgekeerd ondersteunt professioneel redeneren ook het toepassen van EBP. Het vraagt namelijk zorgvuldig en ervaren professioneel redeneren om de kwaliteit van het bewijs te beoordelen, het bewijs toe te passen in een gegeven situatie en in relatie tot de voorkeur van de cliënt, en om te gaan met situaties waarin geen bewijs beschikbaar is. Daarnaast is vaardig professioneel redeneren nodig om de nieuwe kennis te integreren in aanwezige kennis (Jones & Higgs, 2000). Ook bij toepassing van evidence-based practice blijft professioneel redeneren zodoende bepalend voor het handelen. Evidence-based practice voegt een aspect toe aan het professioneel redeneren, namelijk dat bij een beslissing beschikbaar, objectief bewijs wordt betrokken. Dit toegevoegde aspect zal bij het implementeren in het eigen handelen tijd en aandacht van de zorgverlener vragen, en vereisen dat hij bij beslissingen klinische expertise integreert met extern bewijs.

Gezien de tijdsinvestering die nodig is om evidence-based te werken, de grote hoeveelheid bewijsmateriaal die per week gepubliceerd wordt, in combinatie met de hoge werkdruk in de gezondheidszorg, is het niet mogelijk alle vragen die zich voordoen met bewijs te beantwoorden. Er zullen keuzes gemaakt moeten worden, en hiervoor zijn verschillende strategieën mogelijk. Koopmans et al. (2014) geven als criteria voor het stellen in prioriteiten de volgende vragen aan:

- Bestaan er recente richtlijnen voor mijn beroepsgroep over dit onderwerp?
- Hoe vaak komt deze vraag voor in mijn beroepspraktijk?
- Hoe belangrijk is het antwoord voor de cliënt die ik nu (vandaag) behandel of begeleid?
- Is het antwoord gemakkelijk te vinden?

In de huidige gezondheidszorg moeten zorgverleners kunnen aantonen dat hun interventies effectief zijn, zowel wat betreft resultaat als wat betreft kosten. Evidence-based practice verschaft zorgverleners een systematisch kader voor het beschouwen van het bewijs dat hun praktijk onderbouwt.

Daarbij impliceert evidence-based werken dat actuele kennis, informatie en ontwikkelingen opgenomen worden in het beroepsmatig handelen van de verpleegkundige. Dit proces draagt bij aan een voortdurende professionele ontwikkeling van verpleegkundigen.

LEONTINE GROEN-VAN DE VEN, JAN JUKEMA,
CAROLIEN SMITS & MARIJKE SPAN

Gezamenlijke besluitvorming 3

Kernpunten
1. Evidence-based practice gaat om het nemen van beslissingen op basis van het best beschikbare bewijs, in combinatie met de kennis en ervaring van de verpleegkundige en de waarde(n) en voorkeur van de individuele cliënt.
2. Gezamenlijke besluitvorming geldt als norm voor het nemen van beslissingen en doet recht aan de beschikbare kennis en voorkeuren van de cliënt.
3. In zorg en welzijn is vaak sprake van gezamenlijke besluitvorming in complexe situaties: de besluitvorming is een langdurig proces; er zijn meerdere netwerkleden bij betrokken; er is sprake van meerdere kwesties, perspectieven en competenties die in de loop van de tijd kunnen veranderen.
4. Deze vorm van besluitvorming kent bijpassende professionele competenties en tools.

Casus

De heer Ellerts woont samen met zijn vrouw in een vrijstaand huis in een lommerrijke oude buitenwijk van een middelgrote stad. Hier woont het echtpaar al meer dan veertig jaar met veel plezier. De heer Ellerts is 72 jaar en heeft sinds een jaar een diagnose dementie van het alzheimertype. De huisarts heeft de heer Ellerts aangemeld bij het dementienetwerk. Casemanager Lidy is een paar keer langs geweest bij het echtpaar. Tijdens die eerste gesprekken gaven de heer en mevrouw Ellerts aan dat het goed ging en dat ze zich prima kunnen redden. Tijdens de laatste gesprekken hoort Lidy tussen de regels door dat er toch wel wat meer aan de hand is. Mevrouw Ellerts heeft haar ook al eens apart aan de jas getrokken over de woonsituatie. Mevrouw wil wel verhuizen naar een modern appartement, maar haar man wil er niet van weten. Ook willen ze hun kinderen Eva en Jeroen niet lastigvallen met hun beslommeringen. Lidy vindt het lastig om de situatie goed in te schatten. Mevrouw bagatelliseert de situatie onmiddellijk als Lidy doorvraagt. Lidy stelt daarop het echtpaar voor om te starten met de DEbeslisgids. Om de wederzijdse informatie-uitwisseling in het netwerk te faciliteren heeft Lidy voorgesteld om Eva en Jeroen toe te voegen aan het netwerk in de DEbeslisgids. Dit is een (prototype van een) digitale tool die helpt bij het nemen van beslissingen over zorg en welzijn waarbij meerdere personen zijn betrokken. Naast een chatfunctie zijn er nog een samen beslissen-functie, waarbij stap voor stap toegewerkt wordt naar een beslissing, en een individuele mening-functie, met vragenlijsten over verschillende aan dementie gerelateerde onderwerpen die individueel beantwoord kunnen worden. In de chat wordt de dagelijkse gang van zaken besproken. Lidy ziet dat er ook berichten langskomen waarbij het wonen en de tuin van het echtpaar Ellerts ter discussie worden gesteld. Om het beslisproces te ondersteunen in de tijd maakt Lidy van het wonen een apart gespreksonderwerp in de DEbeslisgids. Lidy start bij het echtpaar thuis met het kwestiegesprek om helder te krijgen wat er precies aan de hand is volgens alle betrokkenen. Er blijken verschillende perspectieven en meningen over mogelijke oplossingen te zijn. Lidy begeleidt het netwerk door stap voor stap de verschillende gesprekken van het beslisproces te doorlopen. Doel is om samen tot een beslissing te komen waar eenieder zich in kan vinden. Vooral bij verschillen van meningen is haar rol cruciaal. Zij moet zorgen dat iedereen gehoord wordt en zich gehoord voelt. In de DEbeslisgids legt ze de gemaakte afspraken en de bijzonderheden vast.

3.1 Inleiding

Goed professioneel handelen is gefundeerd en persoonsgericht. De principes en werkwijze van evidence-based practice (EBP) helpen daarbij. Evidence-based practice is het zorgvuldig, expliciet en oordeelkundig gebruik van het huidige beste bewijsmateriaal (bewijs en evidence) om beslissingen te nemen met individuele cliënten (en/of hun naasten) over goede of gewenste zorg of behandeling. De praktijk van evidence-based practice impliceert het integreren van individuele kennis en ervaring van de behandelaar en de individuele waarden en ervaringskennis van de cliënt met het beste bewijsmateriaal. De voorkeuren, wensen en verwachtingen van de cliënt spelen bij de besluitvorming een essentiële en centrale rol. Hoewel volgens deze definitie van EBP de wensen en voorkeuren van de cliënt een centrale rol spelen, heeft in de praktijk toch vaak de professional de regie. Een voorbeeld hiervan is een professional die handelt op basis van actuele richtlijnen, maar de cliënt vergeet te informeren over passende opties die niet door diens eigen zorgorganisatie worden geboden. Dit is tegenstrijdig met actuele beleidsvisies zoals die van de Raad voor de Volksgezondheid (CEG, 2014), waarin wordt gepleit voor het zorgvuldig informeren van cliënten als onderdeel van gezamenlijke besluitvorming.

Dit soort praktijken sluit ook niet aan bij actuele professionele visies voor zorg en welzijn: persoonsgerichte zorg (McCormack & McCance, 2010) en zelfmanagement, zelfredzaamheid en gezamenlijke besluitvorming (Faber et al., 2013). Gezamenlijke besluitvorming is momenteel de norm voor alle beroepsgroepen in de gezondheidszorg en het sociale domein (Smits & Jukema, 2016). Alle professionals, ongeacht hun specifieke kennis of beroepsspecifieke competenties, staan voor de vraag: Hoe kunnen we de wensen en verwachtingen van de cliënt echt een centrale rol laten innemen in de zorg en behandeling? Die vraag roept ook andere vragen op. Wat is gezamenlijke besluitvorming? Wat moeten professionals doen of juist laten? Welke tools kunnen behulpzaam zijn bij het faciliteren van gezamenlijke besluitvorming? De antwoorden op deze en andere vragen komen in dit hoofdstuk aan bod.

3.2 Gezamenlijke besluitvorming

Een van de concrete manieren waarop professionals in de gezondheidszorg cliënten een centrale plaats geven in het zorg- of behandelproces is gezamenlijke besluitvorming. Gezamenlijke besluitvorming is een proces waarbij de cliënt en zorgverlener gezamenlijk tot een besluit over de gewenste zorg en behandeling komen. Gezamenlijke besluitvorming is een onderdeel van persoonsgerichte zorg. Het model van persoonsgerichte zorg (McCormack & McCance, 2010) benadrukt waarden zoals de autonomie van de cliënt, informed consent en empowerment. De relatie tussen de professional en cliënt staat centraal bij persoonsgerichte zorg, net zoals bij gezamenlijke besluitvorming. Roter en Hall onderscheidden in 1992 meerdere relatietypen. Paternalistische relaties betreffen dominante professionals en passieve cliënten. Bij mutualistische relaties is sprake van gezamenlijke besluitvorming. De paternalistische relatie is problematisch omdat ze leidt tot een disbalans tussen professional en cliënt, die de kwaliteit van de zorg bedreigt. De mutualistische vorm wordt in onderzoek, praktijk en beleid vaak gezien als ideaal. Deze vorm sluit namelijk aan bij het westerse mensbeeld waarin mensen, ongeacht hun sociale status, geslacht, opleiding, beroep of welk ander kenmerk dan ook, als gelijkwaardig aan elkaar worden gezien. Die gelijkwaardigheid houdt een erkenning in van autonomie, onafhankelijkheid en zelfbeschikking van de cliënt.

Wat is gezamenlijke besluitvorming?

Het begrip gezamenlijke besluitvorming (ook wel gedeelde besluitvorming of shared decision making genoemd) kwam in de jaren negentig van de vorige eeuw in de belangstelling van de westerse gezondheidszorg te staan. De groeiende aandacht voor gezamenlijke besluitvorming moet gezien worden in de context van een toenemende focus op gezondheid en de gelijkwaardige positie van de cliënt in de medische wereld. Gezamenlijke besluitvorming is op veel verschillende manieren gedefinieerd. Volgens Charles et al. (1997) vormen de volgende kenmerken de essentie van gezamenlijke besluitvorming: (1) betrokkenheid van de cliënt en de arts; (2) het delen van informatie door beide partijen; (3) gezamenlijk gezette stappen om tot consensus over de voorkeursbehandeling te komen; en (4) het bereiken van overeenstemming over de in te zetten behandeling. In latere beschrijvingen is nadrukkelijker te lezen dat het essentieel is dat de voorkeuren (preferenties) en waarden van de betrokkenen boven tafel moeten komen. Bij het verduidelijken of bewust worden van de voorkeuren van de cliënt kan de professional een belangrijke rol spelen. Deze kan herhaaldelijk en neutraal vragen wat belangrijk is voor de cliënt en wat de achtergrond daarvoor is.

Er zijn inmiddels verschillende modellen voor gezamenlijke besluitvorming beschreven. De meeste hebben gemeenschappelijk dat er aandacht is voor het bieden van informatie aan de cliënt en het ondersteunen van het maken van afwegingen. Elwyn et al. (2012) beschrijven een praktisch stappenplan om tot gezamenlijke besluitvorming te komen. De drie stappen zijn: keuzegesprek (choice talk), optiegesprek (option talk) en beslissingsgesprek (decision talk). In het keuzegesprek moet de cliënt weten dat er redelijke opties beschikbaar zijn en dat er dus iets te kiezen valt. Bij het optiegesprek informeert de professional de cliënt over de verschillende opties. Tijdens het beslissingsgesprek ondersteunt de professional het afwegen van voorkeuren en het nemen van de beste beslissing. Hoe de professional precies de verschillende soorten gesprekken optimaal kan ondersteunen, is beperkt uitgewerkt. In paragraaf 3.6 is een leidraad uitgewerkt die behulpzaam kan zijn bij het voeren van de verschillende soorten gesprekken.

Betekenis en effecten van gezamenlijke besluitvorming

Gezamenlijke besluitvorming is sinds de jaren negentig uitgegroeid tot de norm voor goede zorg zoals vastgelegd in verschillende zorgstandaarden en richtlijnen. Voorbeelden daarvan zijn de Zorgstandaard Dementie (Alzheimer Nederland & Vilans, 2013) en de IKNL-richtlijnen Oncologische zorg (IKNL, 2016). Ook het Nederlandse overheidsbeleid gaat uit van gezamenlijke besluitvorming. En de zorgverzekeraars erkennen gezamenlijke besluitvorming als een pre bij hun zorginkoop. Toch zijn de voordelen van gezamenlijke besluitvorming niet voor iedereen zo evident als verwacht zou mogen worden.

In de eerste plaats is er discussie over de waardering van gezamenlijke besluitvorming door verschillende cliëntengroepen. Een studie uit 2008 laat zien dat 38% van alle cliënten met borstkanker liever niet participeert in de besluitvorming (Vogel et al., 2008). Verschillende onderzoeken suggereren dat oudere cliënten liever een wat meer paternalistische benadering zouden zien (Singh et al., 2010). Latere studies rapporteren dat oudere cliënten met borstkanker juist graag participeren door vragen te stellen over behandelopties (Pieters et al., 2012; Wong et al., 2011). De beperkte participatiewensen van sommige groepen hebben te maken met een lage *health literacy*: de mate waarin personen het vermogen hebben om basale gezondheidsinformatie en -diensten te verkrijgen, te verwerken en te begrijpen die nodig zijn om gepaste gezondheidsbeslissingen te nemen (Fransen et al., 2011). Maar onderzoek laat ook zien dat cliënten te maken kunnen hebben met een grote tijdsdruk, beperkte energie en overweldigende emoties. Dan is het prettig om op de expertise van de professional te kunnen vertrouwen. Ook zijn cliënten soms bang om het predicaat van lastige cliënt te krijgen als ze te veel vragen zouden stellen. Deze angst laat zien hoe afhankelijk cliënten zich kunnen voelen van professionals. Gezamenlijke besluitvorming vereist een evenwaardige relatie tussen professional en cliënt, die ook als zodanig wordt ervaren (Faber et al., 2013).

In de tweede plaats zijn de positieve effecten van gezamenlijke besluitvorming relatief bescheiden. Een review laat zien dat gezamenlijke besluitvorming leidt tot meer kennis bij cliënten, accuratere risicoperceptie, meer beslissingen die overeenkomen met persoonlijke waarden, minder ervaren keuzeconflicten, tevredenheid over de genomen beslissingen, en actieve betrokkenheid van cliënten (Faber et al., 2013). Het lijkt er bovendien op dat gezamenlijke besluitvorming niet (veel) meer tijd kost dan reguliere zorg en behandeling en dat cliënten bij gezamenlijke besluitvorming geneigd zijn voor bescheiden, conservatieve behandelingen te kiezen, hetgeen kostenbesparend kan werken. Maar de effecten van gezamenlijke besluitvorming op de behandeluitkomsten zijn niet overtuigend aangetoond.

3.3 Gezamenlijke besluitvorming in de praktijk

Beroepsorganisaties, zorg- en welzijnsinstellingen en patiëntenorganisaties kiezen unaniem voor de implementatie van gezamenlijke besluitvorming. Doorslaggevend daarbij is de ervaren ethische waarde van een gelijkwaardige relatie tussen professional en cliënt en de betere kwaliteit van de beslissingen, zoals blijkt uit de tevredenheid met de beslissing. Verschillende organisaties stelden dan ook de Salzburgverklaring over gezamenlijke besluitvorming op, die ondertekend is door vertegenwoordigers uit meer dan achttien landen (2012). De opstellers roepen professionals, cliënten, onderzoekers, beleidsmakers, redacteuren, journalisten en anderen op om gezamenlijke besluitvorming mogelijk te maken (<www.salzburgverklaring.nl>).

Eerste regels van de Salzburgverklaring over gezamenlijke besluitvorming (<www.Salzburgverklaring.nl>).

Wij roepen zorgverleners op om:

- in te stemmen met het ethische standpunt dat belangrijke beslissingen samen met de patiënt worden genomen
- een tweerichtingsverkeer van informatie te stimuleren en patiënten aan te moedigen om vragen te stellen, hun omstandigheden toe te lichten en hun persoonlijke voorkeuren aan te geven
- accurate informatie te geven over de behandelmogelijkheden, de daarbij horende onzekerheden en voor- en nadelen, volgens heersende inzichten over het communiceren van risico's
- informatie af te stemmen op de behoefte van individuele patiënten en hen voldoende tijd te geven om over de mogelijkheden na te denken
- in te zien dat de meeste beslissingen niet onmiddellijk genomen hoeven te worden, en patiënten en hun familie de middelen en steun te geven om tot een besluit te komen.

Wij roepen zorgverleners, onderzoekers, redacteuren, journalisten en anderen op om:

- informatie te geven die duidelijk en actueel is, en gebaseerd op wetenschappelijke inzichten, en om belangenverstrengeling te melden.

Wij roepen patiënten op om:

- beleid te maken dat gezamenlijke besluitvorming, inclusief het meten ervan, bevordert
- de ontwikkeling van vaardigheden en hulpmiddelen voor gezamenlijke besluitvorming via wetgeving en onderwijs te ondersteunen.

Waarom?

Zorg wordt nu vaker geleverd op basis van de bekwaamheid en ervaring van individuele zorgverleners, en minder op basis van voorkeuren van patiënten of breed gedragen inzichten uit de praktijk.

Zorgverleners onderschatten de mate waarin patiënten geïnformeerd willen worden over hun gezondheid en mogelijke behandelingen, en onderschatten de mate waarin patiënten hun voorkeuren willen laten meewegen.

Veel patiënten en hun familie vinden het moeilijk om actie mee te beslissen over hun gezondheid. Patiënten missen het zelfvertrouwen om vragen te stellen aan zorgverleners. Veel patiënten begrijpen slechts ten dele wat van belang is voor hun gezondheid en weten niet waar ze duidelijke en betrouwbare informatie kunnen vinden.

Het ondertekenen van de Salzburgverklaring is gemakkelijker dan het daadwerkelijk toepassen van gezamenlijke besluitvorming in de praktijk. Ook al vinden professionals en cliënten gezamenlijke besluitvorming vanzelfsprekend, de praktijk is lastig waar te maken. De concrete uitvoering van gezamenlijke besluitvorming vraagt activiteiten op drie verschillende niveaus, namelijk op het niveau van:
1. de individuele professional en cliënt: hun motivatie en competenties;
2. het proces: de interactie tussen professional en cliënt en ondersteunende methodieken en tools;
3. de organisatie.

1. De individuele professional en cliënt: hun motivatie en competenties

Bij de motivatie van de professional vormt het fenomeen van 'onbewust onbekwaam' een lastige drempel: veel professionals menen ten onrechte dat ze al aan gezamenlijke besluitvorming doen. Die ervaring wordt gevoed doordat ze als professional bewust inzetten op een goede relatie met de cliënt. Zo investeren bijvoorbeeld verpleegkundigen en maatschappelijk werkers in de rol van casemanager dementie veel in een goede en vertrouwelijke verstandhouding met de cliënt en diens mantelzorger (Van Bemmel & Adriaansen, 2013). Ook vragen ze regelmatig naar de wensen van de zorgontvangers. Dit zijn belangrijke elementen van goede zorg, maar voor gezamenlijke besluitvorming volstrekt onvoldoende. Bij gezamenlijke besluitvorming gaat het om het doorlopen van verschillende, duidelijk omschreven stappen. Professionals moeten daarvoor over competenties beschikken waarvoor training vereist is (Smits & Groen-van de Ven, 2014). Er zijn inmiddels de nodige trainingen beschikbaar, al is hun effectiviteit nog maar beperkt onderzocht.

De cliënt wil in de meeste gevallen wel een grote rol spelen in de besluitvorming over de behandeling van de eigen aandoening en de zorg die daarbij komt kijken. Eerder beschreven we echter al dat gezamenlijke besluitvorming niet voor iedereen vanzelfsprekend is. Voor de jongere generatie en voor mensen met een hoge opleiding en health literacy is gezamenlijke besluitvorming vanzelfsprekender dan voor ouderen en mensen met een lagere opleiding en beperkte gezondheidsvaardigheden. Toch zijn kennis en informatie alleen niet voldoende voor gezamenlijke besluitvorming. Cliënten hebben in de relatie met professionals macht nodig om echt te kunnen participeren. Hun macht is in de regel beperkt door hun afhankelijkheid van de zorg verlenende professional (Joseph-Williams et al., 2014).

Gezamenlijke besluitvorming – houding en vaardigheden van de professional

De juiste basishouding van een professional om gezamenlijke besluitvorming mogelijk te maken.
Dit houdt in bewustzijn van de eigen invloed op de besluitvorming en open kunnen staan voor het unieke karakter van de situatie van de cliënt en diens netwerk. Het gaat om het ondersteunen en opbouwen van een constructieve betrokkenheid van alle betrokkenen. Met name in situaties waarin de professional inschat dat de cliënt weinig mogelijkheden heeft, bijvoorbeeld over onvoldoende cognitieve vermogens beschikt, is het van groot belang in te blijven zetten op gezamenlijke besluitvorming. Ook maken professionals afwegingen bij het betrekken van cliënten in gezamenlijke besluitvorming. Zij kunnen zichzelf daarbij de volgende vragen stellen (Hoffmann et al., 2014):
- Wat gebeurt er wanneer de cliënt afwacht en toekijkt?
- Welke opties zijn er voor onderzoek of behandeling?
- Wat zijn de voor- en nadelen van deze opties?
- Hoe wegen deze voor- en nadelen voor déze cliënt?
- Heeft de cliënt genoeg informatie om een keuze te kunnen maken?

Deze vragen helpen om te komen tot een bewuste keuze over hoe en wanneer samen met de cliënt en de direct betrokkenen tot een beslissing te komen.

Het ondersteunen van de eigen regie van de cliënt en de direct betrokkenen.
Zowel de cliënt zelf als de direct betrokkenen (partner, kinderen, familie) hebben een belang in de situatie. En deze belangen kunnen tegenstrijdig zijn. Als professional moet je deze belangenverschillen kunnen zien en ermee om kunnen gaan. De ene cliënt kan beter de beslissing overzien dan de andere. Bij mensen met dementie en kinderen bijvoorbeeld kan dit een probleem zijn. Hun persoonlijke netwerk helpt bij het houden van het overzicht. Kinderen hebben als cliënt een heel eigen positie in de besluitvorming (Grootens-Wiegers & De Vries, 2016). Dat betekent dat de professional meer moeite moet doen om hun perspectief en voorkeuren werkelijk te achterhalen en recht te doen.

Het faciliteren van kennisuitwisseling in het netwerk van de professionals en van de direct betrokkenen, zodat perspectieven en verschillen in perspectieven helder worden.
Het gaat hierbij om het uitwisselen van ideeën, informatie, verwachtingen, argumenten en gevoelens tussen de cliënt en de direct betrokkenen. Bij het uitwisselen van informatie is het van belang om dit goed af te stemmen op wat de verschillende betrokkenen aankunnen op dat moment. Mensen staan niet op elk moment in een ziektetraject open

voor alle mogelijk relevante informatie, omdat ze de werkelijkheid (deels) ontkennen. Hun mantelzorgers zijn gericht op praktische informatie die bij de huidige dementiefase past (Forbes et al., 2012). Informatie over opties 'landt' vaak beter door het zelf ervaren. Een longitudinale studie naar besluitvorming in netwerken van mensen met dementie (Smits & Jukema, 2009) laat zien dat casemanagers dementie vaak proberen mensen over te halen tot een proeftijd op de dagbehandeling.

Het afstemmen van het tempo van beslissen op dat van de cliënt en diens betrokkenen.
De professional moet met de cliënt en de direct betrokkenen zoeken naar het juiste moment voor het nemen van beslissingen. Omdat de betrokkenen kunnen verschillen in de mate waarin ze vooruit willen kijken, is het steeds van belang om het tempo van beslissen bespreekbaar te maken en af te stemmen op de netwerkleden. Ook moet de professional in staat zijn om te achterhalen wanneer het nodig is om reeds genomen beslissingen bij te stellen.

2. Het proces: de interactie tussen professional en cliënt en ondersteunende methodieken

Het interactieproces tussen professional en cliënt biedt kansen voor gezamenlijke besluitvorming. In dit besluitvormingsproces kunnen verschillende stappen worden onderscheiden. Het goed uitvoeren van deze stappen vraagt competenties en inzet van zowel de professional als de cliënt. Er zijn verschillende middelen beschikbaar om cliënten en professionals te ondersteunen bij gezamenlijke besluitvorming. De bekendste zijn de zogenoemde keuzehulpen (decision aids). Dit zijn (vaak digitale) instrumenten die de cliënt helpen bij het verzamelen en begrijpen van informatie, het afwegen van de verschillende opties en het verhelderen van de eigen voorkeuren (zie par. 3.7).

3. De organisatie

De organisatie moet haar professionals consequent ondersteunen bij de implementatie van gezamenlijke besluitvorming. Dat vraagt om visie en beleid dat deze visie vertaalt in daden. Het management moet professionals tijd en ruimte geven om gezamenlijke besluitvorming in te voeren en te borgen in alle werkprocessen: patiëntenzorg, kwaliteitsbeleid, personeelszaken, communicatie en ondersteunende diensten. Dit vraagt om een samenhangend kwaliteitsbeleid. Gezamenlijke besluitvorming gaat niet over individueel beleid. Het krijgt vorm in teams van professionals, vaak van verschillende disciplines. Net zoals er in de relatie tussen cliënt en professional status- en machtsverschillen bestaan, zo zijn deze ook te herkennen in veel multidisciplinaire teams. Gezondheidszorgprofessionals kunnen alleen gezamenlijke besluitvorming vormgeven in nauwe en evenwaardige samenwerking met hun collega's.

3.4 Gezamenlijke besluitvorming in complexe situaties

De moeizame toepassing van gezamenlijke besluitvorming door professionals is misschien te verklaren vanuit de 'traditionele' benadering ervan. Modellen voor gezamenlijke besluitvorming zijn ontstaan in een medische context, met name de ziekenhuis-specialistische en huisartsenzorg (Elwyn et al., 2000). De benadering is daardoor in meerdere opzichten enkelvoudig: het gaat in deze modellen alleen om de besluitvorming tussen de arts-cliënt, en vaak om enkelvoudige problematiek waarvoor een beperkt aantal medisch gezien evenwaardige opties beschikbaar zijn. De tijd die nodig is om de gezamenlijke besluitvormingsstappen te doorlopen, is in de modellen strikt afgemeten. De stappen zelf weerspiegelen een rationeel proces, met weinig oog voor de persoonlijke kant van de relatie en de emoties van de deelnemers. In de praktijk is gezamenlijke besluitvorming echter vaak complex: er is vaak sprake van chronische problematiek en meerdere problemen.

Er zijn verschillende kenmerken die de besluitvorming bij deze groepen beïnvloeden en complex maken:
- Vaak is er sprake van comorbiditeit, van een wisselend en vaak progressief verloop en soms ook van cognitieve beperkingen.
- Er zijn meerdere personen betrokken bij besluitvorming omdat mensen door hun kwetsbaarheid deel uitmaken van een netwerk. Deze mensen hebben hun eigen perspectief op het probleem en hebben belangen die elkaar niet helemaal overlappen.
- Deze perspectieven en belangen kunnen in de loop van de tijd veranderen.
- De vaardigheden van de betrokkenen kunnen veranderen: denk aan dementie of parkinson of psychotische aandoeningen. Andersom kunnen deze competenties ook verbeteren, zoals bij kinderen.
- Vaak moeten in de loop van de tijd meerdere beslissingen worden genomen die niet altijd alleen medisch van aard zijn, maar ook het terrein van zorg, wonen en welzijn betreffen.
- De kwestie waarover een beslissing genomen moet worden, is niet altijd helder of de meningen hierover verschillen.
- En er zijn lang niet altijd verschillende, evenwaardige opties voorhanden.

De kwesties waarover beslissingen genomen moeten worden volgen elkaar op en hebben niet alleen consequenties voor de cliënt, maar ook voor de (direct) betrokkenen. Soms overlappen ze elkaar, of volgt een kwestie uit een beslissing over een eerder probleem. Sommige voorkeuren veranderen ook in de loop van de tijd. Veel beslissingen zijn niet altijd strikt medisch. Juist chronische problematiek heeft gevolgen voor het lichamelijke, mentale, sociale en financieel-materiële welzijn van de cliënt. Diabetes kan bijvoorbeeld financieel belastend zijn en uiteindelijk leiden tot sociale isolatie.

De betrokkenen hebben ook niet alleen een rationele relatie met elkaar; er is een zekere mate van vertrouwen of wantrouwen en sympathie. Deze emoties zijn al dan niet gevoed door eerdere ervaringen, immers, men kent elkaar soms al jaren. Het besluitvormingsproces wordt mede bepaald door emoties, zowel van de professional als van de cliënt. De besluitvorming is daardoor niet alleen analytisch, maar ook emotioneel en intuïtief. Epstein (2013) spreekt in dit verband van 'whole mind'. Professionals kunnen bijvoorbeeld hun twijfels over de juiste alternatieven hebben, of ze hebben intuïties die niet op de wetenschappelijke literatuur zijn gebaseerd. Bij cliënten kan het gaan om emoties als opluchting, angst, hoop of een gevoel van machteloosheid.

Maar niet alleen de professional en de cliënt zijn bij gezamenlijke besluitvorming betrokken; vaak werkt de professional in een interdisciplinair team en zijn bij de zorg ook één of meer mantelzorgers betrokken. Gezamenlijke besluitvorming vindt dus plaats in een zorgnetwerk dat in wisselende samenstelling, over langere tijd en in verschillende gradaties betrokken is bij meerdere beslissingen. Sociale interactie tussen deze netwerkleden kan hun individuele en relationele autonomie versterken. Epstein (2013) benadrukt dat de perspectieven die uit deze interacties naar boven komen, de relationele autonomie versterken vanuit een gedeeld referentiekader ('shared mind').

Professionals dienen oog te hebben voor de complexiteit van de besluitvormingsprocessen die zij ondersteunen. Door hier rekening mee te houden kunnen betere beslissingen worden genomen. In paragraaf 3.6 beschrijven we een gespreksleidraad voor gezamenlijke besluitvorming in complexe situaties.

3.5 Gezamenlijke besluitvorming en motiverende gespreksvoering

Gezamenlijke besluitvorming is vooral beschreven als het doorlopen van successievelijke stappen. De professional krijgt daarbij beperkt houvast voor het daadwerkelijke handelen. De literatuur geeft slechts enkele ondersteunende zinnen en vragen die de professional kan gebruiken. De verbale uitwerking van gezamenlijke besluitvorming kan daarom verrijkt worden met principes van motiverende gespreksvoering (motivational interviewing). Net als gezamenlijke besluitvorming is motiverende gespreksvoering een belangrijke evidence-based insteek voor persoonsgerichte zorg (Lundahl et al., 2013). Motiverende gespreksvoering is een op samenwerking gerichte, doelgerichte gespreksstijl met bijzondere aandacht voor 'verandertaal': de professional is alert op uitspraken van de cliënt die een ingang bieden voor gedragsverandering. De methodiek heeft als doel de persoonlijke motivatie en het commitment voor een bepaald verandering te versterken door het ontlokken en verkennen van iemands eigen redenen om te veranderen (Miller & Rollnick, 2012). Oorspronkelijk werd motiverende gespreksvoering ontwikkeld vanuit de verslavingszorg als een gesprekstechniek voor cliënten met problematisch alcoholgebruik. Sindsdien is deze techniek toegepast in onder andere de somatische zorg en maatschappelijke zorg. De combinatie van gezamenlijke besluitvorming en motiverende gespreksvoering wordt genoemd als een belangrijke innovatie in de persoonsgerichte zorg (Elwyn et al., 2014).

3.6 Gespreksleidraad gezamenlijke besluitvorming in complexe situaties

Gezamenlijke besluitvorming is niet een methode of aanpak die een professional op een bepaald moment inzet. Het is een proces waarin verschillende stappen te onderscheiden zijn. Hoewel de volgorde van de stappen logisch is, zullen deze niet altijd in dezelfde volgorde worden gezet. Ook kan de ene stap meer tijd vragen dan de andere, of de uitkomst van een stap kan leiden tot het herhalen van de vorige stap. Een gespreksleidraad die is ontwikkeld op basis van de resultaten van een longitudinale studie naar besluitvorming in zorgnetwerken van mensen met dementie (Smits & Jukema, 2009), onderscheidt zes stappen:
1. de kwestie bespreken;
2. de mogelijkheden bespreken;
3. de voor- en nadelen bespreken;
4. de voorkeuren bespreken;
5. de beslissing nemen;
6. terugkijken.

Bij al deze stappen is het belangrijk om het begrip 'stap' ruim op te vatten. Het (laten) ontdekken van wat men belangrijk vindt door bijvoorbeeld het uitproberen van bepaalde mogelijkheden valt ook onder iedere stap. Het kan belangrijk zijn om de stappen te plannen. In andere situaties kunnen de stappen in gesprekken ook 'terloops' worden gemaakt, bijvoorbeeld tijdens een behandelsessie. En het kan ook dat in één ontmoeting elementen van de verschillende stappen een plaats hebben. In de gespreksleidraad 'Gezamenlijke besluitvorming in complexe situaties' worden de volgende elementen beschreven: de kern van de verschillende stappen; wat de uitkomst ervan is; suggesties voor het gesprek; en een aantal specifieke aandachtspunten. Deze gespreksleidraad, mede ontwikkeld op basis van het werk van Span (2016) en Groen-van de Ven (2016), wordt in tabel 3.1 schematisch weergegeven.

Tabel 3.1 Gespreksleidraad gezamenlijke besluitvorming in complexe situaties

Stappen voor gezamenlijke besluitvorming	Centrale vraag	Uitkomst	Voorbeeldvragen	Aandachtspunten voor de professional
De kwestie bespreken	Wat is er aan de hand?	Eenduidige gedragen visie op de kwestie die wordt aangepakt.	• Wat is op dit moment belangrijk voor u? • Waarover maakt u zich zorgen? • Delen anderen deze zorgen of hebben zij andere zorgen? • Wat zien we samen als kwestie dat moet worden aangepakt? • Spelen er meerdere kwesties tegelijk? • Wat pakken we nu aan, wat kan eventueel later?	• De waarden en zorgen van <u>alle</u> betrokkenen verhelderen • Iedere betrokkene komt aan het woord • Verschillen in visie verhelderen • De vraag achter de vraag • Prioriteren van zorgen
De mogelijkheden bespreken	Wat zijn de mogelijkheden?	Helderheid over wat de keuzemogelijkheden zijn.	• Wat is uw doel op dit moment? • Waar wilt u naartoe werken bij deze kwestie? • Welke mogelijkheden ziet u zelf? • Wat heeft u zelf al geprobeerd? • Wat werkte daarbij wel en niet? • Wilt u dat ik u vertel over mogelijkheden die ik zie?	• Eerst ruimte voor doelen en ideeën van cliënt en de direct betrokkenen zelf • Dan pas je eigen ideeën over mogelijke oplossingen • Bewustzijn van mogelijkheden die je al had uitgesloten. Kunnen die echt niet? Denken buiten bestaande kaders en de eigen organisatie Let op! Laat geen eigen voorkeur doorschemeren
De voor- en nadelen bespreken	Wat zijn de voor- en nadelen van de verschillende mogelijkheden?	De ervaren voor- en nadelen per mogelijkheid op een rij.	Loop iedere keuzemogelijkheid langs: • Waarom zou dit een goede mogelijkheid kunnen zijn? • Welke twijfels heeft u bij deze mogelijkheid? • Wat maakt dit zo belangrijk voor u? • Wat zou deze mogelijkheid opleveren/kosten? • Wat heeft u nog nodig om de voor- en nadelen van deze mogelijkheid te kennen? • Wilt u dat ik mijn ervaringen met deze mogelijkheden bij anderen met u deel?	• Eerst de overwegingen van cliënt en het netwerk zelf • Iedere betrokkene komt aan het woord • Nagaan wat belangrijk is voor de betrokkenen • Uitproberen van keuzemogelijkheden kan helpen om voor- en nadelen te ontdekken • Ervaringskennis van andere cliënten (anoniem) of professionele ervaring kun je delen Let op! Nog geen keuzemogelijkheden kiezen of afstrepen

De voorkeuren bespreken	Wat zijn de voorkeuren van de verschillende betrokkenen?	Helderheid over ieders voorkeur.	• Welke voor- en nadelen vindt u het belangrijkst? • Hoe is dit voor andere betrokkenen? • Welke mogelijkheid heeft uw voorkeur en waarom? • Komen onze voorkeuren overeen of niet?	• Prioriteren van overwegingen • Iedere betrokkenen komt aan het woord • Zo nodig helpen bij het vormen of verwoorden van voorkeuren • Aandacht hebben voor conflicterende waarden of belangen Let op: deze neutraal benoemen.
De beslissing nemen	Wat gaan we doen en wanneer?	Overeenstemming over wie, wat, wanneer gaat doen	Als voorkeuren overeen komen: • Wat moeten we concreet gaan doen? • Wie gaat wat doen en wanneer? Als voorkeuren niet overeenkomen: • Waar liggen overeenkomsten en verschillen? • Wat kan een compromis zijn? • Wie gaat wat doen en wanneer? • Wanneer spreken we elkaar weer over hoe het is gegaan?	• Aandacht voor de timing van acties, zijn de betrokkenen er aan toe? • Bouw voldoende tijd in om tot overeenstemming te komen. Plan zo nodig een tweede gesprek. • Aandacht voor verschillen in posities en belangen in het netwerk • Ondersteun de cliënt zo nodig om diens stem te laten horen.
Terugkijken	Hoe is het gegaan?	Helderheid over wat wél werkte en wat niet en wat zo nodig moet worden aangepast.	Terugkijken op de beslissing: • Hoe gaat het nu met u? • Wat gaat goed en wat gaat niet goed? • Wat moet eventueel anders? Terugkijken op de besluitvorming: • Hoe kijkt u terug op het komen tot deze beslissing? • Wat hebben we geleerd van het samen beslissen in deze situatie? • Wat gaan we de volgende keer weer zo doen? Wat niet?	• Aandacht voor de uitkomst van de beslissing • Aandacht voor het proces van beslissen • Reflecteren op de manier van samenwerken tijdens de besluitvorming • Expliciet aandacht voor het leren samen beslissen

3.7 Tools

Om gezamenlijke besluitvorming makkelijker te kunnen toepassen zijn er keuzehulpen ontwikkeld die een vast stramien kennen. Daarnaast zijn er andere hulpmiddelen ontwikkeld om cliënten meer te betrekken bij beslissingen over hun eigen (medische) situatie, zoals: question prompts sheets (QPS) of vragenformulieren, picture cards of informatiekaarten en option grids of optiekaarten. Het voordeel van al deze hulpmiddelen is dat ze professionals en cliënten ondersteunen om bewust stil te staan bij verschillende essentiële onderdelen van besluitvorming: het achterhalen van belangrijke waarden, het bespreken van de voor- en nadelen van verschillende opties, uitwisseling van (evidence-based) informatie, en het stapsgewijs toewerken naar een gezamenlijk besluit. Het ondersteunen van gezamenlijke besluitvorming met digitale hulpmiddelen vraagt om digitale vaardigheden van professionals en cliënten en een positieve grondhouding met betrekking tot het inzetten van digitale hulpmiddelen van alle betrokkenen.

Hoewel alle ontwikkelde tools zich richten op het ondersteunen van gezamenlijke besluitvorming, richten zij zich niet allemaal op dezelfde personen. Er zijn tools die zich richten op cliënten (keuzehulpen, QPS), er zijn tools die zich meer richten op professionals (option grids, DEbeslisgids), en er zijn tools die zich zowel op cliënten als op professionals richten (informatiekaarten, option grids). Elk type tool heeft een eigen karakter en vorm.

Keuzehulpen of decision aids

Voorbeelden van instrumenten die professionals, cliënten en hun directe omgeving ondersteunen bij het nemen van beslissingen zijn apps, websites en digitale of papieren keuzehulpen. De ontwikkeling van digitale keuzehulpen neemt daarbij een vlucht. Voor professionals is het van belang dat zij op de hoogte zijn van het bestaan van dergelijke hulpmiddelen, wat hun werking wel/niet is en hoe zij deze digitale hulpmiddelen adequaat kunnen inzetten bij het ondersteunen van besluitvorming. Professionals kunnen zo de betrokkenheid van cliënten bij besluitvorming over hun eigen situatie vergroten. Daardoor is er meer ruimte voor beslissingen waarin alle betrokkenen, en met name de cliënt, zich ook daadwerkelijk kunnen vinden. Dat is essentieel omdat de therapietrouw van de cliënt een belangrijke rol speelt bij sommige interventies. De rol van de professional is hierbij tweeledig. Enerzijds kan de professional tools aanreiken die cliënten zelf kunnen gebruiken. Anderzijds kan de professional zelf een tool inzetten om de ondersteuning van gezamenlijke besluitvorming te vergemakkelijken.

Keuzehulpen zijn hulpmiddelen die gezamenlijke besluitvorming ondersteunen (zie tabel 3.2). Ze zijn ontwikkeld om mensen te helpen bij het maken van een keuze over de voor hen best mogelijke evidence-based behandeling, zorg of advies in samenspraak met hun behandelaar (Van der Weijden & Sanders-van

Lennep, 2012; Stacey et al., 2014). Keuzehulpen worden in verschillende vormen aangeboden: een folder, een cd-rom of een website. De cliënt kan de keuzehulp thuis individueel en zonder professional bekijken als voorbereiding op een gesprek met de behandelaar, of achteraf om een beslissing nog eens goed te overwegen en de consequenties ervan tot zich door te laten dringen (Stacey et al., 2014). Dit geldt ook voor direct betrokkenen van de cliënt. Een keuzehulp biedt de cliënt inzicht en informatie over de beschikbare opties die er zijn (inclusief 'niets doen'), de consequenties van die verschillende opties (de voor- en nadelen), zijn eigen voorkeuren door de verschillende opties te waarderen, en de eigen wens om te participeren in de besluitvorming (Van der Weijden & Sanders-van Lennep, 2012).

Tabel 3.2   Voorbeelden van type keuzehulpen

Naam	Doel	Bron
PATIENT+ Keuzehulp	Optimale voorbereiding op het gesprek met de arts.	www.keuzehulp.info
Keuzehulpen voor palliatieve chemotherapie	Het stimuleren van gezamenlijke besluitvorming tussen professional en patiënt tijdens palliatieve chemotherapie.	www.gedeeldebesluitvorming.nl
Med-Decs, de internationale verzamelplaats voor hulp bij medische keuzes	Informeren van patiënten over de verschillende keuzemogelijkheden van medische behandelingen.	www.med-decs.org
Keuzehulp epilepsiezorg	Mensen met epilepsie (en hun direct betrokkenen) een handreiking bieden bij het vinden van epilepsiezorg.	www.keuzehulp-epilepsiezorg.nl
Keuzehulp schizofrenie	Informeren van cliënten en direct betrokkenen over schizofrenie/psychotische aandoening, gevolgen en opties; ondersteuning bij het maken van keuzes op verschillende levensgebieden.	www.keuzehulpen.nl/
Ottawa Personal Decision Guides (Engelstalig)	De persoonlijke beslishulp en de persoonlijke beslishulp voor twee zijn ontwikkeld voor elke aan zorg of welzijn gerelateerde beslissing. De persoonlijke beslishulpen kunnen mensen helpen bij het achterhalen van hun wensen en behoeften bij het nemen van beslissingen, bij het plannen van de volgende stappen en bij het delen van hun meningen over de beslissing.	https://decisionaid.ohri.ca/decguide.html

Keuzehulpen vinden hun oorsprong in de medische sector, waar een (voorkeursgevoelige) beslissing moet worden genomen tussen twee, wat betreft bewijsmateriaal, gelijke medische behandelopties. De voor- en nadelen van de opties worden op een rijtje gezet en gekleurd door de persoonlijke voorkeuren van de cliënt. Stel, een cliënt heeft een depressie waarvoor hij behandeld wil worden. Er zijn twee, wat betreft bewijsmateriaal, gelijke behandelopties mogelijk, namelijk cognitieve gedragstherapie en medicamenteuze therapie. Beide hebben zo hun voor- en nadelen. De persoonlijke voorkeuren van de cliënt zijn dan van belang om tot, in die unieke situatie, de meest passende behandeling, begeleiding of zorgverlening te komen.

Daarnaast zijn er op internet ook veel websites die beogen om het kiezen te vergemakkelijken (zie tabel 3.3). Wanneer dat zich beperkt tot het bieden van informatie over de kwestie en over de verschillende opties, ondersteunen ze een deel van het complexe proces van gezamenlijke besluitvorming. Immers, gezamenlijke besluitvorming is ook het verkennen van persoonlijke waarden, ruimte voor persoonlijke afwegingen van de verschillende opties, het ontdekken van persoonlijke voorkeuren en het maken en evalueren van de uiteindelijke beslissing.

Tabel 3.3 Informatie om tot keuze te komen

Naam	Doel	Bron
Lang zult u wonen	Het geven van adviezen en bieden van hulp om langer thuis te kunnen blijven wonen met dementie.	www.langzultuwonen.nl/producten/
Alleszelf.nl	Langer en beter zelfstandig wonen. Tot op de hoogste leeftijd.	www.alleszelf.nl
Eindesamenwonen.nl	Informeren over de voor- en nadelen van co-ouderschap en antwoorden op praktische vragen.	www.eindesamenwonen.nl
Vragenformulier of Question Prompt Sheet (QPS)	Doel van de lijst is om cliënten meer te betrekken bij besluitvorming over hun eigen situatie en bewustwording te creëren over wat belangrijk is voor de cliënt (Gaston & Mitchell, 2005). Daarnaast worden cliënten ook uitgenodigd hun eigen vragen voorafgaand aan het gesprek met de professional op te schrijven. Soms kan dit digitaal zodat de professional zich ook kan voorbereiden op het gesprek. Uit onderzoek blijkt dat door het stellen van drie essentiële vragen 'Wat zijn mijn opties? Wat zijn de voor- en nadelen? Hoe groot is voor mij de kans op deze voor- en nadelen?	www.cancerinstitute.org.au/patient-support/what-i-need-to-know

Naam	Beschrijving	Bron
Informatiekaarten of Picture cards	Doel van informatiekaarten is te achterhalen wat voor deze cliënt belangrijk is en wat de voorkeuren van deze cliënt zijn. Informatiekaarten bevatten informatie voor cliënten (op papier of digitaal) over de verschillende behandelopties en de bijbehorende voor- en nadelen van die opties. De kaarten richten zich op veel voorkomende overwegingen waar cliënten al dan niet waarde aan toekennen als ze een beslissing moeten nemen en zijn bedoeld om in gesprek te gaan met de cliënt. Bij elke overweging worden de medicatiemogelijkheden aangegeven en de voor- en nadelen aangegeven. De informatiekaarten richten zich daarmee op een specifiek onderdeel van gezamenlijke besluitvorming, het achterhalen van voorkeuren.	https://diabetesdecisionaid.mayoclinic.org
Optie kaarten of Option Grids	Option Grids zijn ingekorte tools (op papier of digitaal) die gezamenlijke besluitvorming ondersteunen. Een Option Grid biedt op slechts 1A4 de mogelijkheid om een snelle vergelijking te maken tussen verschillende evidence based opties door gebruik te maken van vragen die cliënten veel stellen.	www.optiongrid.org

3.8 Beschouwing

Gezamenlijke besluitvorming staat hoog op de agenda van beleidsmakers, professionals, cliënten en hun vertegenwoordigende organisaties. Deze belangstelling heeft geleid tot inzichten en tools die de implementatie van gezamenlijke besluitvorming ondersteunen. Het onderzoek naar succesvolle implementatiefactoren is nog beperkt verricht. Wel is duidelijk dat implementatieactiviteiten hoe dan ook zin hebben en dat activiteiten gericht op zowel de professional als de cliënt tot betere implementatie leiden dan interventies alleen gericht op de professional (Légaré et al., 2014). Tegelijkertijd leidde de toegenomen kennis tot een verbreding en nuancering van de oorspronkelijke benadering van gezamenlijke besluitvorming. Gezamenlijke besluitvorming is niet alleen relevant in de relatief eenvoudige (klinische) aanpak waarbij sprake is van een arts en cliënt en een relatief snel te nemen enkelvoudige behandelbeslissing. Gezamenlijke besluitvorming is ook belangrijk in situaties waarin een netwerk van betrokken mensen verschillende perspectieven heeft op de kwestie en de opties, en waarin meerdere problemen spelen over langere tijd. In die situaties spreken we van gezamenlijke besluitvorming in complexe situaties. Deze benadering vraagt om meerdere stappen in een dynamisch besluitvormingsproces en om tools en processen die hieraan recht kunnen doen.

Literatuur behorende bij deel I

Agoritsas, T, Heen, A.F., Brandt, L., Alonso-Coello, P., Kristiansen, A., Akl, E.A., Vandvik, P.O. et al. (2015). Decision aids that really promote shared decision making: the pace quickens. *BMJ, 350,* 7624. doi: 10.1136/bmj.g7624.
Altman, D.G., & Bland, J.M. (1995). Statistics notes: Absence of evidence is not evidence of absence *BMJ, 311,* 485. doi: http://dx.doi.org/10.1136/bmj.311.7003.485.
Alzheimer Nederland, & Vilans (2013). *Zorgstandaard dementie.* Amersfoort: Alzheimer Nederland.
Assendelft, W.J.J., & Aertgeerts, B. (2014). Zoeken en selecteren van literatuur. In R.J.P.M. Scholten, M. Offringa & W.J.J. Assendelft (red.), *Inleiding in evidence-based medicine. Klinisch handelen gebaseerd op bewijsmateriaal.* Houten: Bohn Stafleu van Loghum.
Assendelft, W.J.J., Tijssen, J.G.P., & Scholten, R.J.P.M. (2014). Kritisch beoordelen van een artikel - 'Therapie'. In R.J.P.M. Scholten, M. Offringa & W.J.J. Assendelft (red.), *Inleiding in evidence-based medicine. Klinisch handelen gebaseerd op bewijsmateriaal* (4e druk) (p. 57-70). Houten: Bohn Stafleu van Loghum.
Bakker, E., & Buuren, H. van (2014). *Onderzoek in de gezondheidszorg.* Groningen/Houten: Noordhoff Uitgevers.
Bemmel, M. van, & Adriaansen, M. (2013). Als de relatie maar goed is. *Onderwijs & Gezondheidszorg, 37*(5), 7-11.
Benner, P. (1984). *From novice to expert: excellence and power in clinical nursing practice.* Melo Park: Addison-Wesley.
Broerse, J., Pittens, C. de, & Lange-Tiggelaar, T. (2013). *Optimalisatie van patiënten participatie in richtlijnontwikkeling, en in het bijzonder in richtlijnwerkgroepen.* Te raadplegen via: www.participatiekompas.nl/sites/default/files/Athena_pp%20bij%20 richtlijn_Definitief%20eindrapport%20NFK-IKNL.pdf.
Brohm, R. (2005). *Polycentric order in organizations* (diss. Erasmus Universiteit Rotterdam).
Browne, M.N., & Keely, S.M. (2004). *Asking the right questions. A guide to critical thinking* (7e druk). Upper Saddle River, NJ: Pearson/Prentice Hall.
Burgers, J.S., Assendelft, W.J.J., & Everdingen, J.J.E. van (2014). Evidence-based richtlijnen. In R.J.P.M. Scholten, M. Offringa & W.J.J. Assendelft (red.), *Inleiding in evidence-based medicine. Klinisch handelen gebaseerd op bewijsmateriaal* (4e druk) (p. 147-161). Houten: Bohn Stafleu van Loghum.
CEG (2014). *Wanneer samen beslissen niet vanzelf spreekt. Reflecties van patiënten en artsen over gezamenlijke besluitvorming.* Den Haag: Raad voor de Volksgezondheid/ Centrum voor Ethiek en Gezondheid.
Charles, C., Gafni, A., & Whelan, T. (1997). Shared decision making in the medical encounter: What does it mean? (Or it takes at least two to tango). *Social Science and Medicine, 44,* 681-692.
Cochrane, A.L. (1972). *Effectiveness and efficiency. Random reflections on health services.* Londen: Nuffield Provincial Hospitals Trust.
Cox, K., & Holleman, G. (2006). EBP en het parihs-model. *Nederlands Tijdschrift voor Evidence Based Practice, 4*(4), 20-23.

Daniëls, R., & Verhoef, J.A.C. (2012). Professioneel redeneren. In M. Le Granse, M. van Hartingsveldt & A. Kinebanian (red.), *Grondslagen van de ergotherapie* (3e druk) (p. 529-546). Maarssen: Elsevier Gezondheidszorg.

Dawes, M., Summerskill, W., Glasziou, P., Cartabellotta, A., Martin, J., Hopayian, K., Osborne, J. et al. (2005). Sicily statement on evidence-based practice. *BMC Medical Education, 5*(1). doi: 10.1186/1472-6920-5-1.

Del Mar, C., Hoffmann, T., & Glasziou, P. (2013). Information needs asking questions, and some basics of research studies. In T. Hoffmann, S. Bennet & C. Del Mar C. (Eds.), *Evidence-based practice across the health professions* (2e druk) (p. 16-37). Sydney: Elsevier Australia.

DiCenso, A., Bayley, L., & Haynes, R.B. (2009). Accessing preappraised evidence: finetuning the 5S model into a 6S model. Ann Intern Med., *151*(6), JC3-2, JC3-3.

Döpp, C., Steultjens, E., & Radel, J. (2012). A survey of evidence-based practice among Dutch Occupational Therapists. *Occupational Therapy International, 19*(1), 17-27.

Elwyn, G., Edwards, A., Kinnersley, P., & Grol, R. (2000). Shared decision making and the concept of equipoise: the competencies of involving patients in healthcare choices. *British Journal of General Practice, 50*, 892-897.

Elwyn, G., Frosch, D., Thomson, R., Joseph-Williams, N., Lloyd, A., Kinnersley, P., Barry, M. et al. (2012). Shared decision making: A model for clinical practice. *Journal of General Internal Medicine, 27*, 1361-1367.

Elwyn, G., Lloyd, A., May, C., Weijden, T.T. van der, Stiggelbout, A., Edwards, A., Epstein, R. et al. (2014). Collaborative deliberation: A model for patient care. *Patient Education and Counseling, 97*(2), 158-164. doi:10.1016/j.pec.2014.07.027.

Epstein, R.M. et al. (2013). Whole mind and shared mind in clinical decision-making. *Patient Education and Counseling, 90*(2), 200-206. doi:http://dx.doi.org/10.1016/j.pec.2012.06.035.

Faber, M., Harmsen, M., Burg, S. van der, & Weijden, T. van der (2013). *Gezamenlijke besluitvorming & zelfmanagement. Een literatuurstudie naar de effectiviteit en naar de voorwaarden van succes.* Nijmegen: Scientific Institute for Quality of Healthcare (IQ healthcare), UMC St. Radboud.

Flemming, K., Thompson, C. & Cullum, N. (1997). Doing the right thing. *Nursing Standard, 12*, 28-30.

Forbes, D.A., Finkelstein, S., Blake, C.M., Gibson, M., Morgan, D.G., Markle-Reid, M., ... Thiessen, E. et al. (2012). Knowledge exchange throughout the dementia care journey by Canadian rural community-based health care practitioners, persons with dementia, and their care partners: an interpretive descriptive study *Rural and remote health, 12*(4), 2201.

Fransen, M.P., Stronks, K., & Essink-Bot, M.L. (2011). Gezondheidsvaardigheden: Stand van zaken. In *Achtergronddocument bij Gezondheidsraad. Laaggeletterdheid te lijf.* Den Haag: Centrum voor Ethiek en Gezondheid.

French, P. (2002). What is the evidence on evidence-based nursing? An epistemological concern. *Journal of Advanced Nursing, 37*(3), 250-257.

Friesen-Storms, J.H., Moser, A., Loo, S. van der, Beurskens, A.J., & Bours, G.J. (2015). Systematic implementation of evidence-based practice in a clinical nursing setting: a participatory action research project. *Journal of clinical nursing, 24*(1-2), 57-68.

Gaston, C.M., & Mitchell, G. (2005). Information giving and decision-making in patients with advanced cancer: A systematic review. *Social Science & Medicine, 61*, 2252-2264.

Gezondheidsraad (2000). *Van implementeren naar leren: het belang van tweerichtingsverkeer tussen praktijk en wetenschap in de gezondheidszorg* (publ.nr. 2000/18). Den Haag: Gezondheidsraad.

Goossens, A., Ubbink, D., & Vermeulen, H. (2007). Nut en noodzaak van het communiceren van 'evidence'. *Nederlands Tijdschrift voor Evidence Based Practice, 5*(4), 28-31.

Gray, G.E., & Gray, L.K. (2002). Evidence-based medicine: applications in dietetic practice. *Journal of the American Dietetic Association, 102*(9), 1263-1272.

Graziano, A.M., & Raulin, M.L. (2006). *Research methods. A process of inquiry*. New York: HarperCollinsPublishers.

Greenhalgh, T. (2015). *Evidence-based Medicine: from crisis to renaissance*. 7th International Conference for EBHC Teachers and Developers, Taormina (Italië), 28-31 oktober.

Groen-van de Ven, L.M. (2016). Complexe besluitvorming van mensen met dementie en hun naasten. In C. Smits & J.S. Jukema (red.), *Gezamenlijke besluitvorming in zorg en welzijn* (p. 37-46). Amsterdam: Boom.

Grootens-Wiegers, R., & Vries, M.C. de (2016). Gezamenlijke besluitvorming in de medische zorg voor kinderen en adolescenten. In C. Smits & J.S. Jukema (red.), *Gezamenlijke besluitvorming in zorg en welzijn*. Amsterdam: Boom.

Higgs, J., & Jones, M. (Eds.) (2000). *Clinical reasoning in the health professions* (2e druk). Oxford: Butterworth Heinemann.

Hoffmann, T., Bennet, S., & Del Mar, C. (2013). Introduction in evidence-based practice. In T. Hoffmann, S. Bennet & C. Del Mar (Eds.), Evidence-based practice across the health professions (2e druk) (p.1-15). Sydney: Elsevier Australia.

Hoffmann, T.C., Légaré, F., Simmons, M.B., McNamara, K., McCaffery, K., Trevena, L.J., Del Mar, C.B. et al. (2014). Shared decision making: what do clinicians need to know and why should they bother? *Med J Aust, 201*(1), 35-39.

IKNL (2016). *Richtlijnen Oncologische zorg*. Te raadplegen via: www.oncoline.nl/index.php?pagina=/richtlijn/item/pagina.php&id=37137&richtlijn_id=933.

Jenicek, M. (2006). Evidence-based medicine: fifteen years later. Golem the good, the bad, and the ugly in need of a review? *Medical Science Monitor, 12*(11), RA 241-251.

Jones, M., & Higgs, J. (2000). Will evidence-based practice take the reasoning out of practice? In J. Higgs & M. Jones (Eds.), *Clinical reasoning in the health professions* (2e druk). Oxford: Butterworth Heinemann.

Joseph-Williams, N., Elwyn, G., & Edwards, A. (2014). Knowledge is not power for patients: A systematic review and thematic analysis of patient-reported barriers and facilitators to shared decision making. *Patient Education and Counseling, 94,* 291-309.

Kajermo, K.N., Boström, A.-M., Thompson, D.S., Hutchinson, A.M., Estabrooks, C.A., & Wallin, L. (2010). The BARRIERS scale - the barriers to research utilization scale: A systematic review. *Implementation Science, 5*(1), 32. http://doi.org/10.1186/1748-5908-5-32.

Kitson, A. (2002). Recognizing relationships: reflections on evidence-based practice. *Nursing Inquiry, 9*(3), 179-186.

Koopmans, R.P., Benthem P.P.G. van, & Offringa, M. (2014). De juiste vragen stellen. In R.J.P.M. Scholten, M. Offringa & W.J.J. Assendelft (red.), *Inleiding in evidence-based medicine. Klinisch handelen gebaseerd op bewijsmateriaal* (4e druk). Houten: Bohn Stafleu van Loghum.

Kuiper, C.H.Z. (2007). *The Eventmaker. The hybrid art of performing professionals, work-setting rehabilitation* (diss., Universiteit voor Humanistiek). Den Haag: Boom Lemma uitgevers.

Law, M., Stewart, D., Pollock, N., Letts, L., Bosch, J., & Westmorland, M. (1998). *Guidelines for critical review form – Quantitative studies*. Hamilton: McMaster University Occupational Therapy Evidence-Based Practice Research Group. Te raadplegen via: http://srs-mcmaster.ca/wp-content/uploads/2015/05/Guidelines-for-Critical-Review-Form-Quantitative-Studies.pdf.

Légaré, F., Stacey, D., Turcotte, S., Cossi, M., Kryworuchko, J., Graham, I.D., Donner-Banzhoff, N. et al. (2014). Interventions for improving the adoption of shared decision making by healthcare professionals. *Cochrane Database of Systematic Reviews, 9.* doi:10.1002/14651858.CD006732.pub3.

Lucassen, P.L.B.J., & Reis, R. (2014). Kwalitatief onderzoek. In R.J.P.M. Scholten, M. Offringa, & W.J.J. Assendelft (red.), *Inleiding in evidence-based medicine. Klinisch handelen gebaseerd op bewijsmateriaal* (4e druk). Houten: Bohn Stafleu van Loghum.

Lundahl, B., Moleni, T., Burke, B.L., Butters, R., Tollefson, D., Butler, C., & Rollnick, S. (2013). Motivational interviewing in medical care settings: A systematic review and meta-analysis of randomized controlled trials. *Patient Education and Counselling, 93,* 157-168.

Mattingly, C., & Fleming, M. (1994). *Clinical reasoning: forms of inquiry in a therapeutic practice.* Philadelphia: F.A. Davis Press.

McCluskey, A. (2003). Occupational therapist report a low level of knowledge, skill and involvement in evidence-based practice. *Australian Occupational Therapy Journal, 50,* 3-12.

McCluskey, A., & Cusick, A. (2002). Strategies for introducing evidence-based practice and changing clinician behaviour: a manager's toolbox. *Australian Occupational Therapy Journal, 49*(2), 63-70.

McCormack, B., & McCance, T. (2010). *Person-Centred Nursing. Theory and practice.* Oxford: Wiley-Blackwell.

Metcalfe, C., Lewin, R., Wisher, S., Perry, S., Bannigan, K., & Klaber Moffett, J. (2001). Barriers to implementing the evidence base in four NHS therapies. Dieticians, occupational therapists, physiotherapists, speech and language therapists. *Physiotherapy, 87*(8), 433-441.

Miller, W.R., & Rollnick, S. (2012). *Motivational Interviewing: Helping People Change* (3e druk). New York: Guilford Press.

Munten, G., Snoeren, M., & Cardiff, S. (2011). Systematisch implementeren van vernieuwingen. Waar kies je voor? *Nederlands Tijdschrift voor Evidence Based Practice, 4,* 8-11.

OCEBM Levels of Evidence Working Group (2011). *The Oxford 2011 levels of evidence.* Op 29 december 2015 geraadpleegd via: www.cebm.net/index.aspx?o=5653.Offringa, M., Assendelft, W.J.J., & Scholten, R.J.P.M. (2014a). Inleiding. In R.J.P.M. Scholten, M. Offringa & W.J.J. Assendelft (red.), *Inleiding in evidence-based medicine. Klinisch handelen gebaseerd op bewijsmateriaal* (4e druk). Houten: Bohn Stafleu van Loghum.

Offringa, M., Assendelft, W.J.J., & Scholten, R.J.P.M. (2014b). Kritisch beoordelen van een artikel. Inleiding. In R.J.P.M. Scholten, M. Offringa & W.J.J. Assendelft (red.), *Inleiding in evidence-based medicine. Klinisch handelen gebaseerd op bewijsmateriaal* (4e druk). Houten: Bohn Stafleu van Loghum.

Offringa, M., Benthem, P.P.G. van, & Middeldorp, S. (2014c). Bewijs toepassen op individuele patiënten. In R.J.P.M. Scholten, M. Offringa & W.J.J. Assendelft (red.), *Inleiding in evidence-based medicine. Klinisch handelen gebaseerd op bewijsmateriaal* (4e druk). Houten: Bohn Stafleu van Loghum.

Ostelo, R.W.J.G., Verhagen, A.P., & Vet, H.C.W. de (2012). *(Onder)wijs in wetenschap. Lesbrieven voor paramedici* (3e druk). Houten: Bohn Stafleu van Loghum.

Oxman, A.D., Sackett, D.L., & Guyatt, G.H. (1993). Users' guides to the medical literature. I. How to get started. The Evidence-Based Medicine Working Group. *JAMA, 270,* 2093-2095.

Pieters, H.C., Heilemann, M.V., Maliski, S., Dornig, K., & Mentes, J. (2012). Instrumental relating and treatment decision making among older women with early-stage breast cancer. *Oncology Nursing Forum, 39,* E10-9. doi:10.1188/12.ONF.E10-E19.

Plas, M., & Wensing, M. (2006). *Begrippenkader voor implementatiestrategieën en beïnvloedende factoren bij implementatie in de gezondheidszorg*. Nijmegen: Afdeling Kwaliteit van Zorg (WOK), UMC St. Radboud Nijmegen.

Polanyi, M. (1966). *The tacit dimension*. Londen: Routledge & Kegan Paul.

Politi, M.C., Dizon, D.S., Frosch, D.L., Kuzemchak, M.D., & Stiggelbout, A.M. (2013). Importance of clarifying patients desired role in shared decision making to match their level of engagement with their preferences. *BMJ, 347*, f7066. doi:10.1136/bmj.f7066.

Pool, A. (2001). Cliëntgericht communiceren en samenwerken. In C. Kuiper & M. Balm (red.), *Paramedisch handelen. Het ontwikkelen van beroepsattitudes* (p. 152-181). Utrecht: Lemma.

RCN (1996). *Clinical effectiviness. A Royal Collage of Nursing*. Londen: RCN.

Reynolds, S. (2000). The anatomy of evidence-based practice: principles and methods. In L. Trinder & S. Reynolds (Eds.), *Evidence-based practice: a critical appraisal*. Oxford: Blackwell Science Ltd.

Roter, D., & Hall, J. (1992). *Doctors talking with patients/Patients talking with doctors*. Westport, CT: Auburn House.

Russell, J., Greenhalgh, T., Burnett, A., & Montgomery, J. (2011). 'No decisions about us without us?' Individual healthcare rationing in a fiscal ice age. *BMJ, 342*, d3279. doi:10.1136/bmj.d3279.

RVZ (2007). Passend bewijs. Ethische vragen bij het gebruik van evidence in het zorgbeleid. *Signalering ethiek en gezondheid, 4*. Den Haag: Centrum voor ethiek en gezondheid.

Sackett, D.L., Strauss, S.E., Richardson, W.S., Rosenberg, W., & Haynes, R.B. (Eds.) (2000). *Evidence-based medicine. How to practice and teach EBM*. Edinburgh: Churchill Livingstone.

Sackett, D.L., & Wennberg, J.E. (1997). Choosing the best research design for each question: it's time to stop squabbling over the 'best' methods. *BMJ, 315*, 1636. Te raadplegen via: www.bmj.com/cgi/content/full/315/7123/1636.

Schippers, E. (2015). Kamerbrief over verbeteren kwaliteit en betaalbaarheid zorg. Kamerbrief 6 februari 2015, kenmerk 723296-133115-Z. Te raadplegen via: www.rijksoverheid.nl/documenten/kamerstukken/2015/02/06/kamerbrief-over-verbeteren-kwaliteit-en-betaalbaarheid-zorg.

Scholten, R.J.P.M., Offringa, M., & Assendelft, W.J.J. (red.) (2014). *Inleiding in evidence-based medicine. Klinisch handelen gebaseerd op bewijsmateriaal* (4e druk). Houten: Bohn Stafleu van Loghum.

Shepard, K.F., Jensen, G.M., Schmoll, B.J., Hack, L.M., & Gwyer, J. (1993). Alternative approaches to research in physical therapy: positivism and phenomenology. *Physical Therapy, 73*(2), 88-101.

Shepherd, H., & Tattersall, M. (2011). Discussion of Treatment Options in Supportive Oncology. In M.P. Davis, P. Feyer, P. Ortner & C. Zimmermann (Eds.), *Supportive Oncology* (p. 500-512). Philadelphia: Elsevier.

Singh, J.A., Sloan, J.A., Atherton, P.J., Smith, T., Hack, T.F., Huschka, M.M., Degner, L.F. et al. (2010). Preferred roles in treatment decision making among patients with cancer: A pooled analysis of studies using the control preferences scale. *American Journal of Managed Care, 16*, 688-696.

Smits, C. (2016). Gezamenlijke besluitvorming in complexe situaties. In C. Smits & J.S. Jukema (red.), *Gezamenlijke besluitvorming in zorg en welzijn* (p. 11-18). Amsterdam: Boom.

Smits, C., & Groen-van de Ven, L. (2014). Gezamenlijke besluitvorming bij kwetsbare ouderen. In J. van Vliet & J.S. Jukema (red.), *Perspectieven op ouder worden en de sociaal professional* (p. 313-322). Den Haag: Boom Lemma uitgevers.

Smits, C.H.M., & Jukema, J.S. (2009). *Shared decision making in zorgnetwerken van ouderen met dementie. Een onderzoeksprogramma naar de professionele ondersteuning van de gezamenlijke besluitvorming en uitvoering van zorgbesluiten in zorgnetwerken van ouderen met dementie*. Onderzoeksprogramma gefinancierd door SIA Raak (RAAK PRO 1-0.14) en Windesheim. Zwolle: Windesheim.

Smits, C., & Jukema, J.S. (red.) (2016). *Gezamenlijke besluitvorming in zorg en welzijn*. Amsterdam: Boom.

Span, M. (2016). *Developing an interactive web tool to facilitate shared decision-making in dementia care networks: A participatory journey* (proefschrift, Vrije Universiteit Amsterdam).

Spek, B. (2015). *Teaching evidence-based speech and language therapy: Influences from formal and informal curriculum* (proefschrift, Universiteit van Amsterdam).

Stacey, D., Légaré, F., Col, N.F., Bennett, C.L., Barry, M.J., Eden, K.B., ... Wu, J.H. (2014). Decision aids for people facing health treatment or screening decisions. *Cochrane Database of Systematic Reviews, 1*. doi:10.1002/14651858.CD001431.pub4.

Tamboer, J.W.I. (1989). *Filosofie van de bewegingswetenschappen*. Leiden: Martinus Nijhoff.

Taylor, M.C. (2007). *Evidence-based practice for occupational therapists* (2e druk). Oxford: Wiley Blackwell.

Tiemens, B., Munten, G., & Vermeulen, H. (2012). Implementatie van EBP. Professionals in een context. *Nederlands tijdschrift voor Evidence Based Practice, 1*, 4-7.

Titchen, A., & Higgs, J. (2007). Exploring interpretive and critical philosophies. In J. Higgs, A. Titchen, D. Horsfall & H.B. Armstrong (Eds.), *Being critical and creative in qualitative research* (p. 56-68). Sydney: Hampden Press.

Titchen, A., & McGinley, M. (2003). Facilitating practitioner-research through critical compagnonship. *Nursing Times Research, 8*(2), 115-131.

Upshur, R.E.G. (1997). Certainty, probability and abduction: why we should look to C.S. Pierce rather than Godel for a theory of clinical reasoning. *Journal of Evaluation in Clinical Practice, 3*, 201-206.

Vaes, P. (2002). Evidence-based medicine vertalen naar evidence-based practice: bevindingen uit wetenschappelijk onderzoek interpreteren naar de fysiotherapeutische en kinesitherapeutische praktijk. In B.C.M. Smits-Engelman, P. Vaes, A.P. Verhagen & G.G.M. Scholten-Peeters (red.), *Jaarboek fysiotherapie kinesitherapie 2003*. Houten: Bohn Stafleu Van Loghum.

Verhoef, J.A.C., Kuiper, C.H.Z., Neijenhuis, C.A.M., Dekker-van Doorn, C.M., & Rosendal, H. (2015). *ZorgBasics: Praktijkgericht onderzoek*. Amsterdam: Boom.

Vermeulen, H. (2006). *Evidence-based improvements in postoperative care* (diss., Universiteit van Amsterdam).

Vogel, B.A., Bengel, J., & Helmes, A.W. (2008). Information and decision making: Patients' needs and experiences in the course of breast cancer treatment. *Patient Education & Counseling, 71*(1), 79-85. doi:10.1016/j.pec.2007.11.023.

VWS (2014). *Rijksbegroting 2015*. Te raadplegen via: www.rijksoverheid.nl/documenten/begrotingen/2014/09/16/xvi-volksgezondheid-welzijn-en-sport-rijksbegroting-2015.

Walter, S.D., Sun, X., Heels-Ansdell, D., & Guyatt, G. (2012). Treatment effects on patient-important outcomes can be small, even with large effects on surrogate markers. *J Clin Epidemiol., 65*(9), 940-945.

Weijden, T. van der, & Sanders-van Lennep, A. (2012). Keuzehulpen voor de patiënt. *Huisarts & Wetenschap, 55*, 516-521.

Wilczynski, N., & McKibbon, A. (2013). Finding the evidence. In T. Hoffmann, S. Bennet & C. Del Mar (Eds.), *Evidence-based practice across the health professions* (2e druk) (p. 38-60). Sydney: Elsevier Australia.

Wong, J.J., D'Alimonte, L., Angus, J., Paszat, L., Soren, B., & Szumacher, E. (2011). What do older patients with early breast cancer want to know while undergoing adjuvant radiotherapy? *Journal of Cancer Education, 26,* 254-261. doi:10.1007 /s13187-010-0188-5.

ZonMw (2013). *Een 10 voor patiëntenparticipatie.* Te raadplegen via: www.zonmw.nl/uploads/tx_vipublicaties/Een_10_voor_patientenparticipatie.pdf.

Internetbronnen:

http://ktclearinghouse.ca/cebm.
http://media.wix.com/ugd/dded87_29c5b002d99342f788c6ac670e49f274.pdf
    (Critical Appraisal Skills Programme (CASP), 2013).
http://netherlands.cochrane.org.
www.cebm.net.
www.kiesbeter.nl.
www.thuisarts.nl.
www.windesheim.nl/sdm.
www.zorgkaartnederland.nl.

Deel II
Toepassing van evidence-based practice

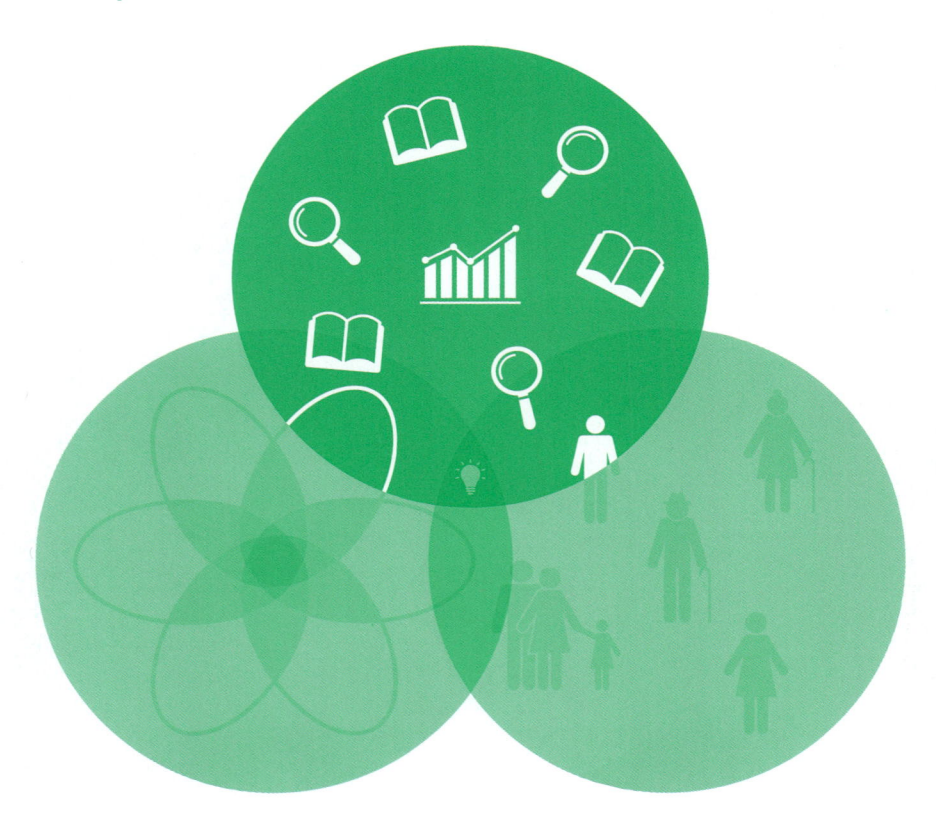

INGE BRAMSEN & JACQUELINE KOOL

4 Ervaringskennis van cliënten en hun naasten

Kernpunten

Dit hoofdstuk gaat in op de volgende vragen:
- Wat is ervaringskennis of experiential knowledge?
- Welke soorten ervaringskennis zijn er?
- Wat is de toegevoegde waarde van ervaringskennis?
- Hoe krijg je als professional toegang tot de ervaringskennis van cliënten en hun naasten?
- Hoe kun je op een verantwoorde wijze gebruikmaken van ervaringskennis?

4.1 Inleiding: ervaringskennis en de rol van de professional

'Wanneer je een leven lang met een lijf moet doen, bouw je daar ervaring, kennis mee op' (Kool et al., 2013, p. 80). Deze uitspraak komt van een vrouw die onderzoeker is en tevens ervaring heeft als 'patiënt'. Zij brengt ons in het hart van het volgende onderwerp van dit boek: welke 'evidence' kun je vinden bij de patiënt of cliënt? Om in het proces van gezamenlijke besluitvorming een stem te geven aan de cliënt is het nodig om stil te staan bij de vraag over welke kennis cliënten zoal beschikken en hoe je toegang kunt krijgen tot deze kennis.
In dit boek wordt dit 'patiëntenloopbaankennis' of 'persoonlijke kennis' genoemd (zie hoofdstuk 1). Persoonlijke kennis refereert aan het geheel van kennis en levenservaring die iedere cliënt meeneemt in een contact met een beroepsbeoefenaar; een onderdeel hiervan is de kennis en levenservaring als patiënt, de patiëntenloopbaankennis (Pool, 2001).
In dit hoofdstuk introduceren we een derde term, namelijk het begrip 'ervaringskennis' en hiermee bedoelen we het volgende:

> 'het hebben van kennis en inzichten die ontwikkeld zijn op basis van reflectie op en analyse van geëxpliciteerde, concrete ervaren beperkingen, opgedaan door de persoon zelf en door anderen' (Timmer & Plooy, 2009; Van Haaster & Van Wijnen, 2005).

De laatste jaren is patiëntenparticipatie in zorg en onderzoek steeds meer een vereiste. Dit is bijvoorbeeld terug te zien in de uitgave *Een 10 voor patiëntenparticipatie* (ZonMw, 2013) en in de *Handreiking Patiëntenparticipatie* (Vilans,

2015). De achterliggende idee is dat kennis uit de leefwereld van patiënten een bijdrage levert aan betere zorg en onderzoek. Inzet is dat patiënten en hun naasten niet uitsluitend 'object' zijn, maar ook 'subject'. Dat wil zeggen dat zij als volwaardige partij betrokken zijn bij alle fasen en facetten van zorg en onderzoek.

Ook de patiënten-/cliëntenbeweging vraagt om erkenning van eigen kundigheid en kracht, en om een gerichtheid van beleid op zingeving, participatie en burgerschap. Disability[1] Studies in Nederland (DSiN, 2015), een wetenschappelijk kennisnetwerk van en voor mensen met beperkingen, legt een sterke nadruk op het belang van het benutten van ervaringskennis, onder het motto 'Nothing about us without us' oftewel: 'mensen met beperkingen dienen betrokken te zijn bij alle zaken die hun bestaan aangaan' (Kool et al. 2013, p. 7).

Nieuwe wetgeving, nationaal en internationaal, bevordert dat mensen met beperkingen naar vermogen participeren in de maatschappij en hun burgerrechten kunnen uitoefenen (College voor de Rechten van de Mens, 2015). Nieuwe wetgeving in zorg (de Wet maatschappelijke ondersteuning en de Jeugdwet) en sociale zekerheid (de Participatiewet) vraagt dat mensen met beperkingen zelf de regie krijgen over hun leven en dit geeft de beroepsbeoefenaar een andere rol: 'niet zorgen voor, maar zorgen dat'. Cliënten worden steeds meer eigenaar van hun zorgproces en hun dossier, wat ook hun betrokkenheid en motivatie vergroot.

Dit roept debat op over de vraag of cliënten inderdaad en onder alle omstandigheden weten wat goed voor hen is, over de relevantie van kennis vanuit de geleefde ervaring en in hoeverre deze gelijkwaardig is aan professionele en wetenschappelijke kennis (Pols, 2012). Is deze te objectiveren en evidence-based te maken? In dit hoofdstuk gaan we op deze vragen in.

Casus

Marjolein (39) heeft de erfelijke neuro-musculaire ziekte SMA. Kenmerken van SMA zijn spierzwakte door vrijwel het hele lichaam en het snel optreden van overbelasting van de spieren en van vermoeidheid. Marjolein maakt daarom gebruik van een elektrische rolstoel. Voor ADL-activiteiten is ze aangewezen op assistentie. Ze woont in een Fokus-woning (<www.fokuswonen.nl>).

Marjolein leidt een intensief sociaal en werkend leven: vanuit een eigen bedrijf geeft ze trainingen en advies. Daarvoor moet ze regelmatig een hele dag de deur uit. Omdat ze buiten de eigen woning niet naar het toilet kan (ze heeft haar eigen aangepaste toilet-tilvoorziening en assistentie nodig), is ze gewend om hele dagen nauwelijks te drinken en niet te plassen. De laatste jaren geeft haar blaas in toenemende mate problemen: het lang ophouden van urine lukt niet meer, ze heeft veel last van blaaskrampen en blaasontstekingen. Ze verliest ook urine, wat ze heel naar vindt. Dit laatste na een verkeerd uitgepakte medische handeling waarbij de arts – zonder overleg of uitleg van mogelijke consequenties – de sluitspier oprekte in de hoop daarmee de oorzaak van de blaasontsteking aan te pakken.

---

1 Er bestaat geen Nederlands equivalent van 'disability' dat reflecteert dat de sociale context van invloed is op het ontstaan van een beperking ('to disable' versus 'to enable').

Marjolein kan inmiddels nog maar drie uur achter elkaar weg van huis. Zowel privéleven als werk komt onder druk te staan. Ze heeft veel pijn van de blaaskrampen. Na lang aarzelen zoekt ze een uroloog op, omdat ze op tv iets heeft gezien over een blaasoperatie en wil weten of dit voor haar een optie is. Bij deze operatie wordt via de navel een kunstmatige uitgang gemaakt, waardoor de persoon zichzelf eenvoudig kan katheteriseren.

4.2 Kennis van cliënten en hun naasten

In deze paragraaf gaan we in op de vraag wat ervaringskennis is, hoe het ontstaat en waar het zoal over gaat. We eindigen met een indeling in drie soorten ervaringskennis.

4.2.1 Wat is ervaringskennis?

Ervaringskennis wordt beschouwd als een vorm van 'handelingskennis' of 'praktische kennis'. Hierbij wordt onderscheid gemaakt tussen 'weten hoe' (knowing how), 'weten dat' (knowing that) en 'vertrouwd zijn met' (being familiar with) (Lehrer, 1990). 'Weten hoe' gaat over concrete vaardigheden en competenties die iemand rondom de ziekte of aandoening heeft opgedaan. 'Weten dat' betreft feitelijke informatie, soms ook van wetenschappelijke aard, over het leven met een ziekte of aandoening die mensen met een beperking of chronische ziekte hebben opgedaan, bijvoorbeeld door te lezen, op het internet te zoeken of van hun arts te hebben gehoord. 'Vertrouwd zijn met' betreft impliciete, stilzwijgende kennis die iemand zelf gedurende het leven met een ziekte of aandoening verwerft. 'Weten hoe' en 'vertrouwd zijn met' liggen het dichtst bij wat er onder 'ervaringskennis' wordt verstaan, namelijk doorleefde of belichaamde kennis (Caron-Flinterman et al., 2005a; Schipper, 2012), terwijl 'weten dat' meer op wetenschappelijke kennis lijkt.

Sommige cliënten zijn in staat om ervaringskennis ('knowing how' en 'being familiar with') te combineren met wetenschappelijke kennis ('knowing that') en dit leidt tot nieuwe inzichten (Kool et al., 2013). Een stapje verder kijkend zijn er ook wetenschappers en professionals met doorleefde ervaring op het gebied waarnaar zij onderzoek doen of waarin zij zorg verlenen, mensen met een zogenoemde 'dubbele identiteit' (Kool et al., 2013). De bekende arts en wetenschapper Oliver Sacks verenigde zelfs drie rollen in zichzelf (arts, wetenschapper en patiënt) toen hij een boek schreef over zijn eigen revalidatieproces en hiermee tot meer diepgaande wetenschappelijke kennis kwam (Sacks, 1985).

De inbreng van wetenschappers met zowel persoonlijke als wetenschappelijke kennis zet het denken over patiëntenkennis, professionele kennis en wetenschappelijke kennis soms danig op z'n kop en brengt een kritische kijk-wijzer in (Boumans, 2012; Kool et al., 2013; Kool et al., in druk). Niet alleen stellen zij de tweedeling 'patiënt en ziek' tegenover 'wetenschapper/professional en gezond' ter discussie, ook blijkt zoiets als 'hét patiëntperspectief' niet te bestaan.

Patiënten zijn het onderling lang niet altijd met elkaar eens en de verhalen spreken elkaar regelmatig tegen. Kortom: ervaringskennis is complex en weerspiegelt veel verschillende verhalen, posities, levens en ervaringen. En daar zit juist de kracht: want leven met een ziekte is zelden een eenduidig simpel proces waarbij je een vaste gebruiksaanwijzing kunt volgen. Zeker is ook dat niemand die gebruiksaanwijzing ontwikkelt op een onbewoond eiland: mensen, dus ook patiënten, staan altijd in relatie tot andere mensen en leven in verschillende contexten, en verschillen in hun achtergrond en maatschappelijke visies op ziek en gezond of normaal en niet-normaal. En die contexten zijn medebepalend voor hoe die gebruiksaanwijzing eruitziet.

4.2.2 Hoe ontstaat ervaringskennis?

De definitie van ervaringskennis in paragraaf 4.1 laat zien dat ervaringskennis ontstaat als er *reflectie* plaatsvindt op de betekenis van de *eigen* ervaringen *en die van anderen* met dezelfde of een andere aandoening, waardoor deze kennis binnen een ruimere context wordt geplaatst. Ervaringskennis overstijgt het individu en heeft een ruimere relevantie. Dit nadenken over ervaring is een doorlopend proces, omdat mensen zelf veranderen, evenals de situatie of context waarin zij leven. Er komen zo steeds nieuwe lagen kennis bij.
Niet elke ervaring leidt tot reflectie; het zijn vooral ervaringen die mensen raken, verwarren of in beweging brengen die daartoe uitnodigen. Zo'n ervaring van geraakt worden wordt ook wel een 'poëtisch moment' of 'ethical moment' genoemd (Clapham, 1997; Katz & Shotter, 1996; Kuiper, 2007). Reflectie hierop leidt tot diepere kennis over de sociale werkelijkheid. Want het feit dat je geraakt wordt, betekent vaak iets, en het loont de moeite om erbij stil te staan wat het is dat je zo raakt en wat de betekenis hiervan is.
Zo vertellen mensen met beperkingen dat het komen tot ervaringskennis vaak iets te maken heeft met een ervaring van vervreemding, botsing of wrijving (Kool et al., 2013; Kool et al., in druk; Van Huijzen et al., 2015). Die ervaring kan in de persoon zelf zitten. Door het ziek worden ben je bijvoorbeeld niet zomaar meer de persoon die je was. Dingen die essentieel leken voor je identiteit moeten noodgedwongen worden losgelaten of omgebogen.
Ook kan die ervaring van vervreemding of wrijving optreden in relatie tot de buitenwereld. Soms kijkt de buitenwereld op een bepaalde manier naar mensen met een aandoening of een lichaam dat er anders uitziet, met een oordeel dat de persoon die het betreft niet herkent. En zo'n oordeel kan pijnlijk zijn, waardoor zij zich ervan willen distantiëren. Een vrouw met fysieke beperkingen zegt: 'Ervaringskennis komt voort uit een gevoel van vervreemding, hoe mensen naar jou kijken, ingedeeld worden in die categorie. Ik weet wel dat mensen dat vinden, maar zo voelt het voor mij niet' (Kool et al., in druk, p. 7). Die oordelen leiden ertoe dat mensen met een beperking het gevoel hebben buitengesloten te worden en dat doet pijn, die soms ook lichamelijk wordt gevoeld (Hughes & Paterson, 1997).

Ervaringskennis is dus een doorleefde en belichaamde kennis of eigen wijsheid, die ontstaat door reflectie op ervaringen, in het bijzonder reflectie op ervaringen die mensen raken.

4.2.3 Waarover gaat ervaringskennis?

In onderzoek onder mensen met een 'dubbele identiteit' (zie par. 4.1) werd ontdekt dat mensen die zelf ervaringsdeskundige én wetenschapper zijn hierover verschillend denken (Kool et al., 2013; Kool et al., in druk). Er bleken drie manieren van kijken te zijn, met steeds een iets ruimer referentiekader:

a. De aandoening of de beperking staat centraal

Dit betreft kennis van de symptomen van en de omgang met een bepaalde aandoening of beperking, of kennis over inzichten hoe daarmee te leven, over de omgang met behandelaars en instanties of over het gebruik van hulpmiddelen. Deze kennis wordt ervaren als 'objectieve kennis', die los van betekenisverlening door mensen bestudeerd en gekend kan worden. Het is een werkelijkheid op zichzelf (*an sich*). Deze vorm van ervaringskennis wordt gezien als aanvullend op wetenschappelijke kennis.

b. De biografische individualiteit staat centraal

De ervaringskennis betreft het gehele levensverhaal, waarmee betekenis en zin wordt verleend aan de opgedane ervaringen. De ziekte of beperking is daar *een onderdeel* van. Zozeer zelfs dat betrokkenen de ervaringskennis vanuit het ziek zijn niet los kunnen zien van het leven en de persoon als geheel. Ook in deze opvatting vormt de kennis een aanvulling op wetenschappelijke kennis en brengt daarbinnen nieuwe perspectieven in. Waar het eerste perspectief echter vraagt om een (verdere) institutionalisering en professionalisering van (de inzet van) ervaringskennis, vraagt het tweede om een individuele, meer relatieve benadering. Daarbij spelen verhalen, narratieven, een grote rol.

c. De verhouding tussen individualiteit, beperking en maatschappij staat centraal

Ervaringskennis krijgt in deze positie een kritische, maatschappij-veranderende betekenis en is verbonden met empowerment en emancipatie (Boumans, 2015; Kool et al., 2013; Kool et al., in druk). Deze verhalen vertellen over ervaringen van vervreemding en strijd, van confrontaties met visies en oordelen die men als uitsluitend, onderdrukkend of ongepast ervaart of als 'niet helpend' of onrechtvaardig. 'Men gaat de bestaande structuren kritisch bezien en wil hieruit los komen of deze beïnvloeden door een "ander geluid" te laten horen, een counterstory of tegenverhaal, over (ab)normaliteit en maakbaarheid versus kwetsbaarheid' (Kool et al., in druk, p. 13). Deze vorm van ervaringskennis gaat vanwege de kritische insteek niet zo gemakkelijk samen met de (gevestigde) wetenschap en kennisontwikkeling.

Cliënten en hun naasten: verschillende perspectieven
Ook naasten van cliënten beschikken over ervaringskennis. Daarbij komt het regelmatig voor dat de visie van de verschillende betrokkenen niet altijd hetzelfde is, en soms zelfs tegenstrijdig. Zo kan een ouder of partner een heel andere kijk hebben op wat wijsheid is in het leven met diabetes dan de cliënt zelf. Daarmee is niet het een meer waar dan het ander, het betekent wel dat je je daarvan als professional bewust moet zijn en dus ruimte moet maken voor die verschillende perspectieven.

De drie geschetste perspectieven op ervaringskennis kunnen hierbij frictie opleveren, bijvoorbeeld als de cliënt en zijn partner vanuit een verschillend venster kijken. Hetzelfde probleem kan optreden wanneer de cliënt en professional onbewust vanuit andere paradigma's kijken naar de ziekte en de kennis die daarbij hoort.

4.3 Een vraag formuleren

Welke vragen kun je formuleren om in het proces van gezamenlijke besluitvorming ruimte te maken voor de stem van de cliënt en zijn naasten? Dit vergt een andere manier van kijken, een gevoeligheid, van de professional voor vraagstukken die leven in de context van het dagelijks leven van de cliënt.

Om een idee hiervan te krijgen geven we voorbeelden bij de drie vormen van ervaringskennis uit paragraaf 4.2.

4.3.1 De beperking of aandoening staat centraal.

Hierbij gaat het om het stellen van vragen om cliënten te laten vertellen of ervaringskennis elders te zoeken (zie par. 4.4) die relevant is voor goede zorg en die direct gerelateerd is aan de beperking of de aandoening.

Voorbeelden van vragen die je aan cliënten zou kunnen stellen zijn: Wat werkt wel of juist niet voor deze cliënt op dit moment in deze situatie? Welke oplossingen hebben mensen al zelf gevonden (hoe, waar)? Wat heeft deze cliënt nu nodig? Hoe stem ik de zorg, zoals beschreven in een richtlijn of protocol, af op deze cliënt? Door een open, nieuwsgierige en onbevooroordeelde houding en doorvragen op het verhaal van de cliënt (zie ook par. 4.4) krijg je toegang tot dit soort ervaringskennis.

Een voorbeeld: Norman heeft diabetes en vertelt over zijn samenwerking met de verpleegkundige en een vrouwelijke arts. Hij zegt tegen de verpleegkundige: 'Als dat alle insuline is die u mij gaat geven, dan zal mijn bloedsuikerspiegel erg hoog zijn!' V: 'Nee, nee, dat is het protocol, dat is wat hier geschreven staat!' Norman: 'Ik zeg u, als u niet naar mij luistert ...' De verpleegkundige kwam terug en Norman bleek hyperglycemisch te zijn: 'Wow... die is veel te hoog, Norman!' Norman: 'Ik zei het u, ik weet het zelf.' Later, vertelt Norman, kwam er een vrouwelijke arts die het begreep en zei: 'Norman, we zullen dit veranderen. Jij neemt de insuline die je nodig hebt, je vertelt de verpleegkundige hoeveel dat is en zij geeft je de doses die jij zegt nodig te hebben. Als het echt niet werkt, dan stappen wij erin en nemen de controle, maar…' Norman: 'In feite was ik degene die de controle nam' (Pomey et al., 2015).

Norman, de verpleegkundige en de arts laten zien dat in de dagelijkse zorg voor mensen met een chronische ziekte of aandoening de patiënt over specifieke kennis beschikt betreffende het eigen lichaam die aangewend kan worden om de zorg goed op hem af te stemmen. Na beoordeling hiervan (zie par. 4.5) besluit de arts om beargumenteerd van de richtlijn af te wijken, om maatwerk te bereiken voor deze ene cliënt.

4.3.2 De persoon achter de beperking en zijn levensloop staan centraal

Welke zorg heeft deze persoon op dit moment nodig om invulling te geven aan zijn leven en toekomst? En welke rol spelen andere personen rondom deze persoon? Wat kunnen zij betekenen voor de cliënt en welke zorg hebben zij zelf nodig, gegeven hun eigen leefwereld?

Vragen die de professional kan stellen aan de cliënt zijn dezelfde als hiervoor, maar daarnaast ook: Wat maakt dat cliënten mij als een goede professional ervaren? Wat moet ik doen of juist achterwege laten om tegemoet te komen aan wat die ander nodig heeft? Wat is de nog niet gearticuleerde vraag van de cliënt, is dit ook een hulpvraag? Wat kan de cliënt zelf doen en waar is zorg of behandeling voor nodig?

Een voorbeeld: Dolf, 59 jaar, vertelt hoe hij na het optreden van blijvend hersenletsel zijn baan verliest en daarmee de verbinding met zichzelf en de wereld om hem heen: 'Niets meer om te doen, dus niets meer om aan vast te houden. Mijn werk kwijt, heel mijn leven eigenlijk kwijt, als academicus' (Van Huijzen et al., 2015). Dolf beschrijft een overkoepelend thema, namelijk dat patiënten door een blijvende beperking vervreemd kunnen raken van zichzelf en de mensen om hen heen. Als je je vervreemd voelt van je eigen lichaam, is het ook moeilijker om contact te maken met anderen. Ook blijkt dat de wereld om je heen, de tijdgeest, de wet- en regelgeving van invloed zijn op het gevoel van verbinding dan wel vervreemding. De nog niet gearticuleerde hulpvraag van Dolf was een roep om herstel van verbroken verbindingen.

Dolf nam deel aan een levensloopinterview (zie par. 4.4). Dat was ingrijpend, want het maakte veel los, maar had ook een therapeutische werking. Dolf kwam tot herbezinning over wie hij nu nog is. Hij ontdekt dat hij als persoon nog steeds hetzelfde is gebleven: 'Ik zoek naar leuke nieuwe intrigerende dingen.' Het stellen van open vragen, zoals gebeurt bij een levensloopinterview, zet aan tot reflectie en is juist daardoor behulpzaam. Er worden nieuwe wegen ontdekt die uniek en passend zijn voor juist deze cliënt.

4.3.3 De relatie tussen persoon, lichaam en maatschappij staat centraal.

Dit perspectief leidt tot vragen die te maken hebben met empowerment en emancipatie: Hoe kan de invloed die deze cliënt heeft op zijn eigen leven en toekomst vergroot worden? Welke factoren in de maatschappelijke context zijn door hem zelf te beïnvloeden? Anderzijds leidt dit perspectief tot vragen die te maken hebben met de inrichting van de samenleving: Wat kan de omgeving, de maatschappij, doen om meer ruimte te maken voor deze persoon of deze groep cliënten?

Een voorbeeld: Frits, 62 jaar, hoort stemmen. Psychiaters vertelden hem dat die stemmen niet bestaan en onderdrukt moesten worden met medicijnen. Pas dan kon verder gekeken worden naar wat er met hem aan de hand is. Maar, zegt Frits: 'Die stem die hoort bij mij. Onderdruk je die stem, dan raak ik zelf verdrukt. (…) Van mij – en mijn eega – mogen de stemmen er zijn (…). Alleen mét mijn stemmen ben ik een compleet mens' (Boumans & Baart, 2012).

Het verhaal van Frits illustreert dat het horen en versterken van zijn perspectief betekent dat hij een beter leven heeft als hij zijn stemmen accepteert als onderdeel van wie hij is. Ze horen bij hem. Dit sluit aan bij een nieuwe stroming in de psychiatrie, die pleit voor het zoeken naar de betekenis van stemmen in het levensverhaal (Romme et al., 2012).

Vanuit een kritisch perspectief op de relatie tussen mensen met een beperking en de maatschappij blijkt dat beeldvorming en stereotiep denken ertoe kunnen leiden dat hun perspectief minder goed gehoord wordt. Als professional is het daarom ook nodig om stil te staan bij jouw beelden van mensen met beperkingen en hoe dit jouw denken en handelen beïnvloedt. In een onderzoek naar beeldvorming over mensen met een verstandelijke beperking interviewden studenten logopedie elkaar, andere studenten en mensen met een verstandelijke beperking (Bramsen & Cardol, in druk). Het bleek dat luisteren naar het 'insiderperspectief' moeilijker is als mensen met beperkingen praten over pijnlijke ervaringen of over gebeurtenissen die niet passen in het beeld dat de studenten van hen hadden. Zo stonden de ervaringen als oorlogskind voor een van de geïnterviewden meer op de voorgrond dan de verstandelijke beperking. Het horen van het perspectief van deze mensen vraagt dus ook dat je als professional in staat bent contact te maken met de mens achter de beperking.

Een heel andere situatie waarin het moeilijker is om mensen met een beperking te begrijpen, is wanneer zij niet kunnen praten of onduidelijk of niet begrijpelijk spreken (Hendriks et al., 2013; Pols, 2005). Hoe kan in de besluitvorming over zorg recht worden gedaan aan de innerlijke stem van mensen met afasie, dementie of een ernstige verstandelijke beperking? In het contact met deze mensen blijken het verstaan van de niet-talige uitingen, hoe zij zich gedragen, de geluiden die zij maken van grote betekenis voor het leggen van contact en begrijpen wat zij willen en nodig hebben.

Een voorbeeld: Een begeleider die werkt met verstandelijk beperkten vertelt hoe hij contact maakte met een cliënt met behulp van een muzieknummer van de popgroep Boney M. Hij had ontdekt dat deze cliënt positieve jeugdherinneringen had aan dit nummer en als hij deze muziek opzette tijdens het ritueel om te gaan slapen, verliep dit blij en soepel. Ook ontstond er via de muziek en het samen bewegen contact met de andere huisgenoten. Zo kreeg deze begeleider zicht op wat deze cliënt nodig had (Hassan, 2015). Het articuleren van de hulpvraag en de behoefte van deze doelgroep vraagt dus sensitiviteit voor de betekenis van niet-talig gedrag en creativiteit.

Samenvattend hebben we in deze paragraaf laten zien dat het stellen van goede vragen veelal draait om het zoeken naar de innerlijke stem van de cliënt. Inzicht in en gevoel voor de leefwereld van cliënten en hun naasten zijn essentieel om ervaringskennis te ontlokken, verstaan en articuleren.

4.4 Zoeken naar ervaringskennis

Als je op zoek wilt gaan naar de kennis van cliënten en hun naasten, is het belangrijk om te ontdekken wat belangrijke vraagstukken zijn in hun dagelijks leven. Dat kan allereerst in gesprek met de cliënt en/of diens naasten.

4.4.1 Gesprekstechnieken om ervaringskennis te vinden

Om ervaringskennis van de individuele cliënt en het cliëntsysteem te weten te komen wordt gebruikgemaakt van niet-sturende gesprekstechnieken. Een open, nieuwsgierige, niet-wetende en onbevooroordeelde houding ligt aan de basis. Het gaat om het luisteren naar en verwelkomen van verhalen, klein en groot, die de cliënt met jou wil delen. Dit kan in principe in elk gesprek worden toegepast, ook als er weinig tijd voorhanden is.

Er zijn allerlei narratieve methoden die hiervoor kunnen worden toegepast. Enkele voorbeelden zijn: het Occupational Performance History Interview II (Kielhofner et al., 2004), de Levenslijn Interview Methode (Schroots, 2007), de Biographic Narrative Interpretation Method (Wengraf, 2001), de Empirical Phenomenological Psychological Method (Karlsson, 1993) en de levensverhalenmethode of het autobiografisch interview (Bohlmeijer, 2007a, 2007b; Nijhof, 2007). Er worden zo min mogelijk vragen gesteld en de cliënt wordt aangemoedigd het eigen verhaal te vertellen. Daarbij mogen ook stiltes vallen, en dit wordt aan de cliënt uitgelegd, omdat het soms even nodig is om na te denken over hoe het verhaal verder gaat. Het gesprek begint met een ruime open vraag, bijvoorbeeld: 'Kunt u mij vertellen hoe de afgelopen week is verlopen en wat er zoal is gebeurd?' Na de openingsvraag wordt actief geluisterd en aanmoediging gegeven. Er worden geen vragen gesteld die de loop van het verhaal zouden kunnen veranderen. Vragen om verduidelijking worden wel gesteld. Eventueel wordt een tijdlijn bijgehouden, waarop gebeurtenissen en jaartallen worden geschreven om overzicht te houden en om later aanvullende vragen te kunnen stellen.

Door het vertellen van een verhaal wordt de cliënt ook aan het denken gezet en dit kan leiden tot nieuwe inzichten. Ook kan impliciete kennis expliciet gemaakt worden. Vaak brengt het vertellen van het verhaal bij de cliënt een proces op gang dat na afloop van het gesprek verder gaat. Immers, door het vertellen van verhalen construeren mensen ook hun identiteit en geven zij betekenis aan wat hen overkomt (Bohlmeijer, 2007a).

Ook bestaan er methodieken en instrumenten die de stem van cliënten helpen ontwikkelen en versterken. Een voorbeeld hiervan is het instrument Mijn Pad, dat is ontwikkeld voor jongeren die vanuit de gesloten jeugdzorg op weg zijn naar zelfstandigheid en dat ook breder toepasbaar is (Bramsen et al., 2014). Deze jongeren zijn vaak de grip op hun leven volledig kwijt geraakt. Mijn Pad helpt hen om op een rijtje te zetten wat zij willen met hun leven en toekomst en om zelf (weer) regie te nemen over hun leven en bevordert hun interne motivatie om aan herstel te werken (zie: <www.hr.nl/mijnpad>). Het versterken van de stem van deze jongeren zorgt ervoor dat zij in een proces van shared decision making (zie hoofdstuk 3) een eigen plek krijgen.

Ook zijn er methoden die kunnen worden toegepast bij cliënten die niet of moeilijk kunnen praten. Om toegang te krijgen tot de ervaringskennis van deze cliënten kan gebruik worden gemaakt van creatieve methoden, bijvoorbeeld schilderen, tekenen en fotografie, of van observatie en samen activiteiten ondernemen.

Een voorbeeld hiervan is 'photovoice' (Wang, 1999; Wang & Burris, 1997): creatief participatief actieonderzoek dat speciaal is ontwikkeld voor achtergestelde groepen in de maatschappij. Zij fotograferen of filmen hun eigen leefsituatie en laten daarbij zien hoe die is, wat ertoe doet, maar ook hoe zij willen dat het zou worden. Zo vertellen zij hun eigen verhaal en laten hun stem horen, waardoor anderen door hun ogen naar de wereld kijken en hun perspectief gaan begrijpen. Bij psychische en psychiatrische problematiek kan een oplossingsgerichte benadering worden toegepast om toegang te krijgen tot ervaringskennis van cliënten (De Jong & Berg, 2004). Uitgangspunt is dat cliënten expert zijn in de oplossingen die werken in hun eigen leven en dat zij meestal al over een begin van een oplossing beschikken. Deze werkwijze gaat uit van een gelijkwaardige hulpverleningsrelatie en beschouwt 'weerstand' als een vorm van samenwerking, waarmee de cliënt te kennen geeft dat wat de hulpverlener voorstelt te doen niet werkt. De hulpverlener checkt in deze benadering ook regelmatig bij de cliënt of wat hij doet helpt en of er iets is wat hij anders zou moeten doen.

4.4.2 Zoeken naar ervaringskennis van en voor groepen cliënten

Naast de gesprekken met cliënten kan ook kennis gevonden worden in wetenschappelijke databases, op het internet, via sociale media en in kunst en literatuur. Daarbij kan het gaan om uitingen van individuele cliënten, maar ook om die van patiëntengroepen of -organisaties. Ook kun je op zoek naar de stem van cliënten door middel van enquêtes, kwalitatief onderzoek of participatief actieonderzoek.

Veel kennis wordt verkregen door middel van kwalitatieve methoden vanuit verschillende tradities (zie hoofdstuk 10). Deze methoden zullen steeds kritisch beoordeeld moeten worden op de vraag of daadwerkelijk inzicht in het cliëntenperspectief is verkregen; niet elk onderzoek waarin verhalen verzameld en geanalyseerd worden, voldoet aan dit criterium. In welke mate er sprake is van patiëntenparticipatie in een onderzoek, kan beoordeeld worden met behulp van de participatieladder, die aangeeft welke rol en hoeveel zeggenschap cliënten hebben. Aan het ene uiterste zijn zij uitsluitend een 'object' van onderzoek en hebben zij geen (mede)zeggenschap over de vraagstelling, de analyse, de interpretatie en de conclusies. Aan het andere uiterste zijn cliënten mede-onderzoeker en van begin af aan betrokken bij alle aspecten van het onderzoek, inclusief agenda setting, en zijn zij werkelijk een gelijkwaardige partner in het onderzoek (Arnstein, 1969; Baur & Anma, 2013; Caron-Flinterman et al., 2005b).

Trefwoorden waarmee gezocht kan worden in wetenschappelijke databases zijn onder meer:
- experiential knowledge, service-user involvement, participatory action research, experience-based co-design, patient perspectives;
- ethnography, auto-ethnography, life stories, story telling;
- empowerment, voice giving, human rights, civil rights, disability rights;
- human body, disabled body, disabled persons.

Ook patiëntenorganisaties zijn bronnen van patiëntervaringskennis. Sommige, zoals bijvoorbeeld het Longfonds (<www.longfonds.nl>), besteden veel aandacht aan de inbreng van patiëntervaringen in wetenschappelijk onderzoek. Tevens zijn deze verenigingen of platforms bronnen voor cliënten om met lotgenoten in contact te komen en kennis te delen. Het gaat daarbij zowel om het uitwisselen van ervaringen en praktische kennis, bijvoorbeeld over voorzieningen, als om het gericht aanbieden van betrouwbare wetenschappelijke kennis. Een voorbeeld hiervan is Spierziekten Nederland (<www.spierziektennederland.nl>). Cliënten of familieleden kunnen hier een eigen profiel aanmaken waaraan gerichte informatie wordt gekoppeld via de website. Ook Stichting Pandora, voor mensen met psychische problemen, verzamelt kennis en maakt deze beschikbaar (<www.stichtingpandora.nl>).

Tabel 4.1 toont voorbeelden van bronnen, websites, organisaties en tijdschriften waar ervaringskennis en ervaringsverhalen gevonden kunnen worden.

Evidence-based practice voor verpleegkundigen

Tabel 4.1   Vindplaatsen van ervaringskennis en ervaringsverhalen

Websites met ervaringsverhalen: www.patientervaringsverhalen.nl Al ruim 10 jaar een gids 'voor ervaringsverhalen over (chronische) ziekten, aandoeningen en handicaps'. www.meerdanhandig.nl Onderzoek en ervaringsverhalen over de impact van hulpmiddelen op het dagelijks leven van gebruikers. www.mijnkwaliteitvanleven.nl/blog. Ervaringsverhalen over zorg geven en zorg ontvangen.
Organisaties die ervaringskennis verzamelen en verspreiden: www.disabilitystudies.nl DSiN stimuleert onderzoek en onderwijs op het gebied van disability studies. Door het ontwikkelen, delen en toepassen van kennis wil DSiN werken aan sociale verandering en bijdragen aan participatie en inclusie van mensen met beperkingen. Bevat veel publicaties en relevante links. www.hee-team.nl Herstel, Empowerment en Ervaringsdeskundigheid (HEE) omvat effectieve werkwijzen en strategieën van mensen met psychische kwetsbaarheden om zichzelf te (leren) helpen. www.Aparticipatie.nl Legt ervaringsverhalen vast van mensen met beperkingen die opgroeiden in instellingen in de bossen, omdat deze van historisch belang zijn (Oral History). www.disstudies.org The Society for Disability Studies (SDS) promotes the study of disability in social, cultural, and political contexts. Through research, artistic production, teaching and activism, the SDS seeks to promote greater awareness of the experiences of disabled people, and to advocate for social change. The Disability Rights and Independent Living Movement Project (University_of_California, 2010) heeft sinds 1996 een rijkdom aan verhalen ('oral history') verzameld over het ontstaan en de geschiedenis van deze beweging die strijdt voor gelijke rechten en zelfbepaling van mensen met beperkingen.
Overkoepelende patiënten- / belangenorganisaties in Nederland: www.iederin.nl Koepel van belangenorganisaties voor mensen met een beperking of chronische ziekte. www.npcf.nl Patiëntenfederatie die zich sterk maakt voor de zorg die patiënten nodig hebben. www.iemandzoalsik.nl Een onafhankelijke site voor en door mensen met een chronische aandoening en hun omgeving. www.zorgbelangnederland.nl Zorgbelang zet zich in voor de belangen van zorgvragers door het verzamelen van ervaringen en standpunten over onderwerpen die met zorg te maken hebben. www.mee.nl Biedt ondersteuning aan mensen met beperkingen en hun naasten. Voorbeelden van ziekte-specifieke patiëntenorganisaties: www.pasnederland.nl Een onafhankelijke belangenvereniging voor en door normaal- tot hoogbegaafde volwassen personen met autisme www.100procentslechthorend.nl Ervaringskennis voor en van jonge mensen die slechthorend zijn.
Tijdschriften waar ervaringskennis gevonden kan worden: Participatie en Herstel Disability Studies Quarterly Disability & Society Medicine Anthropology Theory Journal of Literary and Cultural Disability Studies Scandinavian Journal of Disability Studies
Informatie over burgerrechten van mensen met beperkingen: College voor de Rechten van de Mens (Als je een beperking hebt): www.mensenrechten.nl United Nations, Human Rights, Disability: www.ohchr.org Human Rights Watch, Disability Rights: www.hrw.org Disability Rights UK: www.disabilityrightsuk.org Coalitie voor Inclusie: www.coalitievoorinclusie.nl

Ten slotte kan ook op sociale media en in beeldende kunst, literaire werken, poëzie en songteksten gezocht worden naar ervaringskennis. Kunst in beeld, film, theater of een dansvoorstelling brengt vaak meer over dan woorden kunnen zeggen (Vorstenbosch, 2015). Ook zijn kunst en beeldende expressie een manier waarop mensen met beperkingen mee kunnen doen in de maatschappij en uiting kunnen geven aan wat er in hen leeft. Kunstenaars met beperkingen verhalen beeldend van hun ervaringen. Maar via kunst en design kunnen ook maatschappelijke verandering en inclusie van mensen met beperkingen in de maatschappij teweeggebracht worden (Barnard et al., 2015). Dit illustreert de website van Disability Arts International (DisabilityArtsInternational, 2014) of de filmpjes van kunstenares Sue Austin over diepzee duiken in een rolstoel (TEDtalks, 2013) en van Aimee Mullins over haar modieuze beenprotheses ontworpen door kunstenaars, die de blik verruimen (TEDtalks, 2009). Ook in schilderijen, beelden, gedichten, songteksten of films geven mensen met beperkingen uiting aan hun ervaringen. Zie bijvoorbeeld het *Kunstmagazine pArt* (SpecialArts, 2008).

Ook verhalen mensen over hun levenservaring in autobiografische werken en romans. Een voorbeeld hiervan is hoogleraar psychiatrie Piet Kuiper, die het boek *Ver heen* schreef, over de psychotische depressie die hij doormaakte. Op tv zijn regelmatig programma's te zien waarin cliënten gevolgd worden in het dagelijks leven met een ziekte of aandoening (*Je zult het maar hebben*, *Down met Johnny*). En YouTube biedt talloze filmpjes van mensen die vertellen over hun ervaringen met ziekte.

4.5 Beoordelen van ervaringskennis

Het expliciet maken van ervaringskennis is een eerste stap. Alvorens de kennis te kunnen gebruiken, moet de kwaliteit van de verkregen informatie systematisch beoordeeld worden. Hierbij worden de vier criteria gevolgd die in hoofdstuk 10 zijn beschreven (geloofwaardigheid, verplaatsbaarheid, plausibiliteit en verifieerbaarheid). Hierbij kunnen verschillende methoden worden toegepast. Hoe toets je de ervaringskennis van de cliënt en hoe beoordeel je of deze gebruikt kan worden om er het klinisch handelen op af te stemmen? In het eerstgenoemde voorbeeld in paragraaf 4.3 werd de ervaringskennis van Norman over zijn diabetes en benodigde insuline getoetst doordat uit metingen bleek dat hij gelijk had en dat de dosis insuline die volgens het protocol werd toegediend voor hem inderdaad te hoog was. Op grond daarvan werd afgesproken dat hij zelf zeggenschap kreeg over de dosis insuline, maar ook dit werd gevolgd. Het oordeel van de cliënt werd dus niet blind gevolgd.

Ook voor de andere ervaringsverhalen en de kennis die daaruit voortkomt, geldt dat deze kennis op een of andere wijze getoetst zal moeten worden. Dit kan ook door verdiepende en aanvullende vragen te stellen aan de cliënt of aan zijn naasten, of door intercollegiale toetsing en overleg (triangulatie, zie par. 10.2). Als de patiëntenkennis aanleiding is om de behandeling aan te passen, moet dit met argumenten onderbouwd worden en moet zorgvuldig gevolgd worden wat het effect van de bijstelling is. Zo wordt gecheckt of de hypothese die voortkwam uit het verhaal ook klopt. Dit laatste wordt wel een N = 1-studie genoemd.

Soms doen zich ethische dilemma's voor en spreken de verhalen van de cliënt en zijn verwanten elkaar tegen, of is er sprake van een tegengestelde mening tussen de cliënt en professional. Bijvoorbeeld: In hoeverre kunnen cliënten beslissen wat goed voor hen is? Dit kan zich voordoen bij een vraag om euthanasie of bij een gedwongen opname in een psychiatrische instelling, maar ook bij minder verstrekkende besluiten over de behandeling. Om te besluiten wat goede zorg in zo'n geval is, zijn reflectie en overleg nodig. Hiervoor bestaan ook methodieken, bijvoorbeeld de methode van moreel beraad.

Een belangrijke vraag is ook wanneer vanuit ervaringskennis overdraagbare kennis ontstaat (verplaatsbaarheid, zie par. 10.2). Soms bevestigen verhalen elkaar en soms vullen verhalen elkaar aan. Soms geven verhalen verdieping van kennis over achterliggende mechanismen of leiden zij tot vernieuwing doordat één verhaal de bestaande kennis in een ander daglicht plaatst of onderuithaalt. Boumans (2012) beschrijft naar aanleiding van het in paragraaf 4.3 beschreven onderzoek onder mensen die stemmen horen, hoe in ervaringsverhalen de verteller switcht tussen degene die ervaart en degene die reflecteert op die ervaring: de verteller staat tegelijkertijd 'in' het verhaal en 'erbuiten'. Volgens Boumans is de waarde van ervaringskennis juist gelegen in de wrijving tussen die beide posities, het tegelijkertijd subject en object zijn. Maar dit maakt tegelijkertijd dat ervaringskennis ook feilbaar is. Zij pleit ervoor om zowel maatschappijkritisch als individu-kritisch te zijn. In de confrontatie tussen professionele kennis en ervaringskennis ontstaan nieuwe diepere inzichten omtrent het leven met 'disability'.

Voor de beoordeling van wetenschappelijke literatuur verwijzen wij naar andere hoofdstukken in dit boek, in het bijzonder het hoofdstuk over kwalitatief onderzoek.

4.6 Gezamenlijke besluitvorming

We gaan terug naar Marjolein uit het begin van ons hoofdstuk.
Met enige schroom vertelt ze in de spreekkamer over de tv-uitzending, ze weet niet zeker meer of ze het goed onthouden heeft. De uroloog moet lachen: 'Ja, dat heeft u goed onthouden. En de arts in de uitzending was ik.' Het ijs is gebroken. De arts legt uit wat de operatie inhoudt en dat het een stevige ingreep is, die doorgaans alleen gedaan wordt bij vrouwen bij wie de blaasfunctie (vrijwel) volledig is weggevallen, meestal na een dwarslaesie. De arts wil dan ook eerst een uitvoerig onderzoek laten doen naar de resterende blaasfunctie door een specialistisch verpleegkundige. Na afloop bespreken arts en cliënt de uitkomsten en het plan. Om te kijken of arts, verpleegkundige en cliënt hier samen tot een goed besluit komen, volgen we de vijf vragen van Hoffmann et al. (2014).

Wat zou er gebeuren als Marjolein wacht en niets doet? (1)

De uroloog en de verpleegkundige die het onderzoek deed, zijn het erover eens: de blaasfunctie is nog heel redelijk. Geen reden om te besluiten tot de zware operatie. Maar beiden hebben met Marjolein gesproken over waarom dit voor haar zo belangrijk is. Als er niets wordt gedaan, zal Marjolein veel van haar werk en sociale leven moeten opgeven óf steeds minder drinken en daar steeds meer (blaas)problemen door krijgen. Bovendien kost plassen-met-assistentie haar steeds meer energie.

Wat zijn de opties en welke voor- en nadelen kleven daaraan? (2, 3, 4)

Het verhaal van Marjolein over haar leven, haar activiteiten en hoe belangrijk die voor haar zijn, maakt dat de arts en verpleegkundige samen tot het besluit komen dat er inderdaad wat moet gebeuren. Ze willen wel ingaan op Marjoleins verzoek de operatie uit te voeren. Zo zal ze zelfstandig kunnen blijven reizen en werken en bovendien veel meer kunnen drinken, wat voor haar gezondheid belangrijk is.
Een andere optie – een suprapubische verblijfscatheter – wordt besproken, maar geeft risico op ontstekingen en het idee staat Marjolein tegen. Vervolgens wordt besproken wat de operatie kan opleveren, maar ook wordt uitvoerig gekeken naar de nadelen. Zo is een grote operatie niet zonder risico, gezien de slechte longfunctie van Marjolein die hoort bij het ziektebeeld.

Weet Marjolein genoeg over wat haar te wachten staat? (5)

Marjolein geeft aan dat ze zich er zo moeilijk iets bij kan voorstellen. De verpleegkundige brengt haar daarom in contact met een mevrouw die eerder de operatie onderging. Na het bezoek aan deze mevrouw thuis, die alles vertelt en laat zien, besluit Marjolein ervoor te gaan.
Vanwege de informatie over de zwaarte van de operatie weet Marjolein dat ze vooraf in haar zorgsysteem dingen moet regelen, zowel met Fokus als met de huisarts. Ze vraagt haar zus, die verpleegkundige is, de eerste week na thuiskomst bij haar te zijn.
De operatie valt haar wel erg zwaar: ze had de informatie ontvangen, maar het toch lichter ingeschat. Achteraf zegt ze zelf: 'Misschien maar goed, want anders had ik wellicht de moed niet gehad... En het was zo'n goede beslissing!'

Naderhand spelen verpleegkundigen van de afdeling urologie een grote rol bij het daadwerkelijk laten slagen van de hele onderneming. In het kader van de nazorg wisselen ze diverse malen met Marjolein uit hoe het gaat en of het lukt om alle handelingen goed uit te voeren, ondanks haar beperkte handfunctie. Ze leren haar oefenen met blaasspoelingen, de materialen uit te proberen en te kiezen, en adviseren een goede leverancier.
Het blijkt een levensveranderende ingreep voor Marjolein te zijn: ze is weliswaar lang uit de roulatie door de zware ingreep en de effecten daarvan op haar spieren, maar is zielsgelukkig met de vrijheid die het haar geeft. Los van de positieve effecten op haar sociale leven blijkt de ingreep haar te hebben verlost

van blaaskrampen. Ze is bovendien fitter doordat ze nu naar behoefte kan drinken en plassen zonder hulp.

4.7 Toepassen en evalueren

Uit het voorgaande blijkt dat ervaringskennis een toegevoegde waarde heeft en nieuwe inzichten oplevert. Dit geldt zowel bij gezamenlijke besluitvorming als in onderzoek en beleid, maar ook binnen organisaties of in kunst:
- Er worden nieuwe vragen en hypothesen geformuleerd.
- Bestaande methodieken in zorg en onderzoek en hun mogelijke vooringenomenheden worden ter discussie gesteld en er wordt waar nodig gezocht naar geschikte(re) methodieken.
- Er wordt een brug geslagen tussen cliënten, patiëntenbewegingen, onderzoekers, beleidsmakers en leken. De dialoog tussen partijen wordt verdiept.
- Resultaten van onderzoek worden op een nieuwe manier geïnterpreteerd. Er worden mensen betrokken die een gevoeligheid hebben voor de oorzaken van fenomenen in de data, de 'verhalen achter de verhalen of achter de cijfers'.
- De impact van zorg, beleid en onderzoek kan meer diepgaand en breder worden overzien.
- De stroom van kennis en ervaring rondom een bepaalde aandoening kan beter samenvloeien en op elkaar worden afgestemd.

(Bronnen: Baur & Anma, 2013; Caron-Flinterman et al., 2005a, 2005b; Kool, 2013; Kool et al., 2013; Kool et al., in druk; Pols, 2005, 2013)

Het toepassen en evalueren van ervaringskennis gaat vaak hand in hand. Al doende, interactief en dialogisch wordt door de cliënt en professional in een proces van gezamenlijke besluitvorming gezocht naar wat wel en niet werkt of past in een bepaalde situatie. Dit wordt in het Engels 'tinkering' genoemd (Mol et al., 2010; Pols, 2013), een ongerichte manier van al doende ontdekken, passen en meten, zoals bij knutselen of fröbelen. Zo wordt kennis die is ontwikkeld onder gecontroleerde omstandigheden verplaatst of vertaald naar kennis die bruikbaar is in de zorgpraktijk en zinvol en toepasbaar is in het dagelijks leven van de cliënt (Bramsen, 2010; Canguilhem, 1966; Mol et al., 2010; Pols, 2013; Van der Donk & Van Lanen, 2014).

4.8 Beschouwing

In dit hoofdstuk hebben we laten zien wat ervaringskennis van patiënten of cliënten is, welke vormen het kan aannemen en hoe het een rol kan spelen bij de gezamenlijke besluitvorming over de zorg op individueel niveau van de cliënt en het cliëntsysteem. Tegelijkertijd hebben we laten zien dat ervaringskennis ook kan worden benut op andere niveaus, namelijk in organisaties, beleid en onderzoek. Ervaringskennis zet soms de wereld op z'n kop. Door te kijken vanuit het perspectief van cliënten wordt zichtbaar hoe de omgeving omgaat met mensen die 'anders' zijn. Dit vraagt soms om een verandering in de gangbare manier van denken en kijken naar mensen met een beperking, en naar de zorg die zij nodig hebben. Ervaringskennis plaatst soms vraagtekens bij de wijze waarop de zorg is georganiseerd of de wijze waarop de maatschappij (geen) ruimte maakt voor mensen met beperkingen. Tegelijkertijd verruimt ervaringskennis het blikveld en ze biedt nieuwe perspectieven.

GERMIEKE QUIST & JOHN VERHOEF

Professionele kennis van zorgverleners

5

Kernpunten
- Professionele kennis is kennis die ontstaan is door de (beroeps)opleiding en de – vaak jarenlange – praktijkervaring van de beroepsbeoefenaar. Deze kennis is grotendeels niet wetenschappelijk getoetst, deels geëxpliciteerd in publicaties, deels ongepubliceerd en impliciet.
- Professionele evidence is professionele kennis vanuit verschillende bronnen, waaronder praktijktheorieën, en praktijkervaring, die gedeeld wordt met collega-zorgprofessionals en die getoetst is en betrouwbaar is bevonden.
- De vraag om professionele kennis en evidence rijst vaak, omdat bestaand bewijs beperkt toepasbaar is in een specifieke complexe situatie.
- Een beoordelingslijst voor verhalen, expert opinion en tekst is een hulpmiddel om systematisch professionele kennis te beoordelen.
- Het expliciet maken, beschrijven en onderbouwen van handelen waar je in de dagelijkse praktijk goede resultaten mee boekt, is een manier om van professionele kennis naar professionele evidence en op den duur naar evidence-based practice te bewegen.

5.1 Inleiding

Als zorgprofessional word je opgeleid om volgens actuele standaarden te werken, en daarnaast maak je gebruik van de resultaten van recent gepubliceerd wetenschappelijk onderzoek. Beslissingen nemen op basis van het best beschikbare bewijs is een van de drie pijlers van evidence-based practice (EBP). In hoofdstuk 2 van dit boek staan uitgangspunten om de interne validiteit, het belang van de resultaten en de toepasbaarheid van gevonden onderzoeksresultaten systematisch te beoordelen. Met name bij de laatste twee onderwerpen, het belang van de resultaten en de toepasbaarheid ervan (externe validiteit), wordt een groot beroep gedaan op de professionele kennis van zorgprofessionals.
In toenemende mate is er in de gezondheidszorg sprake van complexe problematiek waarnaar geen of weinig wetenschappelijk onderzoek is gedaan. Dat kan komen omdat de aandoening zeldzaam is. Een andere oorzaak is dat de cliënten die worden geïncludeerd in een wetenschappelijk onderzoek aan strenge criteria moeten voldoen om een maximale interne validiteit van de resultaten van

het onderzoek te behalen.[1] Indien de geïncludeerde cliënt min of meer lijkt op de cliënt die de zorgprofessional in de praktijk tegenkomt, geeft dat veel informatie over de voor te stellen interventie. Maar bij een cliënt met een ontregelde diabetes mellitus type 2 en bij wie tevens sprake is van hartfalen en knie-artrose wordt dit al lastiger. Voor de drie afzonderlijke aandoeningen in dit voorbeeld is veel bewijs beschikbaar en dat is tevens vertaald naar verschillende richtlijnen voor behandeling of verwerkt in state-of-the-art zorgstandaarden (onder andere NDF Zorgstandaard diabetes, 2013; Multidisciplinaire Richtlijn Hartfalen, 2010; Praktijkrichtlijn Artrose heup-knie, 2010). Uit een studie van Boyd en Fortin (2010) onder ouderen blijkt dat als de beschikbare richtlijnen naast elkaar worden toegepast, er conflicterende interventies worden aanbevolen en er ongunstige uitkomsten voor de cliënt kunnen ontstaan. Ingezette interventies zijn dan niet effectief en ook niet efficiënt. Voor de richtlijn over knie-artrose is er inmiddels een initiatief om de aanbevelingen voor oefeningen aan te passen aan de comorbiditeit (COOA-studie). Dit lijkt een stap in de goede richting en is een mooi voorbeeld van hoe er naar toegewerkt kan worden om meer bewijs te genereren dat toegepast kan worden in de dagelijkse praktijk.

In de beroepspraktijk is er veel ervaring met op maat gemaakte interventies met al dan niet goede resultaten. Practice-based evidence is een term die wordt gebruikt voor toepassing én aanpassing van bewijs aan de individuele cliënt. Cliënten worden niet behandeld als onderzoeksobjecten die moeten voldoen aan bepaalde inclusie- en exclusiecriteria. Bij voorkeur worden zij gegroepeerd door factoren die zij gemeen hebben. Dit type onderzoek respecteert dat mensen complex zijn en niet in het model van 'oorzaak en gevolg' van de wetenschap passen (Swisher, 2010). Kennis van deze interventies is van essentieel belang, omdat het voorbeelden zijn van cliëntgerichtheid in de zorg en als zodanig een aanvulling vormen op de propositionele kennis (gebaseerd op resultaten van wetenschappelijk onderzoek) en de (individuele) persoonlijke kennis waarop een zorgprofessional zich beroept. Indien professionele kennis overtuigend is en wordt gebruikt om evidence-based handelen te onderbouwen, kan dit doorontwikkeld worden tot bewijs (Leeman & Sandelowski, 2012). Deze professionele kennis kan echter alleen door de beroepsgroep worden gebruikt wanneer ze expliciet gemaakt is. Als dit het geval is, blijft de vraag hoe we deze professionele kennis moeten beoordelen op validiteit, belang en toepasbaarheid. Wanneer kan een interventie een best practice of practice-based evidence worden genoemd, hoe kan de zorgprofessional deze ontdekken en gebruiken? In dit hoofdstuk worden hier handvatten voor gegeven. Beschikbare bronnen van professionele kennis worden besproken, aangevuld met hoe deze te beoordelen zijn.

---

1 Veel wetenschappelijk onderzoek is gedaan bij mannen tussen 20-60 jaar. Hierdoor is het moeilijk de resultaten te generaliseren naar andere groepen zoals vrouwen, kinderen of ouderen.

> **Casus**
>
> De heer Blüm, 65 jaar, is gediagnosticeerd met de ziekte van Parkinson (inmiddels fase 3 Hoehn en Yahr). Hij woont alleen; met zijn twee volwassen kinderen heeft hij goed contact. Zij komen ongeveer één keer per maand bij hem op bezoek. De wijkverpleegkundige Bas kent de heer Blüm sinds een aantal weken. De heer Blüm was gevallen en heeft daarbij een lelijke snijwond aan zijn onderbeen opgelopen. Hij had het eerst genegeerd, waardoor er een infectie is ontstaan. Na een bezoek aan de huisarts is de wijkverpleegkundige gevraagd de wondverzorging tijdelijk over te nemen. Inmiddels is de wond bijna dicht en heeft Bas meer zicht op de oorzaak van het valincident. De heer Blüm blijkt veel vragen te hebben over zijn ziekte, met name ook over praktische problemen waar hij tegenaan loopt. In een van de gesprekken die Bas met de heer Blüm heeft, geeft deze aan dat het leven behoorlijk complex voor hem wordt en dat hij steeds meer moeite krijgt om alles te coördineren. Hij geeft tevens aan dat hij behoefte heeft aan informatie en een gesprek wil over de mogelijkheden voor zijn toekomst. Bas vraagt zich af hoe hij de heer Blüm hierin het beste kan ondersteunen.
>
> (Afgeleid van een bron uit <www.fontysmediatheek.nl>)

5.2 Professionele kennis en professionele evidence

Professionele kennis wordt in de literatuur op verschillende manieren gedefinieerd. Doorgaans wordt hiermee bedoeld 'de kennis van de professional'. Ook binnen de gezondheidszorg wordt het concept professionele kennis breed gedefinieerd. Daarin wordt wetenschappelijke kennis samen met persoonlijke kennis en ervaring als belangrijke aspecten van professionele kennis beschouwd, beïnvloed door andere vaardigheden, zoals gedrags- en communicatievaardigheden (Smeijsters, 2006, 2007).

Daarnaast wordt professionele kennis smaller gedefinieerd, namelijk als de individuele kennis van een professional, die gebruikt wordt in het dagelijkse professionele werk. Deze vorm van professionele kennis wordt ook 'professional craft knowledge' genoemd (Titchen, 2000). Dit is handelingsgerichte kennis, die normaliter niet geëxpliciteerd wordt. Deels omdat het er niet van komt, deels omdat deze kennis niet altijd eenvoudig onder woorden te brengen is, en deels omdat men zich niet bewust is van die kennis. Door ervaringen op te doen – al dan niet geleid door theoretische principes – te evalueren en reflecteren en op basis van die inzichten weer te handelen, wordt nieuwe professionele kennis gecreëerd.
Jenicek (2006) beschrijft professionele kennis als die kennis die gebruikt kan worden bij het oplossen van een specifiek klinisch probleem, als het best mogelijke begrip van een gezondheidsprobleem (van een cliënt, een groep cliënten of een gemeenschap).
Deze professionele kennis is gebaseerd op twee kritische elementen: kennis en ervaring in een gegeven context, waarbij de ervaring berust op attitudes en vaardigheden.

Professionele kennis is deels gepubliceerd en deels ongepubliceerd. Gepubliceerde kennis is weliswaar geëxpliciteerd, maar wellicht niet altijd getoetst en betrouwbaar. Een deel van deze professionele kennis staat beschreven in praktijktheorieën, maar is wetenschappelijk nog niet (goed) getoetst. Een tweetal voorbeelden:

> *Wijkverpleegkundigen, die sinds januari 2015 weer zelfstandig een indicatie kunnen stellen voor zorg thuis, hadden behoefte aan een methode om een verpleegkundige diagnose te stellen. In de verpleegkunde bestaat er een internationale classificatie van verpleegkundige diagnoses, resultaten en wetenschappelijk onderbouwde interventies: de NANDA, NOC en NIC-methode, ook wel de NNN-methode genoemd. Kracht van deze methode is dat naast eenduidigheid van taal er bij de diagnosestelling nadrukkelijk naar de oorzaak van het probleem wordt gekeken. Hoewel deze methode in bijna alle opleidingen tot verpleegkundige wordt onderwezen, wordt ze in de praktijk niet op grote schaal toegepast, onder andere omdat de zorginstellingen waar de verpleegkundigen werken andere methoden kiezen. Een model waar in de praktijk van de maatschappelijke gezondheidszorg vaak voor gekozen wordt, is het OMAHA-systeem. Voordeel is ook hier eenduidigheid van taal, maar het systeem wordt ook gekozen omdat het eenvoudig en snel toepasbaar is bij het stellen van een indicatie. Het is gericht op het oplossen van een probleem, maar besteedt nauwelijks aandacht aan de oorzaak achter het probleem. Of dit betekent dat de resultaten van de ingezette interventies anders zijn, is echter nog nooit wetenschappelijk onderzocht. Met beide methoden wordt echter wel gewerkt.*

Ongepubliceerde kennis is moeilijk te vinden, veranderlijk en mogelijk niet getoetst. De betrouwbaarheid van deze ongepubliceerde kennis is dan ook onbekend. Het gebruiken van voornoemde praktijktheorieën gebeurt vaak op basis van inzicht: iets intelligents doen op een intuïtieve manier (Neuweg, 2004). Het wordt door verschillende auteurs het impliciete weten (tacit knowledge) van de professional genoemd (Benner, 1984; Carroll, 1988; Higgs & Titchen, 1995; French, 1999; Rycroft-Malone et al., 2004). De term 'tacit knowledge' is sindsdien niet opnieuw gedefinieerd.

Eerder in dit boek (zie hoofdstuk 1) wordt een onderscheid gemaakt tussen propositionele kennis, professionele kennis en persoonlijke kennis, naar de indeling volgen Benner (1984) en Titchen en McGinley (2003). Onder professionele kennis wordt verstaan:

> 'Kennis die ontstaan is door de (beroeps)opleiding en de – vaak jarenlange – praktijkervaring van de beroepsbeoefenaar. Deze kennis is grotendeels niet wetenschappelijk getoetst, deels geëxpliciteerd in publicaties, deels ongepubliceerd en impliciet.'

Zolang deze impliciete kennis niet geëxpliciteerd wordt en onderwerp van onderzoek is geweest, draagt zij niet of heel beperkt bij aan de gezamenlijke kennis. Binnen een lokale praktijk of een team wordt de kennis gedeeld, en draagt daar mogelijk bij aan het door de cliënt gewenste resultaat, maar daar blijft het dan ook bij. Het gebruik van de beschikbare professionele kennis als onderdeel van evidence-based practice wordt door sommigen ook als een kans gezien, omdat niet alle professionals even vaardig zijn in het vinden van wetenschappelijk bewijs en het leren van collega's kan leiden tot verbeterde praktijkvoering door evidence-informed handelen. Deze evidence kan dan zowel op persoonlijke als op professionele en propositionele kennis gebaseerd zijn (Condon et al., 2016 Meagher-Stewart et al., 2012).

Indien de professional hulp verleent waarbij – gebaseerd op het best beschikbare wetenschappelijke bewijs – de professionele kennis ten dienste staat van het handelen, de directe patiëntenzorg, én daarbij gereflecteerd wordt op dat handelen en geanalyseerd wordt wat de effectiviteit is van het eigen handelen, levert die professional ook een bijdrage aan de ontwikkeling van professionele evidence. Deze professional is naast degene die bewijs uit wetenschappelijk onderzoek toepast, ook degene die samen met de cliënt professionele evidence genereert. Deze invulling van evidence is onder andere te vinden bij Titchen (Higgs & Titchen, 1995; Cox & Titchen, 2003; Titchen & McGinley, 2003) en Kitson (2002). Van der Laan (2003) noemt dit 'practice-based evidence'. Anderen hebben de term overgenomen en dit verschillend gedefinieerd, maar altijd met de duidelijke link naar kennis opgedaan in de dagelijkse praktijk en die daar min of meer effectief is bevonden (Brownson & Jones, 2009; McDonald & Viehbeck, 2007; Dunet et al., 2008; Leeman & Sandelowski, 2012).

Practice-based evidence, eerder in dit hoofdstuk benoemd als toepassing én tevens aanpassing van bewijs aan de individuele cliënt, bevindt zich binnen de bekende figuur van EBP met de drie cirkels die de (drie soorten) kennis van de professional, de wensen en voorkeur van de cliënt en (wetenschappelijk) bewijs vertegenwoordigen, in de overlap tussen 'bewijs' en 'kennis van de professional'. Dat zouden we dus ook professionele evidence kunnen noemen, omdat het voldoet aan de eisen zoals die in hoofdstuk 1 zijn geformuleerd volgens Higgs en Jones (2000), namelijk kennis gebaseerd op verschillende bronnen die getoetst is en betrouwbaar is bevonden.

Professionele evidence is:

> *'Professionele kennis vanuit verschillende bronnen, waaronder praktijktheorieën, en praktijkervaring, die gedeeld wordt met collega-zorgprofessionals en die getoetst is en betrouwbaar is bevonden.'*

Professionele evidence staat volgens de hiërarchie van evidence (zie hoofdstuk 2) op het niveau van expert opinion, de 'mening van deskundigen' of 'algemeen aanvaard handelen'. Bewijs, zoals in richtlijnen opgenomen, heeft vaak betrekking op één aandoening of thema, terwijl de kracht van professionele evidence tot zijn recht komt in de afstemming op het individu (of groep of wijk) in zijn specifieke context. Middels reflectie en systematische analyse en toetsing kan professionele kennis als evidence worden meegewogen in de onderbouwing voor besluitvorming (Smeijsters, 2006). Als het expliciet maken van de professionele kennis op een methodologisch verantwoorde manier gebeurt, ontstaat binnen de professionele evidence bewijs (propositionele kennis). Professionele evidence en practice-based evidence hebben een raakvlak met praktijkgericht onderzoek, namelijk wetenschappelijk onderzoek (uitgevoerd door lectoraten van hogescholen), dat vragen vanuit de professionele praktijk wil beantwoorden. Als zodanig kunnen zij ondersteunend zijn voor het expliciteren van professionele kennis tot professionele evidence én nieuw bewijs.

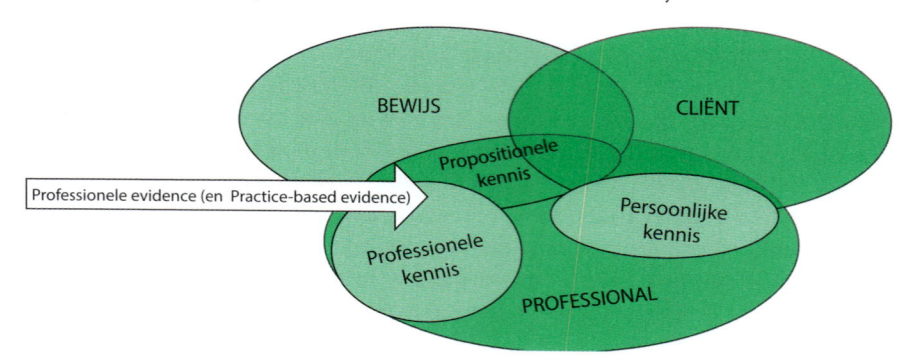

Figuur 5.1   Visualisatie van de plaats van professionele evidence (en practice-based evidence) in evidence-based practice

Het genereren van professionele evidence is een uitdaging voor iedere zorgprofessional, omdat het een beroep doet op het gebruikmaken van de professionele ruimte. Tijdens de beroepsuitoefening heb je te maken met cliënten die zelf denken en opvattingen hebben, je hebt te maken met resultaten uit wetenschappelijk onderzoek en je hebt te maken met je collega-zorgprofessionals (binnen je eigen vakgebied en daarbuiten). Om een evenwichtige afweging te kunnen maken betreffende een voor te stellen interventie zijn de kennis en ervaring (attitude en vaardigheden) van de zorgprofessionals essentieel voor de besluitvorming. Supervisie- en intervisiebijeenkomsten kunnen daarbij behulpzaam zijn. Als op basis van de professionele kennis, in de subjectieve context, onderbouwde afwegingen worden gemaakt om eventueel af te wijken van het best beschikbare bewijs, levert dat kennis op die van belang is voor het handelen van collega-zorgprofessionals. Als jij de expert bent, is dat ook een uitnodiging om jezelf zichtbaar te laten zijn, bijvoorbeeld door middel van deze kanalen. Je bent een waardevolle bron van kennis en als zodanig rolmodel voor minder ervaren zorgprofessionals (op dat gebied). Wanneer er (nog) geen best beschikbaar bewijs is, wordt het des te meer van belang dat professionals hun expertise bekendmaken en elkaars expertise weten te vinden. Daarover meer in paragraaf 5.4.

5.3 Een vraag formuleren

Wijkverpleegkundige Bas uit de casus aan het begin van dit hoofdstuk heeft vaker cliënten meegemaakt met de ziekte van Parkinson. Daarbij ging het veelal om het overnemen van handelingen in het dagelijks leven (ADL) bij mensen in een vergevorderd stadium van de ziekte van Parkinson. De heer Blüm redt het nog redelijk, maar heeft nu wel een duidelijke hulpvraag en Bas vraagt zich af of het niet meer kunnen overzien van alle activiteiten te maken heeft met stress, met cognitieve achteruitgang of met de beperkingen in mobiliteit of dat er mogelijk ook andere factoren een rol spelen. Er lijken bijvoorbeeld nog behoorlijk wat mogelijkheden voor het toepassen van hulpmiddelen. Het is zaak met de heer Blüm in gesprek te gaan, maar is er niet iemand die veel meer verstand heeft van de specifieke problemen bij mensen met de ziekte van Parkinson die met hem mee kan kijken? Hij besluit op zoek te gaan naar een expert op het gebied van de ziekte van Parkinson. Zijn vraag daarbij is: Welke specifieke aspecten zijn van belang om aan de heer Blüm voor te leggen teneinde hem te kunnen ondersteunen in het behouden van de eigen regie ondanks de ziekte van Parkinson? Hij gaat dus op zoek naar (geëxpliciteerde) professionele kennis.

5.4 Zoeken naar professionele kennis en evidence

Bij het zoeken naar professionele evidence is de eerste stap het zoeken naar de bron van de kennis. Als de bron aanwezig en bevraagbaar is, kan gekeken worden of kennis van deze bron geëxpliciteerd kan worden. Hierna is een aantal bronnen van professionele evidence op een rij gezet.

Expert opinion – evidence vanuit de praktijk
Een van de eerste dingen die Bas kan doen is bij collega's informeren of zij iemand kennen met deze specifieke expertise.

Zoeken op internet
De auteurs van richtlijnen zijn doorgaans ook de experts op dat specifieke terrein. Bij het zoeken in databanken wordt zichtbaar wie er veel gepubliceerd hebben over een onderwerp. Dat kan het begin zijn van het zoeken naar experts. Benader de beroepsvereniging met de vraag of er expertgroepen zijn voor een bepaalde doelgroep. Daarnaast kan de (digitale) sociale kaart van een woonplaats geraadpleegd worden en gezocht worden op zorgverleners en

instellingen. Voor de ziekte van Parkinson is er bijvoorbeeld de Parkinson-zorgzoeker <www.parkinsonzorgzoeker.nl/>, waarmee je snel zicht krijgt op wie er in de regio expertise heeft met betrekking tot de ziekte van Parkinson. Googelen op 'verpleegkundige Parkinson' of 'verpleegkundig expert Parkinson' levert een hit voor gespecialiseerd parkinsonverpleegkundige op. 'Expertisecentrum' in combinatie met een specifieke aandoening leidt vaak naar een zorginstelling/kliniek, waarbij je kunt verwachten dat daar experts aan het werk zijn. Experts en expertgroepen zijn ook te vinden op of via LinkedIn, op Twitter (#onderwerp) of in blogs van websites en/of tijdschriften. In de vorige zin zijn de zoektermen ontleend aan de casus, maar de termen kunnen natuurlijk breed gekoppeld worden aan allerlei vragen. In eerste instantie zoeken in de regio en gericht op de Nederlandse situatie lijkt aanbevolen, omdat dit het meeste aansluit bij de individuele situatie van de zorgvrager, groep of wijk.

De kracht van het delen van professionele kennis en evidence wordt steeds meer gewaardeerd en de (digitale) mogelijkheden om dit te doen zijn volop in ontwikkeling. Met name binnen de medische wetenschap zijn er goede voorbeelden. Hoewel het in Nederland niet zo gebruikelijk is, wordt internationaal vaak een wiki-omgeving gebruikt waarin professionals kennis delen. Een wiki-omgeving wordt door de professionals zelf gebouwd en steeds bijgehouden. Een voorbeeld is WikEM, de Global Emergency Medicine wiki (<www.wikem.org/wiki/Main_Page>), een omgeving waarin zowel resultaten van wetenschappelijk onderzoek als recente ontwikkelingen en discussies te vinden zijn over uiteenlopende onderwerpen. WikEM is ook via een app toegankelijk. Of de mogelijkheden van een dergelijke toepassing ook daadwerkelijk worden gebruikt door zorgprofessionals in de dagelijkse praktijk, is nog onderwerp van onderzoek. Archambault et al. (2013) hebben in beeld gebracht dat jonge zorgprofessionals toenemend gebruikmaken van deze mogelijkheden voor kennisoverdracht, maar dat nog goed onderzocht moet worden wat er nodig is om de bruikbaarheid van deze bronnen verder te verbeteren. Illustratief zijn figuur 5.2 en figuur 5.3, twee figuren uit hun overzichtsstudie, die laten zien welke methoden voor kennisoverdracht (collaborative writing applications) in hun studie zijn meegenomen (figuur 5.2) en welke doelgroepen er gebruik van maken (figuur 5.3). <Mijnzorgnet.nl> is een Nederlandse variant die zogenoemde 'communities', een groep mensen met dezelfde specifieke interesse, ondersteunt. ParkinsonNet is een voorbeeld van zo'n zorgnetwerk en heeft een website die verschillende opties biedt om gemakkelijk samen te werken in de zorg voor parkinsoncliënten: ParkinsonConnect. Behalve het beter samenwerken worden op de website (<www.parkinsonconnect.nl/zorgverleners/>) ook 'meer overzicht' en 'leren van elkaar' als voordelen genoemd. Als zorgverlener kun je een account aanmaken en gemakkelijk contact leggen met collega's uit de regio.

5 Professionele kennis van zorgverleners 115

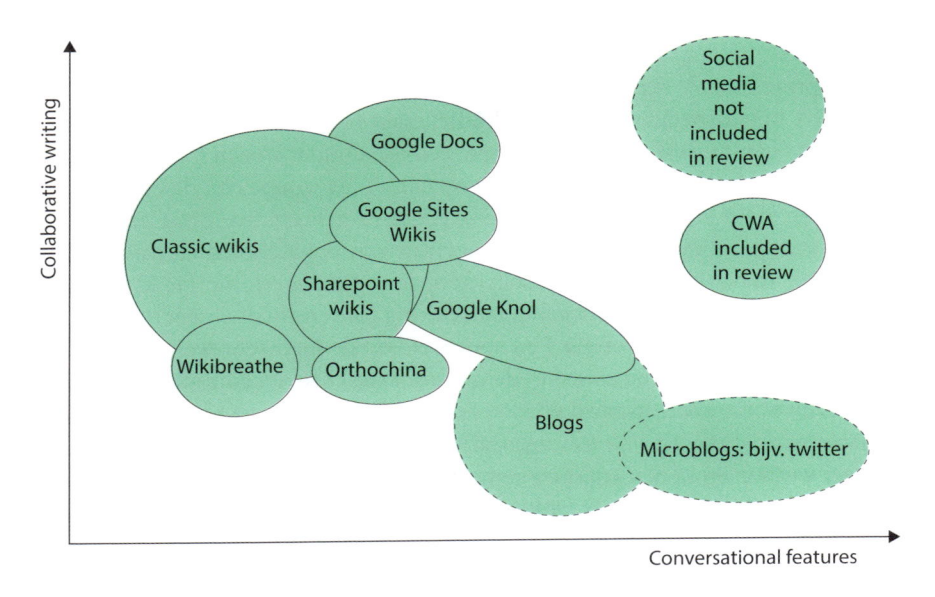

Figuur 5.2 Gevonden methoden van kennisoverdracht zoals wiki-omgevingen, waarin het samen kunnen schrijven (collaborative writing) en het met elkaar in gesprek kunnen gaan (conversational features) worden vergeleken (bron: Archambault et al., 2013)

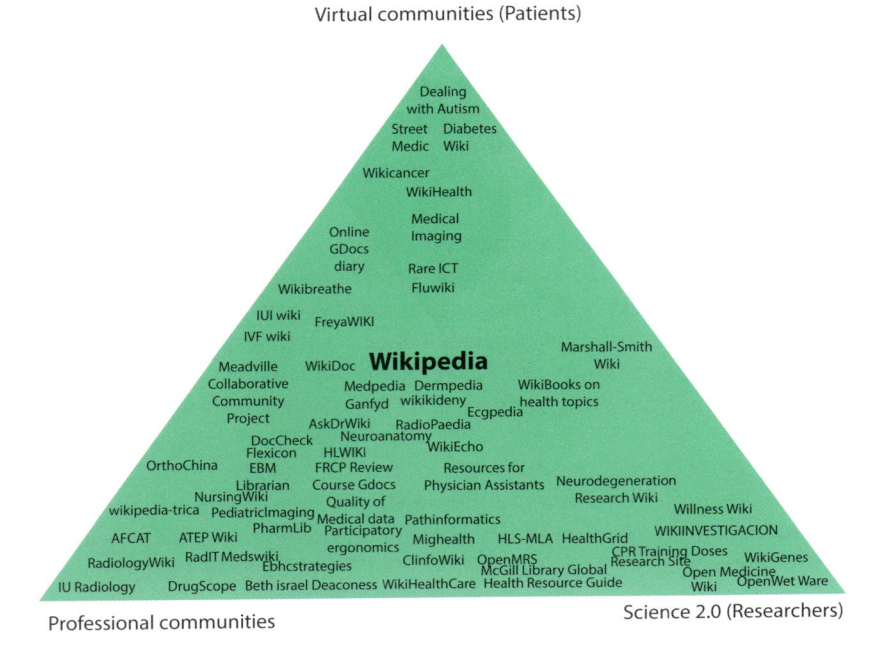

Figuur 5.3 Gevonden methoden van kennisoverdracht (collaborative writing applications) zoals wiki-omgevingen, en de gebruikers (bron: Archambault et al., 2013)

Casestudies (gevalsstudies)

Soms is professionele kennis al expliciet gemaakt door een publicatie in een vaktijdschrift, bijvoorbeeld van een casestudie, maar het kan ook een serie casestudies zijn of een critically appraised topic (CAT). Omdat in een CAT gevonden bewijs reeds is beoordeeld en toegepast op een casus, zou je een discussie kunnen voeren of dit propositionele kennis of professionele evidence is. Casestudies zijn te vinden in bibliotheken en mediacentra van hogescholen en universiteiten en op databanken van vaktijdschriften, zoals SpringerLink. De kracht van gedeelde professionele evidence met betrekking tot een casus wordt herkend en gedeeld door zorgprofessionals. Een voorbeeld uit de medische wereld is mCase Exchange, dat vergelijkbaar is met de hiervoor beschreven communities, web-based is en ook mobiel toegankelijk is, exclusief voor leden van het Congress of Neurological Surgeons (<www.cns.org/mcase>). Via mCase kunnen inzichten gedeeld worden en kan er rondom een casus samengewerkt worden met neurochirurgen uit de regio, maar ook wereldwijd. Overigens bestaan er vanwege het onderkende belang van practice-based evidence (professionele evidence) sinds ongeveer 2012 databanken met (peer reviewed) case reports, bijvoorbeeld van BMJ (<http://casereports.bmj.com/>) en Flinders University in Australië (<www.jmedicalcasereports.com/>), die relevante informatie bevatten voor verschillende disciplines over diverse veelvoorkomende of juist minder voorkomende casuïstiek.

Best practices

Een andere manier is het zoeken op internet met de term 'best practice' of 'goede voorbeelden' in combinatie met het onderwerp waarnaar je op zoek bent. Een voorbeeld is de website Goede Voorbeelden Palliatieve Zorg (<www.goedevoorbeeldenpalliatievezorg.nl/>).

Congressen, abstracts, papers

Nog niet gepubliceerd maar wel al uitgevoerd onderzoek wordt vaak gepresenteerd op een congres of symposium. Overzichten via abstracts (abstractbooks) zijn dan ook vaak een bron van informatie over lopend onderzoek en onderzoeksteams die zich met bepaalde onderwerpen bezighouden. Zeker als deze ook digitaal beschikbaar zijn, is het relatief gemakkelijk zoeken op onderwerp en levert het informatiegegevens op over de onderzoekers en hun onderzoeksthema's.

Resultaten van grote onderzoeksprogramma's

Grote onderzoeksprogramma's zoals die van ZonMw geven een uitgebreid overzicht van lopende en afgeronde projecten. Veelbelovende projecten, de zogeheten parels, komen in de publiciteit. Deze parelprojecten worden onder andere door ZonMw geselecteerd omdat ze goed te implementeren zijn in de praktijk (<www.zonmw.nl/nl/over-zonmw/parels/>). Ook wordt er aandacht besteed aan goede voorbeelden (<www.zonmw.nl/nl/over-zonmw/praktijkgericht-onderzoek/goede-voorbeelden/>). Van het nationaal 'Programma Ouderenzorg' zijn de resultaten na afloop opgenomen in een nieuwe website (<www.BeterOud.nl>; <www.zonmw.nl/nl/programmas/programma-detail/nationaal-programma-ouderenzorg/algemeen/>; <www.beteroud.nl/ouderen>). Hier vind je trends en ontwikkelingen op het gebied van zorg voor ouderen. Van SIA-RAAK-programma's, specifiek voor praktijkgericht onderzoek uitgevoerd door hogescholen, is een overzicht van afgesloten en lopende projecten te vinden via de projectenbank <www.sia-projecten.nl/>.

Kenniscentra

In 2002 is door het Sociaal en Cultureel Planbureau (SCP), naar aanleiding van een inventariserend onderzoek, een voorstel gedaan voor de omschrijving van een kenniscentrum (zie kader). Kenmerkend is dat hier opgemerkt wordt dat er op basis van een behoefte aan het vinden van professionele kennis, zoals het in dit boek wordt genoemd, een eenheid georganiseerd wordt waar die kennis en evidence te vinden is. Dat sluit aan bij wat in deze paragraaf beschreven wordt als bron van professionele kennis. Het SCP fungeert zelf ook als bron van informatie (<www.scp.nl/Onderwerpen>). Best practices, die vaak nog verder onderzocht moeten worden maar al wel hun nut hebben bewezen in de praktijk, zijn terug te vinden in kenniscentra zoals bijvoorbeeld Vilans (voor goede en betaalbare langdurige zorg; <www.vilans.nl/onze-kennispleinen.html>), Movisie (voor professionals in de sociale sector; <www.movisie.nl/effectieve-sociale-interventies>) en Expertisecentrum mantelzorg (over mantelzorg; <www.expertisecentrummantelzorg.nl/em/dossiers-voor-professionals.html>). Een kenniscentrum dat hier wordt bedoeld, is doorgaans gericht op verbetering en innovatie van de alledaagse praktijk van zorg en welzijn.

Kenmerken van een kenniscentrum volgens Ketting (2002)

'Een kenniscentrum is een organisatorische eenheid, die primair en minimaal tot taak heeft gefundeerde kennis over specifieke thema's en doorverwijzingen naar gerelateerde kennis elders beschikbaar te stellen, met als doel externe kennisvragers, die deze kennis voor praktische doeleinden behoeven, actief, snel en effectief de betreffende kennis te kunnen laten vinden. Een gespecialiseerde website is hiervoor een gebruikelijk medium.'

Deze omschrijving tracht recht te doen aan de volgende essentiële kenmerken, die zich in de praktijk al hebben ontwikkeld of die wenselijk worden gevonden:
1. Het betreft een organisatorische eenheid. Dit kan een zelfstandige instelling zijn of een afdeling van een grotere instelling.
2. Een belangrijk onderscheidend criterium voor een kenniscentrum is dat het gefundeerde kennis beschikbaar stelt, en niet simpelweg informatie. Dit betreft veelal wetenschappelijke kennis, maar het kan ook om gesystematiseerde ervaringskennis gaan (evidence).
3. Een kenniscentrum is gespecialiseerd op een bepaald thema en vervult ook de functie van doorverwijzen van kennisvragers naar andere specialisten op dit thema.
4. De doelgroepen van een kenniscentrum zijn externe vragers naar kennis en evidence. Algemene toegankelijkheid, in bijzondere gevallen beperkt tot leden, is een essentieel kenmerk.

5. Het gaat om kennis die nodig is voor de oplossing van praktijkvraagstukken. Kenniscentra dienen idealiter een brugfunctie te vervullen tussen wetenschap (of gefundeerde ervaringskennis) en praktijk.
6. De kennis dient snel en effectief toegankelijk te zijn en actief te worden verspreid. Dit betekent meestal toegang via internet. Het verwijst daarnaast ook naar de vertaalfunctie die kenniscentra idealiter zouden moeten vervullen.
7. Een belangrijk medium voor kennisbemiddeling is de website. Kenniscentra zonder website zijn vrijwel ondenkbaar, gezien de verschillende functies die zij vervullen. Dit sluit overigens bepaald niet uit dat er ook andere werkmethoden worden gebruikt. Vandaar dat dit een minimale eis is.

Lectoren

Sinds 2002 zijn er lectoraten verbonden aan de hogescholen. Uitvoeren van praktijkgericht onderzoek in de beroepspraktijk samen met zorgprofessionals, vertegenwoordigers van de patiënten/cliënten, docenten en studenten is een belangrijke taak van de lectoraten. Juist daarin is de wisselwerking tussen de dagelijkse praktijk, de patiënten/cliënten, wat professionals doen en waarom zij het op een bepaalde manier doen, regelmatig aan de orde. Praktijkgericht onderzoek maakt gebruik van reeds aanwezige evidence en bewijs. Het is van belang dat de kwaliteit van dit onderzoek hoog is (Gezondheidsraad, 2010). Als het aan die eisen voldoet, zijn de resultaten van praktijkgericht onderzoek op hun beurt weer een bron van professionele kennis en een broedplaats voor practice-based evidence en evidence-based practice. Op de website van elke hogeschool is een overzicht te vinden van de lectoraten. Zoeken naar een lector kan ook via <www.scienceguide.nl/lectoren.aspx> en de Vereniging van Hogescholen (de vroegere HBO-raad: <www.vereniginghogescholen.nl>).

Volgens de Wetenschappelijke Raad voor het Regeringsbeleid (WRR) is het stimuleren van kenniscirculatie – het beter gebruikmaken van bestaande kennis – cruciaal om de responsiviteit van de Nederlandse economie te vergroten en een lerende economie tot stand te brengen (Wetenschappelijke Raad voor het Regeringsbeleid, 2014). Dat vraagt volgens de WRR onder andere om de (verdere) ontwikkeling van onderwijs- en onderzoeksinstellingen tot regionale/landelijke kenniscentra die samenwerken en die structureel zijn verbonden met hun omgeving. Hoewel hogescholen een bron van professionele kennis en practice-based evidence zijn, staan zij tevens voor de uitdaging om zich als kennispoort te positioneren: als 'online community' en fysieke leerplaats (Putters, 2014). De zorgprofessional kan er kennis, evidence en bewijs halen én brengen, en gebruikmaken van de mogelijkheden van de lectoraten om eigen kennis expliciet te maken.

Het expliciet maken van professionele kennis draagt bij aan het verbeteren van de kwaliteit van de zorgverlening in de beroepspraktijk van en door professionals. Als zodanig sluit het aan bij de methodiek van practice development, waarbij een blijvende verandering met als uitgangspunt persoonsgerichte zorg de insteek is (Munten, 2012). Omdat daarbij samenwerking en kennisontwikkeling centraal staan, is deze methodiek ook heel bruikbaar tijdens de opleiding van zorgprofessionals in de praktijk. In dat kader zijn er samen met onder andere hogescholen leernetwerken en zorginnovatiecentra opgericht. Binnen deze setting wordt het vinden, toepassen, evalueren en ontwikkelen van professionele kennis ingebed in de opleiding van (toekomstige) zorgprofessionals.

Cliënten
Een vrij nieuwe ontwikkeling in Nederland is het inzetten van cliënten om de professionele kennis van zorgprofessionals te verbeteren. Het belang van de ervaringskennis van cliënten is uitgebreid aan bod gekomen in hoofdstuk 4. Toch wordt het hier ook genoemd, omdat het gezien kan worden als een (indirecte) bron van geëxpliciteerde professionele kennis. Een mooi voorbeeld daarvan is het onderwijsprogramma 'Patiënt Partners', dat tot stand is gekomen in samenwerking met het Reumafonds en speciaal opgeleide docenten inzet die zelf reumapatiënt zijn (<www.patientpartners.nl/wij-zijn-er-voor-jou/zorgprofessionals/>). Dit programma biedt de verpleegkundige zorgprofessionals een bijzondere kans om het ziektebeeld goed uitgelegd te krijgen en men kan van dichtbij de specifieke verschijnselen onderzoeken en bespreken. Aandacht voor de impact van de ziekte op het dagelijks leven staat voorop. Afhankelijk van de beroepsgroep wordt in het onderwijsprogramma het accent gelegd op de diagnostiek, de functiemogelijkheden of de sociale/psychologische gevolgen van de ziekte. Ook in de geestelijke gezondheidszorg (ggz) is inmiddels ervaring opgedaan met het inzetten van ervaringsdeskundigen om zorgprofessionals te trainen (<www.youtube.com/watch?v=9dN9Lr1gT_8>). Afhankelijk van de vraag die je als zorgprofessional hebt, is het mogelijk je professionele kennis met betrekking tot een bepaalde problematiek te vergroten door te rade te gaan bij ervaringsdeskundigen. In het geval van onze casus zou er een beroep gedaan kunnen worden op het eerdergenoemde ParkinsonConnect, waar cliënten hun ervaringen delen met zorgverleners (<www.parkinsonconnect.nl/voordelen/>). Verhalen over goede interventies en effectieve behandelingen kunnen de wijkverpleegkundige Bas ondersteunen in het bedenken van een voor te stellen behandelstrategie.

5.5 Beoordelen van professionele kennis en evidence

Alle in paragraaf 5.4 genoemde bronnen van professionele kennis en evidence kunnen op vergelijkbare manier worden beoordeeld. Van belang is om te verifiëren of de bron te achterhalen is en of diegenen die het betreft daadwerkelijk een expert is op het specifieke onderdeel. Dit kan vastgesteld worden door te kijken of er publicaties op naam van de expert staan en of er door anderen wordt verwezen naar de mening van deze expert(groep). Een hulpmiddel om systematisch te werk te gaan is een beoordelingslijst (zie figuur 5.4).

Gagnier et al. (2013) hebben op basis van consensus een checklist ontwikkeld voor het beoordelen van een casestudie. Op basis van deze checklist kan een n

= 1-studie, het verhaal van een individuele cliënt, beoordeeld worden op volledigheid en wordt de transparantie van de werkwijze van de zorgprofessional vergroot, waardoor het beter mogelijk wordt een goede afweging te maken of de professionele evidence die is gedeeld ook van toepassing is op de 'eigen' cliënt. De Care-checklist is te downloaden van <www.care-statement.org/>.

Voor het algemeen aanscherpen van je beoordelingsvermogen betreffende de bruikbaarheid van informatie gevonden op internet, zijn handige tips te vinden op de universiteitsbibliotheek van de Vrije Universiteit Amsterdam: <http://webcursus.ubvu.vu.nl/cursus/default.asp?lettergr=klein&cursus_id=139&pagnr=29&module_id=504>.

JBI Critical Appraisal Checklist for Narrative, Expert opinion & text

Reviewer _____ Date _____

Author _____ Year _____ Record Number _____

	Yes	No	Unclear	Not Applicable
1. Is the source of the opinion clearly identified?	☐	☐	☐	☐
2. Does the source of theopinion have standing in the field of expertise?	☐	☐	☐	☐
3. Are the interests of patients/clients the central focus of the opinion?	☐	☐	☐	☐
4. Is the opinion's basis in logic/experience clearly argued?	☐	☐	☐	☐
5. Is the argument developed analytical?	☐	☐	☐	☐
6. Is there reference to the extant literature/evidence and any incongruencywith it logically defended?	☐	☐	☐	☐
7. Is the opinion supported by peers?	☐	☐	☐	☐

Overall appraisal: Include ☐   Exclude ☐   Seek further info ☐

Comments (Including reason exclusion)
_____
_____
_____

Figuur 5.4   Beoordelingslijst voor verhalen, expert opinion en tekst

Sommige interventies die in de praktijk worden gebruikt, zijn niet bewezen effectief, maar kunnen wel van zodanige kwaliteit zijn dat ze goed bruikbaar zijn. Van Yperen en Veerman (2008) hebben een kader opgesteld waarin de effectiviteit van interventies is ingedeeld in een aantal niveaus. Zij koppelen het begrip 'effectiviteit' aan het ontwikkelingsstadium waarin een interventie verkeert. Daarvoor hebben zij de zogeheten 'effectiviteitsladder' ontwikkeld (zie figuur 5.5).

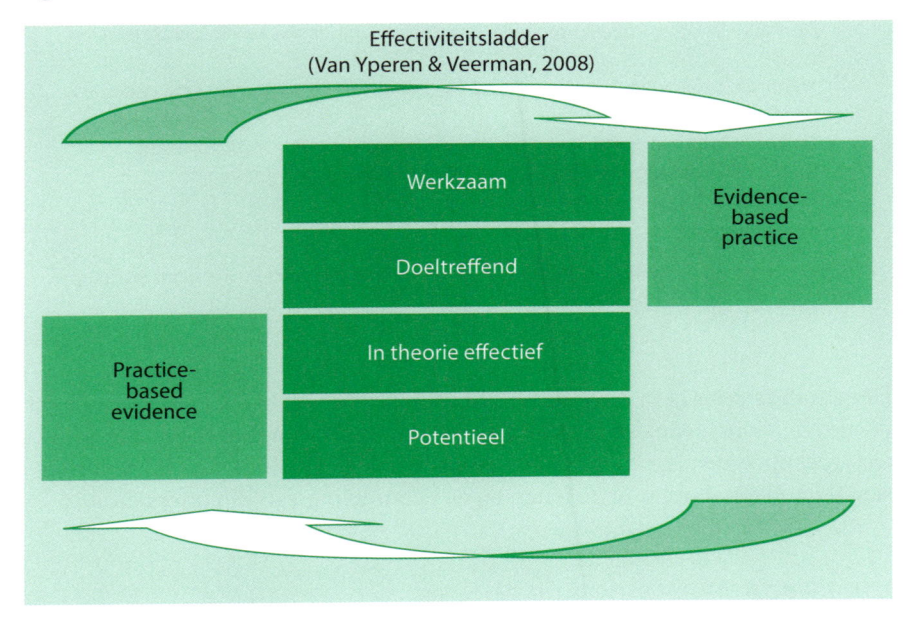

Figuur 5.5 Ontwikkelingsstadium gekoppeld aan bewezen effectiviteit

Dit instrument wordt gebruikt door het eerdergenoemde Movisie, maar ook door het Nederlands Jeugdinstituut. Dit instrument (vergelijkbaar met de gedachte achter 'hiërarchie van bewijs') is ontwikkeld voor interventies in complexe situaties (met name in het sociale domein) waarvan de effectiviteit niet met een RCT is aan te tonen (<www.nji.nl/De-effectladder>; <www.nji.nl/nl/(301939)-55-Vragen-over-effectiviteit.pdf>). Bij bruikbare professionele evidence zal het gaan om interventies op in ieder geval niveau 1, theoretisch goed onderbouwd. Dit instrument is inmiddels doorontwikkeld en criteria die bij niveau 1 beschreven zijn door het Nederlands Centrum Jeugdgezondheid zijn onder andere:

- Er is een analyse van het probleem waarvan gegevens over – onder andere – aard, ernst, omvang en spreiding deel uitmaken en waarin de factoren zijn meegenomen die met het probleem samenhangen.

> - Er is een theoretische onderbouwing waarin het probleem, de doelgroep, het doel en de aanpak (de werkzame factoren) in een samenhangend betoog zijn vervat.
> - Doelgroep, doelen en werkwijze sluiten bij elkaar aan.
> - De doelgroep is gedetailleerd in kaart gebracht, inclusief kenmerken als cultuur, probleembeleving, motivatie, mogelijkheden en bereikbaarheid.
> - Er zijn gegevens over indicatie en contra-indicatie.
> - Er zijn expliciete doelen geformuleerd, zo nodig onderscheiden in voorwaardelijke doelen en einddoelen.
> - De werkwijze is zo volledig mogelijk beschreven op het niveau van concrete activiteiten.
> - Volgorde, frequentie, intensiteit, duur en timing van contacten en activiteiten zijn gegeven.
> - De benodigde materialen en hun verkrijgbaarheid zijn duidelijk beschreven.
> - De ontwikkelaar, eigenaar of uitvoerende organisatie wordt genoemd.
> - Criteria voor toepasbaarheid in de praktijk.
>
> (Bron: <www.ncj.nl/richtlijnen/jgzrichtlijnenwebsite/details-richtlijn/?richtlijn=9&rlpag=681>(gezocht op 'effectladder')

Hoewel deze criteria in beginsel beschreven zijn voor gebruik door commissies die de effectiviteit van een interventie moeten beoordelen (bijvoorbeeld voor het wel/ niet opnemen in een richtlijn), geven zij ook aan de individuele zorgprofessional handvatten waar op te letten bij de beoordeling van een interventie.

5.6 Gezamenlijke besluitvorming

De ultieme positieve toepassing van professionele evidence is het gewenste resultaat voor de cliënt. Dit betekent voor de heer Blüm dat hij specifieke informatie krijgt over en keuzes kan maken uit ondersteuningsmogelijkheden en hulpmiddelen om hem te versterken in zijn zelfredzaamheid en het behoud van de eigen regie. Bas heeft inmiddels met de heer Blüm een inventarisatie gemaakt van alle activiteiten die hij zoal onderneemt om zelfstandig thuis te kunnen (blijven) wonen. Hij heeft daarvoor twee instrumenten gebruikt waar hij goede ervaringen mee heeft. Er is een zelfredzaamheidsradar (<www.goed-gebruik.nl/algemeen/nieuws/zelfredzaamheidsradar-digitaal->) ingevuld en een netwerkscan gemaakt (<www.invoorzorg.nl/docs/ivz/toolbox/LdH%20Netwerkscan%20Cli%C3%ABntsysteem.pdf>). Daardoor is voor de heer Blüm meer concreet geworden waar de 'zwakke plekken' in zijn systeem zitten en hij herkende zich daar grotendeels in. Het feit dat zijn kinderen weinig voor hem doen op dit moment, vindt hij prettig. Hij realiseert zich echter dat hij met hen in gesprek zal moeten gaan om te bekijken wat hun mogelijkheden zijn, waarop hij eventueel een beroep kan doen. Dit is van belang, omdat hulp vanuit zijn netwerk meegewogen wordt bij het beschikbaar komen van andere middelen. De verpleegkundig specialist met als aandachtsgebied domotica en een bekende ergotherapeut zijn door Bas geraadpleegd om zich te oriënteren op het gebruik van hulpmiddelen voor in huis. Bij beide kwam ook weer het ParkinsonNet ter sprake. De ergotherapeut is lid van ParkinsonNet en heeft vaak overleg met de parkinsonverpleegkundige. Ook kent zij de fysiotherapeut en hebben ze bijvoorbeeld gezamenlijk bijscholingen op basis van casuïstiek, waarbij de cliënt soms ook aanwezig kan zijn. Zij stelt voor om samen met deze verpleegkundige en Bas een huisbezoek af te leggen bij de heer Blüm om te kijken wat de mogelijkheden zijn voor het gebruiken van specifieke hulpmiddelen. Op basis daarvan is het voor de heer Blüm beter mogelijk afwegingen te maken en prioriteiten te stellen. Ook zal duidelijk worden of hij nog meer informatie nodig heeft.

De heer Blüm geeft aan tevreden te zijn met de ingeslagen weg en het beroep dat hij daarbij kan doen op verschillende zorgprofessionals. Voorlopig houdt hij zelf de regie.

Bij de gezamenlijke besluitvorming kan het goed zijn om methodisch te werk te gaan en een keuzehulpmiddel te gebruiken. Informatie hierover is te vinden op <www.zelfmanagement.com/thema-s/gedeelde-besluitvorming>.

5.7 Toepassen

Hier gaat het om het toepassen van de gevonden professionele evidence als deze past bij de voorkeur van de cliënt en aan de beoordeling voldoet. Het is een oproep aan Bas om samen te gaan werken met, of in, expertgroepen. Met name de digitale mogelijkheden van zorgnetwerken (als ParkinsonConnect en Mijnzorgnet), kenniscentra, vaktijdschriften en beroepsverenigingen kunnen benut worden voor het delen van toepassingen van professionele evidence.

5.8 Evalueren

Bij de evaluatie is het nodig dat naar product (resultaat) en proces wordt gekeken, maar zeker ook naar de interactie tussen die twee en de context. Is er daadwerkelijk professionele evidence gevonden, heb ik op de juiste plaatsen gezocht, was deze van goede kwaliteit en toepasbaar op de casus? De vraag om professionele evidence rijst vaak, omdat bestaand bewijs beperkt toepasbaar is in een specifieke complexe situatie (zie par. 5.1). De nauwkeurig beschreven evaluatie, bijvoorbeeld in de vorm van een casestudie, kan bijdragen aan het verder expliciet maken van het professioneel handelen.

5.9 Beschouwing

Het expliciet maken, beschrijven en onderbouwen van handelen waar je in de dagelijkse praktijk goede resultaten mee boekt, is een manier om van professionele kennis naar professionele evidence en op den duur naar evidence-based practice te bewegen. Het gaat daarbij niet alleen om het handelen zelf, de interventie, maar vooral ook om de complexe context en de achterliggende mechanismen die ervoor zorgen dat een interventie aan bepaalde resultaten bijdraagt (Hermans, 2014). Bij de evaluatie van werken met professionele kennis, dat een onderdeel is van evidence-based practice, is het zaak om de werkzame bestanddelen van de toepassing zorgvuldig in kaart te brengen. Wat zijn de verschillende perspectieven (cliënt, bewijs, praktijk, context, zorgprofessionals, beleid) en hoe kunnen deze elkaar aanvullen, zodat de cliënt tot een goede keuze kan komen?

Gebruikte praktijktheorieën worden steeds beter onderbouwd en de databanken voor 'goede' interventies groeien. De uitdaging is de specifieke context van de cliënt (groep, wijk) voor ogen te houden en op basis van onderbouwde afwegingen samen met de cliënt tot een keuze te komen voor resultaatgericht en vraaggericht professioneel handelen. Daar wordt niet alleen de cliënt, maar ook de zorgprofessional beter van.

HESTER VERMEULEN & ESTHER STEULTJENS

Richtlijnen 6

Kernpunten
- Een evidence-based richtlijn is een document met aanbevelingen, gericht op het verbeteren van de kwaliteit van zorg.
- Het toepassen van evidence-based richtlijnen is een geschikte manier om wetenschappelijke inzichten te integreren in de dagelijkse beroepspraktijk en variatie in zorg te voorkomen.
- Richtlijnen worden ontwikkeld door organisaties van zorgprofessionals in samenspraak met zorggebruikers, en zijn onder andere via beroepsverenigingen te verkrijgen.
- Het ontwikkelen van richtlijnen wordt systematisch uitgevoerd conform de criteria voor Evidence-Based Richtlijn Ontwikkeling, zoals beschreven in de Kennisbank richtlijnontwikkeling.
- Bij het beoordelen van richtlijnen kan het AGREE-II-instrument worden gebruikt.
- Richtlijnen worden gezien als kwaliteitsstandaard en zijn bedoeld als leidraad voor het professioneel redeneren en gezamenlijk besluiten nemen.

Casus 1

Mevrouw De Vries komt vandaag voor de eerste keer naar het het MS-centrum in het ziekenhuis voor een afspraak met de verpleegkundige. Ze heeft bij het maken van de telefonische afspraak gemeld dat ze sinds één jaar MS heeft, vermoeid raakt en bang is haar werk hierdoor te verliezen. Ze heeft op de site van het MS-centrum gelezen dat het centrum aangesloten is bij MS-zorg Nederland. Ze is verder actief in een van de MS-patiëntenverenigingen en vindt een goede kwaliteit van zorg zeer belangrijk. Tijdens het eerste gesprek met haar vraag je je af of mevrouw De Vries ook cognitieve problemen heeft. Je zou dit graag willen screenen, maar je weet niet goed hoe.

Casus 2

Via de huisarts ben je gevraagd contact op te nemen met de dochter van mijnheer Van Kessel. De heer Van Kessel heeft vorig jaar een CVA gehad, waardoor hij minder actief is dan voorheen, en zijn dochter maakt zich zorgen, zowel om zijn levenslust als om het feit dat haar moeder zwaar belast lijkt met de zorg voor haar vader. Je hebt een telefonische afspraak met de dochter om meer informatie te krijgen voordat je een afspraak met het echtpaar Van Kessel maakt. Je vraagt je af hoe complex de problemen zijn en of je deze zorg alleen kunt leveren of dat je ook anderen in moet schakelen.

6.1 Inleiding

In beide casussen komen verschillende aspecten van het leven met een chronisch neurologische aandoening aan de orde die vaak het domein van één gezondheidszorgdiscipline (paramedisch of verpleegkundig) overstijgen. De aandoening en de gevolgen hiervan op het dagelijks leven van de cliënt zijn vaak zeer complex en kennen een grote variatie in verschijningsvormen, waardoor de gezondheidszorg bijna altijd een interdisciplinaire aanpak vraagt, en een grote mate van specialisatie van de professional. Afhankelijk van de setting waarin de zorg geboden wordt, is deze interdisciplinaire aanpak in meer of mindere mate georganiseerd. Echter, met de huidige ontwikkelingen in de gezondheidszorg en de focus op de eigen regie van de cliënt is het van belang dat in elke setting deze interdisciplinaire zorg beschikbaar is voor de cliënt. Richtlijnen, met daarin aanbevelingen voor zorg van hoge kwaliteit, kunnen je daarbij sterk ondersteunen. Richtlijnen bieden namelijk een duidelijk overzicht van het huidige beste wetenschappelijke bewijs en bevatten aanbevelingen voor toepassing van dit bewijs in de bestaande gezondheidszorg. Dit hoofdstuk geeft een overzicht van hoe richtlijnen ontwikkeld en gebruikt worden.

6.2 Richtlijnen

Binnen de gezondheidszorg heeft de ontwikkeling van richtlijnen de afgelopen decennia een grote vlucht genomen, aanvankelijk vooral binnen de medische zorgverlening, later ook binnen de paramedische en verpleegkundige zorgverlening. Een duidelijke definitie van het begrip richtlijn wordt gegeven in het rapport 'Richtlijn voor Richtlijnen' (Regieraad Kwaliteit van Zorg, 2012):

> 'Een richtlijn is een document met aanbevelingen, gericht op het verbeteren van de kwaliteit van zorg, berustend op systematische samenvattingen van wetenschappelijk onderzoek en afwegingen van de voor- en nadelen van de verschillende zorgopties, aangevuld met expertise en ervaringen van zorgprofessionals en zorggebruikers. Hierbij worden de volgende kenmerken van kwaliteit van zorg onderscheiden: effectiviteit, veiligheid, patiënt-/cliëntgerichtheid, doelmatigheid, tijdigheid, gelijkheid.'

Richtlijnen worden veelal opgesteld door organisaties van zorgprofessionals en hebben een adviserend karakter. Ze zijn primair bedoeld voor zorgprofessionals en (potentiële) zorggebruikers en zijn een hulpmiddel bij het nemen van beslissingen en het maken van keuzes in de dagelijkse praktijk. Een richtlijn bestaat uit een set van aanbevelingen die een leidraad vormen voor het beroepsmatig handelen. Wanneer richtlijnen gebaseerd zijn op bewezen wetenschappelijke feiten, spreekt men van evidence-based richtlijnen. Door het gebruik van evidence-based richtlijnen worden wetenschappelijke inzichten geïntegreerd in de dagelijkse praktijk, waarbij het cliëntenperspectief expliciet meegenomen wordt. In Nederland wordt de standaard in richtlijnontwikkeling gezet door het rapport 'Richtlijn voor Richtlijnen' (Regieraad Kwaliteit van Zorg, 2012). In de voorgestelde werkwijze wordt aandacht besteed aan zowel het voorbereiden als het ontwikkelen en het afronden van nieuwe richtlijnen. De handleiding voor Evidence-Based Richtlijn Ontwikkeling (CBO, 2007) maakt hier onderdeel van uit.

Naast richtlijnen bestaan er ook protocollen en zorgstandaarden. Protocollen zijn lokaal ontwikkeld en geven een exacte omschrijving van het handelen van de zorgprofessionals en bevatten vooral organisatorische afspraken over wat er wanneer plaats hoort te vinden. Protocollen zijn vaak afgeleid van nationale richtlijnen.

Zorgstandaarden geven een beschrijving van het minimale niveau van goed handelen vanuit het perspectief van de zorggebruiker. In zorgstandaarden wordt niet alleen de zorginhoud behandeld, maar ook de organisatie van zorg en de ondersteuning van zelfmanagement. In het kader van het kwaliteitsbeleid in de zorg heeft het Zorginstituut Nederland zorgstandaarden ontwikkeld voor een groot aantal chronische aandoeningen (z.j.). Hierin staat vermeld wat een cliënt minimaal aan zorg mag verwachten. Zo is de vraag bij de tweede casus deels te beantwoorden met de informatie uit de Zorgstandaard CVA (Kennisnetwerk CVA Nederland & Platform Vitale Vaten, 2011). Hiervan bestaat ook een versie voor cliënten (Kennisnetwerk CVA Nederland & Platform Vitale Vaten, 2013).

Doel richtlijnontwikkeling

Richtlijnen worden ontwikkeld met als doel de kwaliteit van de patiëntenzorg te garanderen en te verbeteren. Hoe dragen richtlijnen bij aan het garanderen en verbeteren van de kwaliteit van zorg? Deze vraag kan op twee niveaus worden beantwoord: op het niveau van de beroepsgroep en op het niveau van de individuele zorgprofessionalbehandeling waarin de verpleegkundige en de cliënt gezamenlijk besluiten nemen.

Voor de beroepsgroep geldt dat richtlijnen de zorg transparant maken. Daarnaast dragen richtlijnen bij aan het terugdringen van verschillen in aanpak, ze dragen bij aan uniformiteit van handelen. Zorgprofessionals kunnen richtlijnen ook gebruiken voor het bijhouden van kennis en voor onderwijs- en nascholingsdoeleinden. Ten slotte stimuleren richtlijnen de onderlinge samenwerking doordat ze leidend kunnen zijn voor het opstellen van samenwerkingsafspraken. Dit laatste is van belang, omdat binnen de gezondheidszorg ketenkwaliteit een steeds belangrijkere plaats inneemt. Bij het ontwikkelen van richtlijnen wordt daarom afstemming gezocht met richtlijnen van andere zorgprofessionals. Daarnaast, wordt ook gekozen voor een interdisciplinaire ontwikkeling, zoals bijvoorbeeld: de richtlijnen Multiple sclerose (2013), Decubitus (2011), Bipolaire stoornissen (2015) en Beroerte (2009; 2016 (herziening in ontwikkeling)).

Voor de individuele zorgprofessionalbehandeling geldt dat richtlijnen ondersteuning geven bij het nemen van beslissingen in het proces van diagnostiek,

behandeling, begeleiding, verpleging en verzorging. Ze functioneren als een referentiepunt voor oriëntatie en educatie, ze leveren voor de professional criteria voor zelfevaluatie en intercollegiale toetsing, en ten slotte kunnen richtlijnen een aanzet geven om een handelwijze in een bepaalde richting te veranderen.
Ten slotte, omdat het mogelijk is gemotiveerd af te wijken van de richtlijn – richtlijnen zijn geen vrijblijvende aanwijzingen, maar zijn ook niet bedoeld als keurslijf – blijft de verantwoordelijkheid voor het eigen handelen daarmee zowel bij de individuele zorgprofessional als bij de cliënt (Hendriks et al., 2000; Visser & Wams, 1998).

Er komen voor steeds meer aandoeningen evidence-based richtlijnen, die zowel interdisciplinair als monodisciplinair opgesteld zijn. Een mooi voorbeeld hiervan zijn de richtlijnen voor de zorg aan mensen met de ziekte van Parkinson. In een aantal jaren tijd zijn door een grote groep professionals en cliënten zowel een interdisciplinaire richtlijn (2010) als monodisciplinaire richtlijnen (Ergotherapie (Sturkenboom et al., 2008), Fysiotherapie (Keus et al., 2004), Logopedie (Kalf et al., 2008)) ontwikkeld die elkaar aanvullen en de beste zorg beschrijven. De ziekte van Parkinson is een erg complexe aandoening, waarbij problemen kunnen ontstaan met het uitvoeren van dagelijkse activiteiten. Door de grote verscheidenheid aan mogelijke problemen zijn vaak meerdere zorgverleners betrokken bij de behandeling van mensen met de ziekte van Parkinson. Het is daarom belangrijk dat zorgverleners niet alleen specifiek deskundig zijn, maar ook de behandelingen goed op elkaar en met de cliënt afstemmen. Binnen ParkinsonNet is in 2010 de multidisciplinaire richtlijn voor de behandeling van de ziekte van Parkinson gerealiseerd. Hierbij waren maar liefst twintig beroepsverenigingen, de Parkinsonvereniging en het Centraal BegeleidingsOrgaan voor intercollegiale toetsing betrokken. Ook voor een CVA is zo'n set van richtlijnen beschikbaar en worden deze richtlijnen met enige regelmaat herzien. Voor multiple sclerose is een multidisciplinaire richtlijn ontwikkeld (2013) en wordt er gewerkt aan het ontwikkelen van monodisciplinaire paramedische richtlijnen voor ergotherapie, fysiotherapie en logopedie.
Bij het opstellen van een (multidisciplinaire) richtlijn wordt tegenwoordig standaard aandacht gegeven aan het perspectief van de zorggebruiker. Dit kan door de kwalitatieve onderzoeken naar ervaringen van cliënten met hun aandoening en de zorg te integreren in de richtlijn. Een andere methode die toegepast wordt, is het houden van focusgroepen met cliënten waarin zij belangrijke uitgangspunten voor de zorg kunnen formuleren. Cliënten brengen dan zowel aanbevelingen op het gebied van bejegening en informatieverstrekking als organisatorische onderwerpen in. De intensieve betrokkenheid van cliënten tijdens het ontwikkeltraject als gelijkwaardige deelnemer in de ontwikkelgroep heeft ook invloed gehad op de formulering van aanbevelingen.
Tevens wordt in toenemende mate binnen richtlijnen aandacht geschonken aan gezamenlijke besluitvorming. Binnen de richtlijnen wordt aangegeven welke aanbevelingen voorkeursgevoelig zijn en attenderen daarmee de zorgprofessionals specifiek op die aanbevelingen. Vaak worden dan hulpmiddelen aan de

richtlijn toegevoegd die de zorgprofessionals ondersteunen, zoals keuzehulpen, een patiëntenversie van de richtlijn en risicokaarten om de voor- en nadelen van behandeling, diagnostiek of zorg te bespreken.

6.3 Een vraag formuleren

Binnen de methodiek van evidence-based practice is de eerste stap het formuleren van een vraag. De vraag geeft richting aan de zoektocht naar het bewijs. In hoofdstuk 2 is uitgelegd dat er twee soorten vragen zijn: achtergrondvragen (algemeen) en voorgrondvragen (specifiek). Vanuit de casussen uit de inleiding kunnen meerdere vragen worden geformuleerd.
In de eerste casus gaan de vragen vooral over welke aanbevelingen er zijn over het in kaart brengen en behandelen van vermoeidheid bij MS, hoe de problematiek rondom arbeid, inclusief mogelijke cognitieve klachten, in kaart wordt gebracht en welke zorg wordt aanbevolen voor het behouden van werk.
In de tweede casus gaan de vragen vooral over het in kaart brengen van het verlies van betekenisvol handelen van de cliënt, een mogelijke depressie en het vaststellen van de mogelijkheden en wensen van de cliënt met betrekking tot de interventie. Voor de echtgenoot liggen de vragen vooral op het terrein van het in kaart brengen van de ervaren zorgzwaarte en het afstemmen van de mogelijke ondersteuning hierbij. Daarnaast is er duidelijk sprake van een sociaal netwerk dat actief op zoek is naar verbetering van de situatie. De vraag is dan hoe dit te kunnen ondersteunen. Nieuwe inzichten over zelfmanagement en de rol van het sociale netwerk bij het herstel van participatie na een CVA zijn dan belangrijke onderwerpen om zich in te verdiepen.

6.4 Zoeken naar richtlijnen

Het zoeken naar richtlijnen is redelijk eenvoudig. Omdat richtlijnen veelal met publiek geld ontwikkeld worden, zijn ze vrij toegankelijk voor eenieder op internet. Via zoekmachines zoals Google zijn specifieke richtlijnen snel te vinden.
Interdisciplinaire richtlijnen, veelal ontwikkeld onder auspiciën van een medische specialistische vereniging, zijn te vinden op <http://richtlijnendatabase.nl>. Hier staan bijna alle ontwikkelde richtlijnen voor zowel cliënten als professionals benoemd en zijn er links naar de werkelijke richtlijnen. Er is ook een instructiefilm beschikbaar die tips geeft om effectief te zoeken. Deze database is modulair opgezet, wat de integratie tussen (onderdelen van) richtlijnen vergemakkelijkt. Hierdoor is het eenvoudig te schakelen tussen aanverwante richtlijnen en ook relevante cliënteninformatie en indicatoren. Voor hele specifieke aandoeningen kan het nodig zijn te zoeken op de site van het medisch specialisme dat de richtlijnen ontwikkeld. Zo zijn op de site van het Nederlands Huisartsen Genootschap alle huisartsenstandaarden te vinden.

Monodisciplinaire richtlijnen zijn te vinden via de websites van de beroepsverenigingen. Richtlijnen die relevant zijn voor verpleging en verzorging kun je bevoorbeeld vinden via <www.venvn.nl/Themas/Richtlijnen-en-protocollen/Databank>. Naast de websites van de beroepsverenigingen zijn ze vaak ook te vinden via de websites van de organisatie die de richtlijn ontwikkeld heeft. Zo is de ergotherapierichtlijn CVA (Steultjens et al., 2013) zowel te downloaden via de website van Ergotherapie Nederland als via de website van het lectoraat neurorevalidatie van de hogeschool van Arnhem en Nijmegen.

In de Verenigde Staten en Groot-Brittannië worden vele interessante richtlijnen ontwikkeld. Ondanks dat deze niet toegespitst zijn op de gezondheidszorg in Nederland, geven ze vaak wel een goed overzicht van de beschikbare internationale wetenschappelijke evidence. De richtlijnen voor Groot-Brittannië zijn te vinden op <www.guidelines.co.uk>. Voor de Verenigde Staten zijn de meeste richtlijnen te vinden op <www.guideline.gov>. Monodisciplinaire richtlijnen kunnen het beste gezocht worden door de discipline en de aandoening of het onderwerp in te typen in een algemene zoekmachine op internet.

Sommige patiëntenverenigingen spelen een belangrijke rol bij het ontwikkelen van richtlijnen. Voorbeelden hiervan zijn de Nederlandse Hartstichting (<www.hartstichting.nl>) en het Astmafonds (<www.astmafonds.nl>). Ontwikkelde richtlijnen zijn via de websites van de verenigingen op te halen of te bestellen.

De overheid heeft het Zorginstituut Nederland opgericht, een instelling die belast is met het bewaken van de kwaliteit van zorg in de Nederlandse gezondheidszorg (<www.zorginstituutnederland.nl>). Dit instituut heeft een register voor kwalitatief goede richtlijnen opgezet. Om mono- en multidisciplinaire richtlijnen in het register opgenomen te krijgen moeten ze voldoen aan een aantal strenge criteria. Zo moeten alle belanghebbenden (inclusief de zorgverzekeraars) betrokken zijn bij de ontwikkeling ervan, moet er een cliëntenversie beschikbaar zijn en moet er een plan voor implementatie van de richtlijn gemaakt zijn. Omdat het register nog relatief nieuw is, zijn veel richtlijnen nog niet opgenomen in dit register. In de komende jaren zal dat zeker veranderen.

6.5 Beoordelen van richtlijnen

Wanneer het zoekproces succesvol is afgerond en de zorgprofessional de richtlijn in zijn bezit heeft, kan de derde stap in de methodiek van evidence-based practice worden gezet: het beoordelen van de richtlijn. Hiervoor heeft men de beschikking over het zogenoemde AGREE-II-instrument (op te halen via <www.agreetrust.org>). Het instrument is ook in het Nederlands beschikbaar en is een hulpmiddel om de methodologische kwaliteit van klinische richtlijnen te beoordelen. Het is ontwikkeld door The Agree Collaboration, een internationaal samenwerkingsverband van onderzoekers uit dertien landen, met als doel de methodologie van richtlijnontwikkeling en -implementatie te onderzoeken en op elkaar af te stemmen.

Het instrument bestaat uit 23 vragen, verdeeld over zes domeinen waarop de richtlijn getoetst kan worden. De domeinen zijn:
- onderwerp en doel van de richtlijn;
- betrokkenheid van belanghebbenden;
- methodologie;
- helderheid en presentatie;
- toepassing;
- onafhankelijkheid van de opstellers.

De vragen in het eerste domein zijn gericht op de afbakening van het onderwerp dat centraal staat in de richtlijn.
In het tweede domein worden vragen gesteld waarmee de methode van richtlijnontwikkeling, en specifiek de betrokkenheid van de toekomstige gebruikers, getoetst kan worden.
In het derde domein zijn de vragen ook gericht op de methode van richtlijnontwikkeling, maar nu specifiek op het toetsen van de wetenschappelijke validiteit van de gebruikte methode.
Met de vragen uit het vierde domein kan worden getoetst op de bruikbaarheid van de richtlijn: is het duidelijk wat er staat?
In het vijfde domein staat de praktische toepassing centraal. Je beoordeelt in dit domein de richtlijn op een aantal belemmerende en bevorderende factoren voor implementatie, zoals:
- De toepassing van de richtlijn wordt ondersteund met hulpmiddelen.
- De mogelijke organisatorische belemmeringen bij het toepassen van de aanbevelingen zijn besproken.
- De mogelijke kostenimplicaties van het toepassen van de aanbevelingen zijn overwogen.
- De richtlijn geeft de belangrijkste criteria om na te gaan en te toetsen of de richtlijn wordt gevolgd.

De vragen in het zesde domein ten slotte hebben betrekking op de (gewenste) onafhankelijke positie van de opstellers.
Alle domeinen zijn even relevant voor het bepalen van de kwaliteit van de richtlijn. Inmiddels zijn er zoveel richtlijnen ontwikkeld die betrekking hebben op hetzelfde onderwerp, dat het voor kan komen dat verschillende richtlijnen elkaar tegenspreken of niet dezelfde informatie bieden. Het is dan van groot belang te kunnen onderzoeken welke richtlijn de meeste kwaliteit biedt en dus het beste advies geeft. Daarnaast is het van groot belang dat richtlijnen met enige regelmaat herzien worden. Evidence-based richtlijnen zijn gebaseerd op de beschikbare evidence op een bepaald tijdstip. Na dat tijdstip kunnen nieuwe wetenschappelijke publicaties leiden tot aanpassingen van de richtlijnen. Het is dus van groot belang te bekijken wanneer de richtlijn het laatst herzien is.
Beroepsgroepen en organisaties die verantwoordelijk zijn voor het verspreiden van richtlijnen, bieden verschillende deskundigheidsbevorderende activiteiten aan om zorgprofessionals kennis te laten nemen van de inhoud van de

richtlijn. Hier begint de eerste stap van het implementatieproces. Richtlijnen kennen over het algemeen een overzicht van toetsingscriteria waarmee men kan bepalen in welke mate de huidige uitvoer van de behandeling overeenstemt met de richtlijn. Daarnaast wordt door middel van publicaties, lezingen en cursussen aandacht besteed aan het overdragen van kennis uit de richtlijn. Binnen richtlijnen worden ook aanbevelingen gegeven hoe het gebruik van de richtlijn (continu) gemonitord kan worden. Hiermee kan niet alleen de implementatiegraad gemeten worden, maar kunnen ook oorzaken gevonden worden waarom zorgprofessionals de richtlijn niet gebruiken of afwijken van bepaalde aanbevelingen. Dit geeft weer input aan herzieningen van de richtlijn. In de toekomst zullen er steeds meer richtlijnen komen waarbij kwaliteitsindicatoren ontwikkeld zijn om vast te stellen of de richtlijn ook optimaal ingezet wordt. Kwaliteitsindicatoren zijn een hulpmiddel bij het op een objectieve wijze vastleggen van eindresultaten van zorg of de aard van de geleverde zorg. Deze kunnen dienen als toets voor het bepalen van de implementatiegraad van een richtlijn.

6.6 Toepassen

Het blijkt in de praktijk vaak nog een hele stap om de richtlijn daadwerkelijk te gebruiken. Hoewel de individuele zorgprofessional het belang van richtlijnen over het algemeen wel onderschrijft, is het nog niet zo dat alle zorgprofessionals de (voor hun specialisatie en werksetting relevante) richtlijnen ook daadwerkelijk gebruiken. De verklaring hiervoor is dat het toepassen van richtlijnen in de dagelijkse praktijk in feite het invoeren van een zorgvernieuwing is. Invoeren van een zorgvernieuwing is een veranderingsproces waarbij kennis, vaardigheden, attitude, gedragsgewoonten, organisatorische factoren en de vernieuwing (in dit geval de richtlijn) zelf een rol spelen.
Uit de twee casusvoorbeelden zijn genoeg voorbeelden te halen van de praktische dilemma's waar de zorgprofessional en de cliënt mee te maken krijgen. Zo staat in de multidisciplinaire MS-richtlijn met betrekking tot het screenen van cognitieve problematiek (2013, p. 72-81) dat er geen instrument beschikbaar is dat dit valide genoeg in kaart brengt. Er worden dan ook geen instrumenten aanbevolen. Bij verdieping in de MS Neuropsychological Screening Questionnaire (MSNQ) die genoemd wordt, blijkt dat er twee versies zijn: een voor de cliënt en een voor diens naaste (met betrekking tot werk kan dit ook de leidinggevende of een betrokken collega zijn). De versie voor de naaste is het meest valide om cognitieve problematiek te screenen en zou in het geval van mevrouw De Vries dus best bruikbaar zijn. De vraag is echter of zij een dusdanig positieve relatie met haar werkgever heeft dat zij deze problematiek ook met haar collega's in kaart wil brengen. Volgens de Nederlandse wetgeving is zij hiertoe niet te verplichten en is mevrouw De Vries dus de enige die hierover kan besluiten. Een dergelijk praktisch dilemma is er ook voor de multidisciplinaire richtlijn Decubitus. Hoewel de systematiek van Evidence-Based Richtlijn Ontwikkeling is gevolgd, bestaat er weinig sterk bewijs voor een groot aantal aanbevelingen uit deze richtlijn. Hierdoor zijn de aanbevelingen veelal op het zogenoemde

niveau C. Dit houdt in dat de aanbeveling wordt ondersteund door indirecte bewijzen (bijvoorbeeld studies bij de gewone bevolking, mensen met andere typen chronische wonden, diermodellen) en/of expertmening. Met betrekking tot de richtlijnen Beroerte (CVA) blijkt dat er in de diverse mono- en multidisciplinaire richtlijnen op verschillende manieren wordt omgegaan met relatief nieuwe kennis over bijvoorbeeld zelfmanagement en de mogelijkheden van het sociale netwerk. Het is dan aan de zorgprofessional om zich hierin te verdiepen en samen met de cliënt tot een afgewogen keuze te komen.

Iedere zorgprofessional komt in het toepassen vergelijkbare problemen tegen en de collegiale ondersteuning is een essentieel onderdeel in het gaan toepassen van richtlijnen. Collegiaal overleg is de meest gekozen strategie van zorgprofessionals om aanbevelingen uit richtlijnen te implementeren. Er zijn verschillende methodieken voor intercollegiaal overleg ontwikkeld, waarbij gebruikt wordt gemaakt van de principes van Plan, Do, Check, Act.

Concreet betekent het gaan werken volgens een evidence-based richtlijn vaak het veranderen van een bestaande behandelwijze (of het toevoegen van nieuwe elementen aan een behandelwijze). Wanneer een zorgprofessional zeer ervaren is in het toepassen van een specifieke behandeling of diagnostische methode die niet meer aan alle eisen voldoet, is afscheid nemen (de implementatie) van deze methode een belangrijk aandachtspunt. Hiervoor de tijd nemen en het werkelijke afscheid markeren kunnen hierbij sterk helpen. Het implementeren van nieuwe manieren vraagt van de therapeut de tijd om zich deze nieuwe manieren van werken eigen te maken, en dat gaat niet van het ene op het andere moment. Stilstaan bij de betekenis van het loslaten van oude gewoonten is belangrijk, de tijd nemen om te oefenen met een nieuwe werkwijze eveneens.

Hetzelfde geldt natuurlijk voor cliënten die al langer onder behandeling zijn van de zorgprofessional en verwachten een bepaalde behandeling te krijgen, zoals de cliënt uit de tweede casus. Deze cliënten zullen zeer zorgvuldig moeten worden geïnformeerd over de nieuwe behandelwijze alvorens tot een gezamenlijk besluit te komen. In de praktijk blijkt dat zij niet altijd positief reageren op zo'n verandering. Dit vraagt van de zorgprofessional goede communicatieve en onderhandelingsvaardigheden, bijvoorbeeld bij cliënten die niet te overtuigen zijn van het nut van de nieuwe behandeling. De verpleegkundige kan in zo'n situatie een combinatie van de oude en de nieuwe behandeling voorstellen, om op deze manier de cliënt de meerwaarde van de nieuwe benadering zelf te laten ervaren. In het kader van zelfmanagement is het sowieso belangrijk de cliënt en diens naasten de behandelopties voor te leggen, met daarbij informatie over de mogelijke voor- en nadelen van de verschillende opties, en de cliënt vervolgens zelf te laten beslissen welke optie het wordt.

Veelal leeft ook de vraag of de verandering daadwerkelijk een verbetering is. Om het proces van de invoering van de verandering beheersbaar te maken voor zowel de verpleegkundige als de cliënt kan men besluiten een bepaalde periode volgens de richtlijn te gaan werken. Vervolgens evalueren zij gezamenlijk het proces en het resultaat van de behandeling. Belangrijk is dan dat zowel de verpleegkundige als de cliënt de verwachtingen duidelijk heeft en deze met elkaar bespreekt.

Casus 1, vervolg

Uit zowel de multidisciplinaire richtlijn MS als de ergotherapierichtlijnen MS en Vermoeidheid bij neurologische aandoeningen heb je informatie gehaald over de diagnostiek van vermoeidheid, de invloed hiervan op het cognitief functioneren en de mogelijkheden met betrekking tot werk. Je bespreekt met mevrouw De Vries dat vermoeidheid, mogelijke somberheid, zich zorgen maken en mogelijke cognitieve problemen in samenhang kunnen zorgen voor beperkingen in het functioneren. Je bespreekt met haar dat er voor alle vier aspecten vragenlijsten bestaan om in kaart te brengen in hoeverre dat bij haar speelt en legt uit wat het invullen van de vragenlijsten van haar vraagt qua inspanning. Bij de MSNQ leg je uit dat de vragenlijst voor de naaste ingevuld kan worden door iemand die dicht bij haar staat en in haar ogen een goed beeld heeft van hoe ze dingen doet (thuis of op haar werk). Het invullen van de vermoeidheidsvragenlijst vindt ze geen probleem. Over de andere vragenlijsten twijfelt ze. Ze vindt dat ze sterk in haar schoenen staat en ervaart zichzelf niet als somber. Ja, ze maakt zich zorgen, maar ook daarvan vindt ze dat ze proactief oplossingen zoekt en dat het dus geen probleem is. Over de MSNQ twijfelt ze. Deze zelf invullen is oké, maar het door een ander laten doen is best confronterend en haar zorgen over behoud van werk heeft ze op haar werk met niemand besproken. Je vraagt haar of ze thuis ook situaties tegenkomt die ze als lastig ervaart en of er iemand is die dicht bij haar staat die mogelijk wel de MSNQ voor de naaste in kan vullen. Ze wil hier graag even over nadenken en die tijd krijgt ze ook door af te spreken er bij het volgende bezoek op terug te komen. De keer erna geeft mevrouw De Vries aan er met haar partner over gesproken te hebben en dat ze het beiden zien zitten de MSNQ in te vullen. Ze vindt het nog steeds spannend wat dat op zal leveren, maar heeft zich in de tussenliggende tijd ook gerealiseerd dat ze niet alleen last heeft van fysieke vermoeidheid, maar ook van mentale.

Casus 2, vervolg

Uit de Zorgstandaard CVA heb je de informatie gekregen dat inactiviteit van de cliënt na een CVA door cliënten en naasten als een groot probleem wordt ervaren en dat de behandeling na CVA ook gericht moet zijn op het hebben van een betekenisvolle dagbesteding. Je bespreekt met de dochter van de heer Van Kessel de mogelijkheden en welke kansen zij ziet bij zowel haar vader als haar moeder. Zijn er bezigheden die haar vader vroeger prettig vond en die nu nog mogelijk zouden kunnen zijn en denkt zij dat hij er voor openstaat (ondanks zijn somberheid)? En zijn er bezigheden die haar moeder niet meer doet omdat ze mantelzorger is en die wel zouden kunnen helpen om zich minder overbelast te voelen? Uit de ergotherapierichtlijn CVA heb je gezien dat de activity card sort (ACS) een instrument is waarmee je dat bij beiden in kaart kunt brengen. Je overlegt met de huisarts de situatie en de vraag die je gekregen hebt om zeker te weten dat je geen belangrijke informatie mist. Vervolgens spreek je met de dochter af dat, als haar ouders akkoord zijn, de ergotherapeut langs zal komen om de mogelijkheden voor behandeling te onderzoeken en voor beiden te streven naar een hogere kwaliteit van leven. De ergotherapeut stelt na een kennismakingsgesprek voor om bij beiden, onafhankelijk, de ACS af te nemen, zodat ze gezamenlijk een goed idee krijgen van de betekenisvolle activiteiten die een aanknopingspunt kunnen vormen voor het vinden van goede dagbestedingen voor zowel mijnheer als mevrouw van Kessel.

6.7 Evalueren

Voor het evalueren van het resultaat van de behandeling stellen de zorgprofessional en de cliënt criteria vast waarop de behandeling geëvalueerd wordt en waarmee inzicht verkregen wordt in het bereikte resultaat. De richtlijnen bieden hiervoor vele aanknopingspunten. In de richtlijnen worden de gewenste behandeldoelen beschreven als effecten die bereikt worden. Zo staat er bijvoorbeeld in de MS-richtlijnen veel informatie over het verminderen van vermoeidheid door het geven van multi- of monodisciplinaire groepsprogramma's gericht op voorlichting en gedragsverandering (2013, p. 118-126; Evenhuis & Eyssen, 2012, p. 67-73). In de toekomst zullen hierbij veel vaker Patient Reported Outcome Measures ingezet worden, die ook in richtlijnen een plek zullen krijgen.

Het is noodzakelijk om zowel voor de individuele zorggebruiker als voor de behandelaar de behandelresultaten concreet te maken. Hiervoor dienen in het omschrijven van het behandeldoel meetbare elementen benoemd te zijn, die weer via objectieve instrumenten vastgelegd kunnen worden op een bepaald tijdstip. Het formuleren van doelen vanuit het perspectief van zelfmanagement en eigen regie krijgt steeds meer aandacht in richtlijnen. Zo kennen de ergotherapierichtlijnen sinds 2013 een apart hoofdstuk hierover, omdat uit evaluaties van het implementeren van richtlijnen blijkt dat zorgprofessionals wel denken dit te doen, maar het niet methodisch aanpakken (Hendriks et al., 2016) en nog vaak vervallen in de rol van expert in plaats van de rol van coach vast te houden. Richtlijnen geven veel adviezen over hoe uitkomsten (de O uit de PICO-regel) van therapie vast te leggen. Vaak zijn dit dezelfde instrumenten die gebruikt zijn in de diagnostische fase om verschillende aspecten van het menselijk functioneren vast te leggen. Het evalueren van het proces van de behandeling is lastiger. Het uitvragen van cliëntervaringen met de behandeling via vragenlijsten en het evalueren van in hoeverre de werkelijke behandeling afweek van de geplande behandeling, zijn mogelijkheden. Belangrijk hierbij is wel dat de criteria waarop geëvalueerd wordt, duidelijk en gezamenlijk vastgelegd zijn.

Het evalueren of een richtlijn ook door de beroepsgroepen geïmplementeerd is, krijgt vanuit het kwaliteitsperspectief steeds meer aandacht. Er verschijnen studies over de mate van implementatie van specifieke richtlijnen. Daarnaast worden er steeds vaker zelfevaluatie-instrumenten ontwikkeld waarmee de zorgprofessional zijn eigen mate van gebruik van de richtlijn in kaart kan brengen. Zo bestaat er voor de ergotherapierichtlijn CVA een online zelfevaluatietool, die de ergotherapeut direct feedback geeft over het gebruik van de richtlijn en tips geeft over het verder implementeren van de specifieke aanbevelingen.

Tijdens het implementeren van richtlijnen zal de zorgprofessional merken dat evaluaties leiden tot een verdieping in het toepassen van de richtlijn. Er komen nieuwe kennisvragen over een specifiek detail van de behandeling, er vinden verfijningen plaats in de vaardigheden, enzovoort. Een richtlijn is goed geïmplementeerd wanneer men kan aantonen dat de behandelkeuzes in lijn met de richtlijn gemaakt zijn, of dat er een steekhoudend argument is waarom de richtlijn terzijde is gelegd. Evaluatie van het toepassen van richtlijnen kan dan ook weer een bijdrage leveren aan richtlijnontwikkeling en aan het ontwikkelen van instrumenten voor ondersteuning voor implementatie van richtlijnen.

6.8 Beschouwing

Het gebruik van richtlijnen biedt, zoals in de inleiding van dit hoofdstuk werd gesteld, de individuele cliënt en de zorgprofessional vele voordelen. Richtlijnen bieden ondersteuning bij het nemen van gezamenlijke beslissingen in het proces van diagnostiek, behandeling, begeleiding, verpleging en verzorging in de dagelijkse praktijk. Ze zijn een referentiepunt voor oriëntatie en educatie, ze leveren criteria voor zelfevaluatie en intercollegiale toetsing, en ze bieden de mogelijkheid om op een eenvoudige manier kennis actueel te houden. Door het gebruik van richtlijnen worden wetenschappelijke inzichten geïntegreerd in de dagelijkse praktijk, en is men relatief weinig tijd kwijt aan het zoeken van de wetenschappelijke onderbouwing. Daarnaast is het gebruik van aanbevelingen uit de richtlijnen inmiddels een kwaliteitscriterium dat beleidsmakers en zorgverzekeraars inzetten bij het organiseren van de gezondheidszorg in Nederland. Toch is het nog niet zo dat zorgprofessionals vanzelfsprekend richtlijnen gebruiken. Als reden hiervoor werd in dit hoofdstuk genoemd dat het invoeren van richtlijnen in feite het invoeren van een zorgvernieuwing is. Bij het proces van invoeren van een zorgvernieuwing neemt de zorgprofessional allereerst kennis van de richtlijn, bepaalt hij de noodzakelijke verandering en besluit hij vervolgens al dan niet volgens de richtlijn te gaan werken. Een aantal (fundamenteel) belemmerende factoren kan de verpleegkundige er in deze fase echter van weerhouden zelfs ook maar kennis te willen nemen van de inhoud van de richtlijn, waardoor de richtlijn niet toegepast wordt.

Allereerst is dit de manier waarop de zorgprofessional de gezondheidsproblemen van cliënten benadert. Wanneer een zorgprofessional een cliënt benadert vanuit de gedachte wat hij voor de cliënt kan betekenen in plaats van wat de beste behandeling voor de cliënt is, zal hij minder geneigd zijn de waarde van de (wetenschappelijk onderbouwde) richtlijn voor de behandeling van de cliënt te onderkennen en grondig kennis te nemen van de inhoud van de richtlijn. Om het besluit te kunnen nemen de richtlijn te gaan gebruiken, dient de verpleegkundige een evidence-based attitude te hebben, waarbij het beste huidige bewijs, de wensen en voorkeuren van de cliënt en naasten, de eigen mogelijkheden en de organisatorische mogelijkheden onderdeel uitmaken van het besluit. Aan deze aspecten wordt in richtlijnen ook expliciet aandacht besteed onder het kopje 'Overwegingen'. Door het ontwikkelen van cliëntenversies van richtlijnen krijgen cliënten ook de mogelijkheid professionals aan te spreken op het gebruik van een richtlijn, omdat ze goedgeïnformeerd zijn over de zorg die de professional in algemene zin kan leveren.

Verder hangt hiermee samen dat verpleegkundigen er vaak van uitgaan dat er een enorme kloof gaapt tussen wetenschap en de eigen praktijk. Deze kloof is echter minder groot dan verondersteld wordt. Richtlijnen zijn gebaseerd op de laatste wetenschappelijke inzichten en op de toepassingsmogelijkheden die de samenstellers (beroepsgenoten en cliënten) van de richtlijn zagen. Deze inzichten zijn niet statisch. Ze veranderen op basis van nieuwe onderzoeksresultaten en op basis van verworven ervaringen met het gebruik van de richtlijnen. Het ontwikkelen en het gebruik van richtlijnen in de praktijk zijn een dynamisch proces, waarin wetenschap en praktijk onlosmakelijk met elkaar verbonden zijn. Een kritische houding van de individuele verpleegkundige ten opzichte van de aanbevolen behandelvorm en het kritisch volgen van de resultaten van de eigen behandeling zijn essentiële onderdelen van dit proces.

Een laatste belangrijke factor die in dit verband genoemd moet worden, is de vooronderstelling dat een richtlijn een knellend keurslijf is dat de zorgprofessional berooft van zijn professionaliteit. Vanuit deze gedachte nemen zorgprofessionals op voorhand slecht of geen kennis van de inhoud van de richtlijn en zien zij de ruimte niet die de richtlijn biedt. Dit hoofdstuk beoogt te verduidelijken dat evidence-based richtlijnen bedoeld zijn om het professioneel handelen van de zorgprofessional te ondersteunen, dat ze dienen als een leidraad voor onderzoek en behandeling, en niet als een dwingend keurslijf. De zorgprofessional blijft immers zelf verantwoordelijk voor zijn eigen handelen. Richtlijnen dragen bij aan de kwaliteit van het proces van professioneel redeneren en daarmee aan het gezamenlijk nemen van het beste behandelbesluit.

ANNELOES VAN STAA & ESTHER STEULTJENS

Systematische reviews

7

Kernpunten
- Een systematische review is een efficiënte en betrouwbare manier om snel inzicht te krijgen in het beschikbare bewijs over een onderwerp, met als doel richting te geven aan de beste keuzes voor behandeling of zorgverlening.
- Kritische beoordeling van systematische reviews is noodzakelijk om te garanderen dat zij zorgvuldig en op betrouwbare wijze zijn uitgevoerd.
- Meta-analyse is een statistische techniek die wordt toegepast in systematische reviews van RCT's, met als doel om preciezere uitspraken te kunnen doen over de grootte van een behandeleffect.
- Er komen steeds meer typen reviews die op verschillende systematische wijzen specifieke vragen beantwoorden en die bruikbaar zijn voor het kiezen van behandelopties en voor het ontwikkelen van beleid of onderzoek.

Casus 1

Het ziekenhuis waar je als verpleegkundige werkt, heeft een visie op gezondheid geformuleerd waarbij alle zorg voortaan verstrekt wordt vanuit het adagium: De cliënt staat centraal! Dit past helemaal in het nieuwe beleid van de Nederlandse gezondheidszorg en je sluit je er graag bij aan. Echter, je weet niet zo goed hoe cliëntgericht je op dit moment werkt en wat je zou kunnen doen om de cliënt nog meer centraal te stellen in je zorgverlening. Daarnaast zou je ook graag willen dat in de samenwerking tussen de disciplines dit thema meer aandacht krijgt.

Casus 2

Je bent als verpleegkundige werkzaam vanuit een gezondheidscentrum in een wijk waar veel mensen met een sociaaleconomisch zwakke positie en mensen met verschillende culturele achtergronden wonen. Je ziet regelmatig cliënten met een chronische ziekte zoals diabetes of hartfalen die een dieetadvies krijgen. Je vraagt je geregeld af of de manier waarop jij het dieetadvies bespreekt wel aansluit bij de beleving en behoefte van de cliënten. Je hoopt dat wanneer je hier meer over weet, je beter in staat zult zijn cliënten te adviseren over goede voeding.

Casus 3

Je bent wijkverpleegkundige en komt regelmatig bij thuiswonende dementerende cliënten en hun mantelzorgers. Je wilt hen graag ondersteunen in het zo lang mogelijk prettig functioneren. Uit ervaring weet je dat de wisselwerking tussen de mantelzorger en de dementerende daar een belangrijke factor in is. Je vindt het echter lastig om goed zicht te hebben op de veerkracht van de mantelzorger en wilt daar graag meer over weten. Vooral omdat je dan beter in staat zult zijn de ondersteuning te bieden die voor beiden de kwaliteit van leven op peil houdt.

Casus 4

Je werkt als verpleegkundige op een geriatrische revalidatieafdeling, waar je te maken hebt met fragiele oude mensen die herstellen van de gevolgen van een val of een beroerte. Een van je cliënten vindt het vreselijk om niet thuis te zijn. De familie (die regelmatig aanwezig is en zeer betrokken is) heeft het beste met de cliënt voor en vraagt (tijdens je behandeling) of de revalidatie ook thuis plaats kan vinden. Familieleden zijn bereid om hierin veel te ondersteunen. Gezien je ervaring heb je goede hoop dat de cliënt met een intensief traject over zes weken naar huis zou kunnen. Je wilt graag de cliënt en de familie informeren over de effecten van geriatrische revalidatie in de hoop dat er een gezamenlijk besluit te nemen valt over waar en hoe behandeld gaat worden.

7.1 Inleiding

Al in de achttiende eeuw werd door de grondlegger van de randomized controlled trial (RCT) onderkend dat de mens, om goed inzicht te hebben in de huidige beschikbare kennis, afstand moet doen van vooringenomenheid (Lind (1753), in Grant & Booth, 2009). Het verzamelen en systematisch analyseren van wat werkelijk belangrijke kennis is, is dus al lang geleden beschreven. Echter, de methodiek van systematische reviews is pas aan het eind van de twintigste eeuw ontwikkeld en richtte zich vooral op het systematisch in kaart brengen van het effect van interventies (Cochrane, 1979). Heden ten dage zijn er voor vele specifieke toepassingen methoden voor het maken van literatuuroverzichten (*reviews*) beschikbaar die elk verschillende kenmerken hebben met betrekking tot het systematisch en gestructureerd vinden, samenvatten en synthetiseren van de beschikbare kennis. Grant en Booth (2009) hebben systematisch in kaart gebracht welke vormen van literatuuronderzoek er te vinden zijn en welke kenmerken daarbij horen. Zij onderscheiden veertien verschillende typen die verschillende toepassingen kennen. In dit hoofdstuk worden de vier belangrijkste en meest systematisch uitgevoerde typen reviews in de gezondheidszorg beschreven:

- de scoping review;
- de meta-synthese van kwalitatief onderzoek;
- de mixed-method review;

– de systematic review, met eventueel een statistische meta-analyse van kwantitatieve data.

7.2 Systematische reviews

Bij elk type systematische review gaat het om een gestandaardiseerde en geobjectiveerde analyse van al het oorspronkelijke onderzoek dat over een onderwerp is gedaan. Een systematische review moet aan strikte eisen voldoen en voor de lezer controleerbaar zijn voordat de conclusies betrouwbaar kunnen worden geacht. Daarnaast speelt het type review een rol bij de mate waarin de resultaten toegepast kunnen worden in andere contexten (generalisatie). Algemeen geldt dat de methode voor het maken van een systematische review transparant en reproduceerbaar moet zijn. Er wordt gewerkt met een expliciete vraagstelling, een uitgebreide zoekstrategie, een ondubbelzinnige procedure voor de selectie van studies, een beoordeling van de kwaliteit van de onderzoeken en een heldere presentatie van de resultaten (Assendelft et al., 2014a). Onderzoeken die aan de inclusiecriteria voldoen, mogen niet op basis van de resultaten, maar alleen op grond van methodologische zwaktes eventueel worden uitgesloten. De uitsluiting op grond van methodologische zwakte voorkomt vooringenomenheid (selectiebias) en waarborgt de objectiviteit van de resultaten. Dit wordt verder versterkt doordat bij de selectie van onderzoeken voor de review twee onderzoekers onafhankelijk van elkaar beoordelen welke studies en welke data wél en welke niet worden opgenomen op basis van vooraf afgesproken criteria. Deze eisen met betrekking tot methodologische kwaliteit gelden niet voor een scoping review, waarin een overzicht gegeven wordt van het gedane en lopende onderzoek om meer beleidsmatige vragen over de aard van toekomstig onderzoek en/of gezondheidszorg te beantwoorden.

Goed uitgevoerde systematische reviews vormen het krachtigste bewijsmateriaal omdat ze een samenvatting geven van al het beschikbare primaire onderzoek. Zo bevat een scoping review over cliëntgerichte zorg 19 originele onderzoeken (Constand et al., 2014; casus 1), een meta-synthese over de uitdagingen bij dieetaanpassingen 65 kwalitatieve onderzoeken (Vanstone et al., 2013; casus 2), een mixed-method review over zelf-effectiviteit van mantelzorgers van demente personen 22 originele onderzoeken (Crellin et al., 2014; casus 3) en een systematische review naar het effect van geriatrische revalidatie 17 onderzoeken (Bachmann et al., 2010; casus 4). Alleen bij onderwerpen waar weinig onderzoek naar gedaan is en waarvan geen systematische review beschikbaar is of bij niet recent uitgebrachte systematische reviews is het van belang zelf naar de (recente) primaire studies te zoeken. De voordelen van systematische reviews ten opzichte van het zelf selecteren van primaire studies zijn hieronder samengevat:

- Het gebruik van expliciete methoden in identificatie en het verwerpen van studies beperkt selectiebias.
- Conclusies zijn meer betrouwbaar en accuraat.
- Grote hoeveelheden informatie zijn snel te verwerken voor gezondheidswerkers, onderzoekers en beleidsmakers.
- Hierdoor kunnen onderzoeksresultaten sneller in de praktijk worden geïmplementeerd: systematische reviews vormen de basis van praktijkrichtlijnen.
- Resultaten van verschillende studies worden vergeleken, waardoor de generaliseerbaarheid van studies wordt vergroot.
- Tegenstrijdige resultaten en inconsistenties kunnen worden opgespoord en tot nieuwe onderzoekshypothesen leiden.
- Meta-analyses van homogeen kwantitatief onderzoek en meta-syntheses van kwalitatief onderzoek kunnen de betrouwbaarheid van de resultaten vergroten.

(Greenhalgh, 1997; in laatste punt is 'kwalitatief onderzoek' toegevoegd door de auteurs van hoofdstuk 7)

In paragraaf 7.3 komt het formuleren van een vraagstelling om systematische reviews te zoeken aan de orde. Het zoeken naar systematische reviews is het onderwerp van paragraaf 7.4. De beoordeling van de kwaliteit van de gevonden reviews komt aan bod in paragraaf 7.5. De verschillende manieren van datasynthese in systematische reviews worden toegelicht in paragraaf 7.6. In paragraaf 7.7 wordt de betekenis van systematische reviews voor de toepassing in de verpleegkundige praktijk besproken. Paragraaf 7.8 gaat in op de evaluatie van het gebruik van kennis verkregen uit systematische reviews.

7.3 Een vraag formuleren

Zoeken naar systematische reviews is alleen zinvol wanneer de zoektocht geleid wordt door een duidelijke vraagstelling. In hoofdstuk 2 zijn adviezen gegeven om een goede vraag te formuleren waarmee je kunt gaan zoeken. Deze gelden evenzeer voor het zoeken naar systematische reviews. PICO-vragen zijn bruikbaar wanneer ze betrekking hebben op de keuze voor interventie bij individuele cliënten en/of categorieën (zoals de effecten van geriatrische revalidatie uit casus 4). Toch zijn niet alleen PICO-vragen, maar ook vragen rond de inrichting en organisatie van zorg (methoden voor cliëntgericht werken uit casus 1, of de rol van zelf-effectiviteit op de kwaliteit van leven van mantelzorgers uit casus 3) en het cliëntenperspectief (op het omgaan met dieetaanpassingen uit casus 2) geschikt voor het zoeken naar systematische reviews. Deze vragen kennen dan een algemenere formulering, zoals: Wat is er bekend over de uitdagingen die cliënten tegenkomen bij het doorvoeren van dieet aanpassingen?, of worden taakgericht geformuleerd (Logister, 2007). Bijvoorbeeld: Welke vormen van cliëntgericht werken worden beschreven in de literatuur? Een scoping review naar de wijze waarop cliëntgerichte zorg met betrekking tot communicatie, partnerschap en gezondheidsbevordering wordt vormgegeven, beantwoordt vooral de vraag hoe dit tot nu toe in de literatuur beschreven is (Constand et al., 2014).

Voor de, in dit hoofdstuk besproken, systematic review naar het effect van geriatrische revalidatie (Bachman et al., 2010) is de vraag waarop de review antwoord geeft: Wat is het effect op functioneren, blijvende opname in het verpleeghuis of overlijden (O) van klinische geriatrische revalidatie (I) voor geriatrische ouderen (P) vergeleken met andere klinische revalidatie zorg (C)? Voor andere onderwerpen is het van belang goed na te denken over de onderscheidende kenmerken van bijvoorbeeld de populatie, de interventie of het onderwerp (in geval van dieetaanpassingen uit casus 2, of de relatie tussen zelf-effectiviteit en kwaliteit van leven uit casus 3) om het zoeken van reviews te vergemakkelijken.

7.4 Zoeken naar systematische reviews

Er zijn veel systematische reviews te vinden die bruikbaar zijn voor de verpleegkundige zorg. Voor reviews naar effecten van de behandeling is de Cochrane Collaboration de meest uitgebreide database (zie tabel 7.1). Daarbij gaat het vooral om multidisciplinaire interventies en om specifieke behandelingen voor bepaalde aandoeningen. Zowel complete reviews als protocollen van reviews die in uitvoering zijn, zijn in de Cochrane Library te vinden in de Cochrane Database of Systematic Reviews (CDSR). Ook wordt aangegeven hoeveel andere reviews, primaire studies en ander type onderzoek naar het onderwerp te vinden zijn.

Systematische reviews naar andere onderwerpen zijn vooral te vinden in de databases PubMed (algemeen medisch), CINAHL (verpleegkundig/paramedisch), Pedro (fysiotherapie) en OT-Seeker (ergotherapie).

Tabel 7.1 Systematische reviews voor paramedici/verpleegkundigen

In de Cochrane Library (<www.cochranelibrary.com>) is op 14 december 2015 op een totaal van 9.179 abstracts het volgende aantal referenties gevonden:	
Trefwoord	**Aantal Cochrane-reviews (andere reviews, primair onderzoek)**
Physical therapy	82 (403, 3.806)
Rehabilitation	245 (360, 14.764)
Nurs*	373 (475, 16.182)
Dietary	309 (739, 25.762)
Speech Therapy	32 (30, 1.113)
Occupational Therapy	48 (91, 1.707)

Het effectief zoeken naar systematische reviews vergt enige specifieke zoekkennis. De basis bestaat uit hoe er gezocht moet worden in de bibliografische databases, die al zijn behandeld in hoofdstuk 2. In MEDLINE (PubMed), Embase,

CINAHL enzovoort zijn echter ook primaire onderzoeken opgenomen, dus als je in de eerste plaats naar reviews wilt zoeken, is het raadzaam een methodologische filter te gebruiken. Dit bakent de zoektocht af naar het publicatietype. Ook kan het vrije tekstwoord 'systematic review', 'scoping review', 'meta-synthesis' of 'mixed-method review' in de zoekactie worden opgenomen.

Voor het uitgebreid zoeken is het aan te bevelen meerdere databases te gebruiken, zodat er geen reviews worden gemist. Zo zijn er via CINAHL (verpleegkundige en paramedische database) of Pedro en OTseeker reviews te vinden die PubMed of Embase mist. Hieronder staat een suggestie voor een zoekstrategie (volgorde voor het zoeken) naar systematische reviews.

1. Cochrane Library: Cochrane Database of Systematic Reviews (CDSR) en Database of Abstracts of Reviews of Effectiveness (dare): <www.cochranelibrary.com>
2. MEDLINE/PubMed: <www.ncbi.nlm.nih.gov/sites/entrez/>
3. Relevante verpleegkundige en paramedische databases: CINAHL, Pedro, OTseeker, AMED
4. Relevante tijdschriften (niet peer reviewed, niet opgenomen in voornoemde databases)
5. Grijze literatuur (proefschriften, onderzoeksrapporten en -verslagen)
6. Adviezen van deskundigen

7.5 Beoordelen van systematische reviews

Heb je één of meer systematische reviews gevonden die relevant lijken voor het beantwoorden van de vraag, dan wordt de beoordeling van de bruikbaarheid van die reviews belangrijk. Een review moet niet alleen antwoord geven op de inhoudelijke vraag, maar er moet ook bepaald worden of het gevonden antwoord betrouwbaar en valide is. Een vuistregel voor kwaliteit is de aanwezigheid van een expliciete 'methode'-paragraaf voor de systematische review. Hieruit blijkt dat de verschillende stappen van het reviewproces systematisch zijn doorlopen. Een goede review heeft gebruikgemaakt van het PRISMA-statement (Moher et al., 2009). Dit is een document waarin de Preferred Reported Items for Systematic review and Meta-Analyses wordt beschreven. Op de website van het Dutch Cochrane Centre zijn richtlijnen en formulieren te downloaden voor de beoordeling van diverse systematische reviews, bijvoorbeeld van RCT's (SR-RCT), van observationeel onderzoek (SR-Obs) en van diagnostische tests (SR-Diag) (<http://dcc.cochrane.org>, downloads). Een checklist voor het beoordelen van de kwaliteit van een systematische review waarin zowel kwalitatief als kwantitatief bewijs is meegewogen, vormen de 'RAMESES'-standaarden (dit staat voor Realist and Meta-review Evidence Synthesis: Evolving Standards) (Greenhalgh et al., 2011). Verder heeft de McMaster University (z.j.) in Canada lijsten beschikbaar die zowel geschikt zijn voor kwalitatieve als mixed-method en kwantitatieve reviews (McMaster Critical Review forms).

Geeft de systematische review antwoord op (een deel van) de vraagstelling?
Ook de systematische review zelf moet vertrekken vanuit een expliciete probleemstelling of hypothese. Een precieze vraagstelling maakt het mogelijk om te beoordelen of alle in potentie relevante onderzoeken in de review zijn opgenomen. Hiervoor zijn vooral de in de review gebruikte inclusiecriteria van belang, evenals de wijze waarop de selectie heeft plaatsgevonden. Zowel de omschrijving van de inclusiecriteria van de cliëntencategorie als die van de interventie of omstandigheden en de uitkomstmaten of aspecten van beoordeling dienen overeen te komen met de criteria zoals gesteld in de vraag. Bij afwijkingen is het de vraag of de afwijking van dien aard is dat de gevonden gegevens niet meer te generaliseren zijn naar de doelgroep en/of de situatie waarvoor bewijs wordt gezocht. Als de vraagstelling van de review slechts gedeeltelijk overeenkomt, is er hooguit de beschikking over een deel van het bewijs. Wie bijvoorbeeld twee interventies met elkaar wil vergelijken (bijvoorbeeld methode A = wisselligging, methode B = gebruik van een antidecubitusmatras voor het voorkomen van decubitus) en alleen een review vindt waarin methode B wordt vergeleken met een andere interventie (bijvoorbeeld gebruik van schapenvacht), kan de oorspronkelijke vraag niet beantwoorden. De vraagstelling kan dan eventueel worden aangepast, of de conclusie moet luiden dat er onvoldoende bewijs te vinden is.

Zijn de conclusies van de systematische review betrouwbaar en valide?
De presentatie van een systematische review is aan regels gebonden, waarbij vooropstaat dat de gemaakte keuzes duidelijk weergegeven worden, zodat de review te reproduceren is. Voor het bepalen van de betrouwbaarheid en validiteit van de conclusies in een systematische review wordt verwezen naar bijlage 7.1, waar een checklist van methodologische criteria is opgenomen (naar Assendelft et al., 2014a). Greenhalgh (1997) vat de beoordeling van de kwaliteit van de review samen in vijf vragen.
- Is de vraagstelling precies omschreven en expliciet aanwezig in de review? Dit laatste wordt gecheckt door het beoordelen van de inclusie- en exclusiecriteria van gevonden onderzoeken.
- Is er een uitgebreide zoektocht naar literatuur ondernomen in alle relevante databases en hebben de auteurs ook andere belangrijke bronnen (zoals grijze literatuur, literatuur in andere talen dan Engels) gezocht, of heeft men pogingen gedaan om bij onderzoekers de ruwe data op te vragen en te verwerken in de data-analyse?
- Heeft er een beoordeling van de methodologische kwaliteit van de verschillende onderzoeken plaatsgevonden en is het bewijs dientengevolge meegewogen? Voor zowel kwalitatief als kwantitatief onderzoek betekent dit dat het ontwerp en de uitvoering van de studie beoordeeld moeten worden op de kans dat er systematische fouten in de opzet zitten, waardoor bias wordt geïntroduceerd. Het onderzoek met de minste kans op systematische fouten is de betrouwbaarste en moet het zwaarst worden meegewogen. Ook de precisie van de resultaten van de verschillende onderzoeken moet

meetellen: precisie is bij kwantitatief onderzoek af te lezen aan de betrouwbaarheidsintervallen (hoe kleiner, hoe preciezer). Bij kwalitatief onderzoek betreft dit de vraag of er dataverzadiging is bereikt en hoe de data-analyse heeft plaatsgevonden. Tot slot is een beoordeling van de generaliseerbaarheid van de resultaten van een onderzoek van belang: hoe beter te generaliseren, des te zwaarder wegen de resultaten. Dezelfde principes gelden ook voor reviews van andere aard, zoals van diagnostische instrumenten (zie hoofdstuk 5) of van kwalitatieve onderzoeken (zie hoofdstuk 4). Uitzondering hierop is de scoping review, waarbij de methodologische kwaliteit niet structureel beoordeeld wordt. Men kan met deze review wel uitspraken doen om beleidsbeslissingen te nemen, zoals aanbevelingen voor vervolgonderzoek of het ontwikkelen van interventies, maar geen harde uitspraken over bijvoorbeeld het effect van interventies.

- Hoe gevoelig zijn de resultaten voor de wijze waarop de review is gedaan? Hierbij gaat het erom kritisch te kijken naar de uitkomsten van de review en je af te vragen of de resultaten anders geweest waren als er bijvoorbeeld andere inclusiecriteria waren gebruikt, of als er een andere weging van resultaten had plaatsgevonden. In dat geval is het bewijs minder sterk. Greenhalgh (1997) noemt dit 'wat als'-vragen. Een dergelijke sensitiviteitsanalyse is een lastig maar belangrijk onderdeel van de beoordeling van de validiteit van de conclusies.
- Zijn de uitkomsten op een logische manier geïnterpreteerd en zijn deze in een bredere context geplaatst, waardoor de uitkomsten betekenis krijgen voor de klinische praktijk? Bij dit criterium gaat het om de relevantie van de bevindingen van de review voor de praktijk van de zorg. Stel, we kunnen met aan zekerheid grenzende waarschijnlijkheid vaststellen dat de wondgenezing van een open been sneller gaat met methode 1 dan met methode 2 (dat wil zeggen: het verschil in effectiviteit is statistisch significant). Betekent dit 'bewijs' voor de effectiviteit van methode 1 ook dat we methode 1 moeten invoeren? Dat hangt af van een aantal andere relevante vragen, zoals: Hoeveel sneller? En: Welke methode is vanuit het gezichtspunt van de cliënt of van de verpleegkundige te prefereren? Als methode 1 meer nadelen voor de cliënt oplevert (meer pijn of ongemak) of lastiger uit te voeren is voor verpleegkundigen, of als er slechts weinig 'winst' in termen van snelheid van genezen is terwijl de kosten hoger zijn of de kwaliteit van leven verslechtert, dan heeft het klinische 'bewijs' voor de superioriteit van methode 1 in feite geen waarde voor de klinische praktijk.

Soms zijn er over een onderwerp meerdere systematische reviews te vinden, die tegenstrijdige conclusies bevatten. Dan moet er extra kritisch naar voornoemde punten worden gekeken. Zijn dezelfde studies ingesloten in beide systematische reviews? Zijn dezelfde selectiecriteria toegepast? Is het verschil in resultaat toe te schrijven aan methodologische kwaliteit of de kracht van het bewijs (bijvoorbeeld wanneer alleen hoge kwaliteit RCT's geïncludeerd zijn), dan is nader onderzoek noodzakelijk.

7.6 Data-analyse en datasynthese

Systematische reviews hebben vaak een subtitel met de term meta-analyse of meta-synthese. Dit verwijst naar de methode die gebruikt is om de data-analyse uit te voeren en te komen tot een overall conclusie. Een meta-analyse verwijst naar een statistische procedure om kwantitatieve gegevens samen te voegen. Binnen het medische domein zijn meta-analyses dominant, omdat bij meta-analyses het bewijs uit gerandomiseerde gecontroleerde trials (RCT's) via een statistische bewerking (*pooling*) wordt samengevat. Dit kan alleen wanneer er meerdere homogene kwantitatieve onderzoeken beschikbaar zijn. In het verpleegkundige domein is pooling van kwantitatief onderzoek vaak niet mogelijk (Van den Ende et al., 2006) door heterogeniteit van de geïncludeerde primaire studies. Figuur 7.2 laat de uitkomst van de meta-analyse zien die gedaan is in de systematic review over het effect van geriatrische revalidatie op het functioneren (Bachmann et al., 2010; casus 4). In het figuur is per primaire studie het resultaat voor deze uitkomstmaat weergegeven en onderin staat de gepoolde overall uitkomst. Door samenvoeging van de resultaten ontstaat er een sterker beeld van het effect dan wanneer je naar elk onderzoek apart kijkt.

Effects at hospital discharge

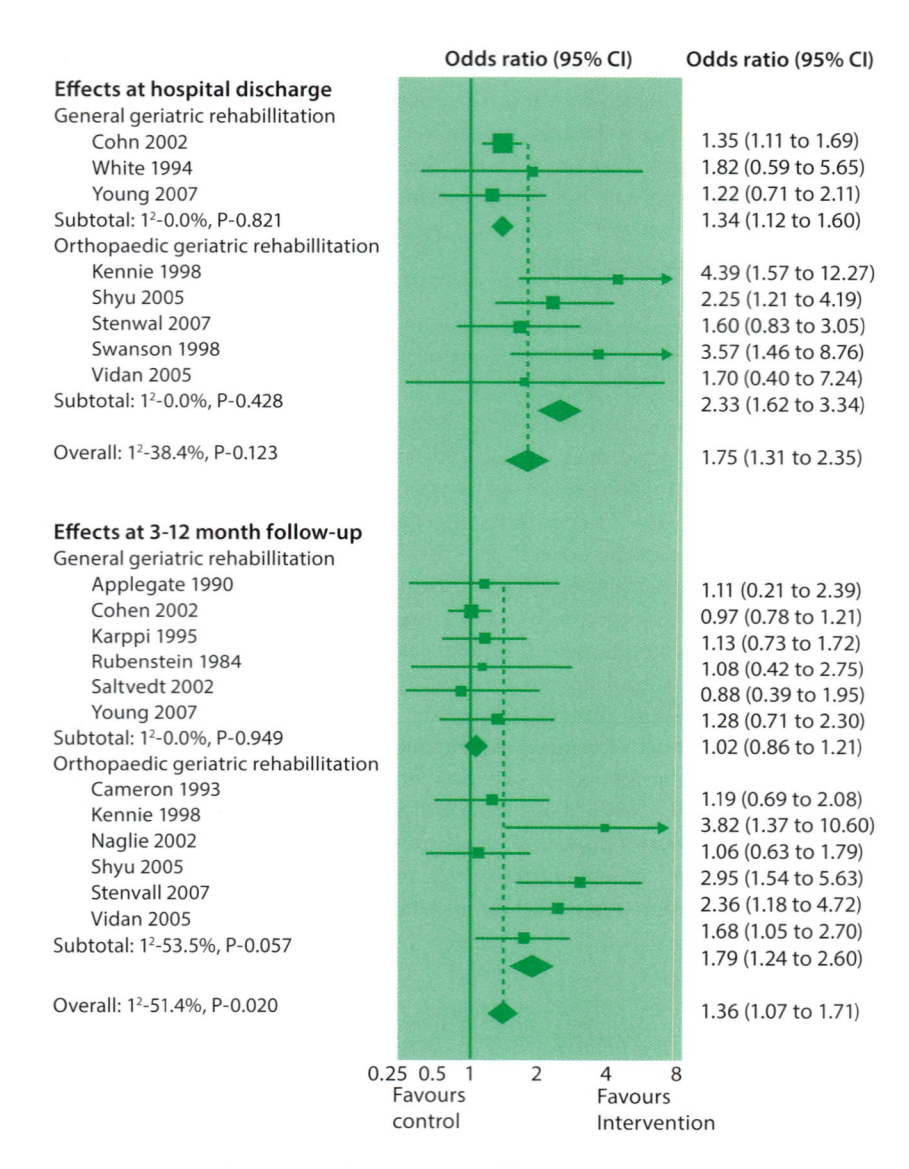

	Odds ratio (95% CI)
General geriatric rehabillitation	
Cohn 2002	1.35 (1.11 to 1.69)
White 1994	1.82 (0.59 to 5.65)
Young 2007	1.22 (0.71 to 2.11)
Subtotal: I²-0.0%, P-0.821	1.34 (1.12 to 1.60)
Orthopaedic geriatric rehabillitation	
Kennie 1998	4.39 (1.57 to 12.27)
Shyu 2005	2.25 (1.21 to 4.19)
Stenwal 2007	1.60 (0.83 to 3.05)
Swanson 1998	3.57 (1.46 to 8.76)
Vidan 2005	1.70 (0.40 to 7.24)
Subtotal: I²-0.0%, P-0.428	2.33 (1.62 to 3.34)
Overall: I²-38.4%, P-0.123	1.75 (1.31 to 2.35)

Effects at 3-12 month follow-up

	Odds ratio (95% CI)
General geriatric rehabillitation	
Applegate 1990	1.11 (0.21 to 2.39)
Cohen 2002	0.97 (0.78 to 1.21)
Karppi 1995	1.13 (0.73 to 1.72)
Rubenstein 1984	1.08 (0.42 to 2.75)
Saltvedt 2002	0.88 (0.39 to 1.95)
Young 2007	1.28 (0.71 to 2.30)
Subtotal: I²-0.0%, P-0.949	1.02 (0.86 to 1.21)
Orthopaedic geriatric rehabillitation	
Cameron 1993	1.19 (0.69 to 2.08)
Kennie 1998	3.82 (1.37 to 10.60)
Naglie 2002	1.06 (0.63 to 1.79)
Shyu 2005	2.95 (1.54 to 5.63)
Stenvall 2007	2.36 (1.18 to 4.72)
Vidan 2005	1.68 (1.05 to 2.70)
Subtotal: I²-53.5%, P-0.057	1.79 (1.24 to 2.60)
Overall: I²-51.4%, P-0.020	1.36 (1.07 to 1.71)

0.25 0.5 1 — Favours control | 2 4 8 — Favours Intervention

Figuur 7.1 Pooling van resultaten naar het effect van klinische revalidatie vergeleken met monodisciplinaire revalidatie op functionele verbetering bij geriatrische patiënten (Bachmann et al., 2010)

Een meta-synthese verwijst naar de manier waarop de gegevens op een kwalitatieve wijze samengevoegd zijn. Dit kan zowel kwantitatieve data betreffen die niet gepoold kunnen worden, als data van kwalitatieve en kwantitatieve aard die samengevoegd worden, of het betreft een methodiek waarin alleen kwalitatieve data samengevoegd zijn. Hetzelfde principe als hiervoor beschreven is dan van toepassing. De samengevoegde uitkomst is sterker dan de resultaten van elke primaire studie op zich. Hiërarchieën in bewijs worden voor de verschillende typen systematische reviews vooral afhankelijk van een met goede kwaliteit toegepaste wetenschappelijke methode die passend is bij de vraag en bij een voldoende aantal participanten.

De termen meta-analyse en meta-synthese worden in de praktijk echter niet altijd conform de hiervoor beschreven regels gebruikt. Het is daarom altijd aan te bevelen de 'methode'-paragraaf te lezen om te bepalen welke methode van data-analyse en -synthese toegepast is.

Methode van data-analyse en datasynthese voor vier typen reviews

In de scoping review naar manieren van cliëntgericht werken wordt de procedure van data-extractie, data-analyse en datasynthese beschrijvend uitgelegd. Er is te lezen hoe er door twee reviewers onafhankelijk van elkaar systematisch gezocht is naar de informatie die de vraag kan beantwoorden. De data zijn vervolgens kwalitatief op inhoud (content analyses) geanalyseerd en samengevoegd voor de drie thema's communicatie, partnerschap en gezondheidsbevordering (Constand et al., 2014; casus 1).

In de meta-synthese van kwalitatieve data waarin gezocht werd naar de uitdagingen die mensen tegenkomen bij het doorvoeren van dieetaanpassingen, is aangegeven hoe gedurende het proces gegevens verzameld, beschreven, geanalyseerd en gecontroleerd zijn. Er is duidelijk sprake van een iteratief proces dat de verschillende criteria van goed kwalitatief onderzoek via de constant vergelijkende methode toepast. Ook wordt er methodisch gesproken over de grounded theory approach, waardoor goed te volgen is hoe de thema's en inhoudelijke kennis verkregen is (Vanstone et al., 2013; casus 2).

In de mixed-method review naar de relatie tussen zelf-effectiviteit en kwaliteit van leven voor mantelzorgers van personen met dementie is zowel de methode waarop de kwalitatieve data als de methode waarop de kwantitatieve data zijn geanalyseerd en gesynthetiseerd, beschreven. Voor beide typen data wordt een narratieve methode toegepast volgens een procedure die vier stappen kent en die in de beschrijving van de resultaten goed te volgen is. Op basis van de gevonden resultaten wordt een conceptueel model beschreven dat de synthese van alle gegevens goed inzichtelijk maakt (Crellin et al., 2014; casus 3).

De systematic review over het effect van klinische geriatrische revalidatie beschrijft voor de resultaten van de geïncludeerde RCT's de wijze van data-extractie en de statistische procedures waarmee de synthese uitgevoerd is. Dit gebeurt voor de verschillende uitkomstmaten, waarbij ook aangegeven wordt hoe er om is gegaan met de variatie in uitkomstmaten om homogeniteit te creëren (Bachman et al., 2010; casus 4). Het exacte proces van data-analyse en -synthese is daarmee in zijn geheel te reproduceren.

7.7 Toepassen

Ondanks dat de uitkomsten van systematische reviews een hoge mate van bewijskracht kennen, wil dat niet zeggen dat die kennis altijd direct toepasbaar is in de praktijk. Er spelen namelijk veel meer zaken een rol vanuit zowel het cliënten- als naasten- en zorgverlenersperspectief. Dit is goed te zien in de aanbevelingen uit behandelrichtlijnen (zie ook hoofdstuk 9), die zowel op het wetenschappelijk bewijs als op 'overwegingen vanuit de praktijk' gebaseerd zijn. De hamvraag is: *Moeten we deze kennis in de praktijk al dan niet 'toepassen' of 'misschien toepassen'?* Een manier om te bepalen of resultaten toepasbaar zijn in de dagelijkse praktijk, is de FAME-schaal (Pearson, 2002). Met behulp van de FAME-schaal wordt op vier dimensies een score gegeven: toepasbaarheid (*feasibility*), geschiktheid (*appropriateness*), betekenisvol zijn (*meaningfulness*) en effectiviteit (*effectiveness*). Bij het criterium 'toepasbaarheid' loopt de schaal van 'direct toepasbaar' via 'toepasbaar met enige scholing', 'veel scholing' of pas 'toepasbaar na aanpassing van nationale regels of gewoonten' naar 'niet toepasbaar'. Bij 'geschiktheid' wordt het criterium van zeer geschikt naar ongeschikt bepaald door ethische richtlijnen. Valt het beschikbare bewijs binnen de huidige ethische richtlijnen, dan is het zeer geschikt. Als er enige of veel ethische richtlijnen aangepast of ontwikkeld moeten worden, vermindert de geschiktheid. 'Betekenisvol zijn' geeft het belang aan van de beschikbaar gekomen kennis voor de gebruikers. Kunnen de resultaten direct richting geven aan het praktisch handelen, dan zijn deze zeer betekenisvol. Is er meer richtlijnontwikkeling of onderzoek nodig, dan neemt de mate van de betekenis af. De gevonden resultaten op effectiviteit kunnen de noodzaak tot implementeren aangeven, afhankelijk van hoe sterk het bewijs van effectiviteit geleverd is. Wanneer er geen tegenstellingen gevonden worden en er dus een eenduidig bewijs van effectiviteit geleverd is, is de noodzaak tot implementeren groter dan wanneer die tegenstellingen er wel zijn of wanneer aanvullend onderzoek nodig is. Hoe hoger de totale FAME-score, des te belangwekkender en direct toepasbaar is de review. De FAME-schaal helpt bij het proces van professioneel redeneren, waarin alle afwegingen gemaakt worden voor de juiste informatieverstrekking aan de cliënt ten aanzien van de beste zorg. Van veel verpleegkundige interventies wordt momenteel, op basis van de huidige reviews, het bewijs beperkt geacht. Toch kunnen de gepubliceerde bewijzen zo betekenisvol en gepast zijn voor de cliënt, diens naasten en de praktijkvoering van de professionals, dat er bij de formulering van aanbevelingen of de ontwikkeling van beleid rekening mee wordt gehouden. We hoeven niet te wachten op aanvullend bewijs om juiste behandelbeslissingen te nemen die passen bij de situatie en de problematiek van de cliënt.

Aan de hand van de vier casussen beschreven aan het begin van dit hoofdstuk en het gevonden bewijs uit de verschillende reviews wordt ingegaan op het specifiek toepassen van deze kennis in de praktijk. De principes van gezamenlijke besluitvorming worden daarbij toegepast door aandacht te besteden aan de drie hoofdvragen hierbij: wat zijn mijn mogelijkheden, wat zijn de voor- en nadelen van die mogelijkheden en wat betekent dat in mijn situatie.

Casus 1, vervolg

Uit de scoping review over manieren van cliëntgericht werken (Constand et al., 2014) heb je meer kennis gekregen over de aspecten die een rol spelen bij de communicatie met cliënten, over het verkrijgen van partnerschap met de cliënt en over gezondheidsbevordering. Op basis van een van de belangrijkste inzichten: de cliënt kan alleen meedenken en samen beslissen wanneer deze goed en passend bij zijn eigen mogelijkheden geïnformeerd is, besluit je voortaan aan de cliënt te vragen wat diens ervaring met zijn aandoening tot nu toe is en wat de cliënt vooral bezighoudt met betrekking tot de behandeling. Deze informatie gebruik je vervolgens om met de cliënt te bespreken wat de mogelijkheden voor ondersteuning zijn en je brengt samen in kaart wat dat met zich meebrengt met betrekking tot de voor- en nadelen van de behandeling. Vervolgens geef je aan dat de cliënt erover na kan denken en dat je bij het volgende contact zult bespreken wat de cliënt bezighoudt met betrekking tot zijn eigen situatie en tot welk besluit hij gekomen is of neigt. Je deelt dit ook in het team mee, om zo het interdisciplinair werken te versterken.

Casus 2, vervolg

Je hebt in de meta-synthese over de uitdagingen die cliënten ervaren bij het toepassen van dieetaanpassingen (Vanstone et al., 2013) gelezen dat er vijf aspecten belangrijk zijn: zelfdiscipline, kennis, omgaan met dagelijkse stressvolle situaties, onderhandelen met familieleden en omgaan met de sociale aspecten van eten. In plaats van de dieetaanpassing te bespreken met de cliënt besluit je voortaan te beginnen met het stellen van een aantal open vragen: Wat betekent eten voor u? Eet u samen met anderen en zijn daar bepaalde 'waarden' aan gekoppeld? Welke mogelijkheden voor verandering ziet u? Op basis van deze informatie besluit je een 'waarschijnlijk acceptabele' dieetaanpassing aan de cliënt voor te leggen en te bespreken welke gedachten iemand hierbij heeft in relatie tot de vijf aspecten. Bijvoorbeeld door te vragen hoe makkelijk of moeilijk iemand het verwacht te vinden om de discipline op te brengen zich aan dat advies te houden, door te vragen naar de kennis die iemand heeft van de reden waarom de dieetaanpassing voor die persoon relevant kan zijn, en door te bespreken of de dieetaanpassing volgehouden kan worden wanneer stress, wensen van familieleden en/of de sociale aspecten een rol spelen. Met elkaar wordt nagedacht over wanneer wel en wanneer niet de dieetaanpassing wordt toegepast en vervolgens kan de cliënt verder nadenken over het omgaan met specifieke situaties en daar gericht besluiten in nemen.

Casus 3, vervolg

Na het lezen van de mixed-method review over de relatie tussen zelf-effectiviteit en kwaliteit van leven (Crellin et al., 2014) ben je na gaan denken over hoe je dit onderwerp met de mantelzorger thuis bespreekbaar kunt maken. Je overlegt over het tijdstip van het huisbezoek en legt de mantelzorger uit dat je met hem graag in alle rust wilt bespreken hoe de zorg voor de persoon met dementie ervaren wordt. Je geeft hierbij kort informatie over de kennis die je opgedaan hebt, zodat er een goed gesprek plaats kan vinden zonder dat jullie gestoord worden door de persoon met dementie of door je eigen werk. Aan de hand van het model uit de review vraag je aan de mantelzorger om te vertellen hoe deze omgaat met lastige situaties met de persoon met dementie en hoe hij dat ervaart. Je vraagt door op zowel negatieve als positieve reflecties en probeert te ontdekken hoe hij zijn zelf-effectiviteit ervaart en welke waarde daaraan ontleend wordt. Vervolgens bespreek je met hem wat de mogelijkheden zijn om sterke positieve punten in te zetten wanneer het lastig is en welke voor- en nadelen hij daarbij voorziet. Afhankelijk daarvan zijn praktische adviezen gezamenlijk uit te werken, zodat de mantelzorger zelf de keuzes voor ondersteuning kan maken die passen bij de situatie.

Casus 4, vervolg

De review en de meta-analyse van het effect van klinische geriatrische revalidatie (Bachmann et al., 2010) geven duidelijk aan dat er betere functionele uitkomsten te verwachten zijn van een multidisciplinaire behandeltraject dan wanneer de cliënt thuis monodisciplinair behandeld wordt. Je besluit deze kennis met de cliënt en de familie te delen tijdens een van je contactmomenten. Je geeft daarbij aan dat het oefenen om weer op een prettig niveau thuis te functioneren zowel thuis als hier in het centrum plaats kan vinden en je brengt met iedereen, de cliënt en diens familie, de voor- en nadelen in kaart van beide opties, waarbij je goed oplet informatie te verstrekken over de verschillen met betrekking tot de te leveren zorg in beide situaties. Je geeft de cliënt de ruimte om zijn eigen ervaringen en verwachtingen voor beide situaties uit te spreken en gaat hier dieper op in indien nodig. Op basis van al die informatie is door iedereen gezamenlijk in te schatten wat het zwaarste gaat wegen: nog zes weken in een vreemde omgeving, maar met alle aandacht en zorg om goed te herstellen die wordt aangeboden door een goed samenwerkend team, of thuis zijn en minder intensief oefenen en mogelijk uitkomen op een lager niveau van functioneren. Voor het goed in kunnen schatten van de situatie en het nemen van een geïnformeerd besluit bespreek je met de cliënt en de familie ook de optie om wel af en toe naar huis te gaan om het thuis zijn weer te ervaren. Dit kan bijvoorbeeld tijdens een weekendverlof.

7.8 Evalueren

Om de invloed van het gebruik van wetenschappelijke kennis in de behandelbeslissingen te evalueren is het belangrijk de overwegingen die onderdeel waren bij het al of niet toepassen expliciet te formuleren. Achteraf is dan te controleren of de verwachtingen van de specifieke behandelbeslissing ook werkelijk uitgekomen zijn, en als dit niet het geval is, waaraan dit dan vooral gelegen heeft. Op die wijze wordt zichtbaar hoe kennis verkregen uit systematische reviews het handelen van de verpleegkundige kan verbeteren. Door verwachtingen te evalueren, zowel van de hulpverlener als van de cliënt, wordt de waarde van specifieke wetenschappelijke uitkomsten steeds duidelijker. Op dit moment geven de meeste systematische reviews nog weinig specifieke informatie over behandelkeuzes en is het formuleren van de verwachtingen een onzeker proces. Echter, door gezamenlijk evaluatievragen – zoals: binnen hoeveel tijd bereikt deze cliënt het gewenste resultaat, en is het proces voor de cliënt prettig en efficiënt verlopen? – te formuleren en te beantwoorden kunnen we als professionals meer vat krijgen op hoe de behandelkeuzes werken. Het evalueren van de betekenis van kennis uit systematische reviews, of ze nu gaan over zorgvernieuwing, cliëntgericht werken, diagnostische instrumenten of effecten van interventies, is noodzakelijk om de kloof tussen wetenschappelijk onderzoek en klinische toepassing kleiner te maken.

Een andere vorm van evaluatie betreft het evalueren van het proces van zoeken, vinden en beoordelen van systematische reviews. Het is belangrijk kritisch te kijken of de gestelde vraag geleid heeft tot het vinden van het juiste wetenschappelijk onderzoek, en of dat onderzoek methodologisch verantwoord uitgevoerd is. Inmiddels worden er in verschillende beroepsgroepen critically appraised papers (CAP's) of critically appraised themes (CAT's) gepubliceerd, waarin deze stappen volgens vaste criteria uitgevoerd zijn. Vaak gaan deze samenvattingen van onderzoeken gepaard met een kritisch commentaar, zodat de hulpverlener informatie krijgt over zowel de kwaliteit en betekenis van het onderzoek als over de consequenties die de uitkomsten van het onderzoek voor de praktijk kunnen hebben.

7.9 Beschouwing

Systematische reviews zijn een belangrijke pijler voor evidence-based practice. Ze geven, mits goed uitgevoerd, over een groot scala van onderwerpen de huidige stand van zaken ten aanzien van de wetenschappelijke kennis weer. De meeste systematische reviews betreffen de effectiviteit van behandelinterventies, maar reviews over andere inhoudelijke onderwerpen worden steeds meer gepubliceerd. Het is dus altijd zinvol in de zoektocht naar evidence te beginnen bij het zoeken naar een systematische review. Daarbij is het goed om na te denken wat voor type systematische review gezocht wordt, zodat er bij het zoeken gebruikgemaakt kan worden van zoektermen als 'meta-synthesis', 'mixed-method review' of 'scoping review'.

In dit hoofdstuk hebben we laten zien dat er naast voordelen ook beperkingen aan systematische reviews kleven. Omdat er inmiddels veel verschillende typen reviews voorhanden zijn, is het belangrijk te controleren welk type review uitgevoerd is en erbij stil te staan of dat type review op het juiste niveau uitspraken doet. Zo kunnen scoping reviews geen krachtige uitspraken doen over het effect van interventies omdat ze de methodologische kwaliteit van de primaire onderzoeken niet systematisch beoordelen en daarmee bias kunnen introduceren. Wel kunnen ze snel een overzicht bieden van al het gedane en lopende onderzoek met betrekking tot een relevant onderwerp. Kwalitatieve reviews kunnen geen uitspraken over causale verbanden doen omdat het design daarvoor niet geschikt is. Ze geven wel een sterke mate van bewijs vanuit het perspectief van bijvoorbeeld de cliënt, of zijn essentieel in het zicht krijgen op specifieke aspecten van gezondheid. Systematische reviews van RCT's kunnen wel het causale verband aantonen en daarmee op sterke wijze laten zien dat een interventie in staat is een bepaald gezondheidsresultaat te halen. Echter, veel interventies zijn niet of nauwelijks met een RCT te onderzoeken. Bijvoorbeeld omdat er geen ethisch verantwoorde controlegroep te formeren is of omdat de aandoening die onderzocht wordt zeldzaam is, waardoor niet voldoende proefpersonen te includeren zijn. Systematische reviews over het effect van interventies zouden in die gevallen ook andere vormen van effectonderzoek kunnen includeren en een kwalitatieve meta-synthese kunnen presenteren, zodat de beschikbare evidentie van een lager niveau dan de RCT niet verloren gaat voor de praktijk.

Succesvolle zorg aan cliënten omvat meer dan alleen het klinische bewijs verkregen uit systematische reviews. De verpleegkundige zal zich altijd moeten afvragen of de nieuwe kennis (hoe goed ook wetenschappelijk bewezen) wenselijk is bij het specifieke individu, en of de nadelen van de behandeling wel opwegen tegen het uiteindelijke resultaat. Inbedding van gezamenlijke besluitvorming in het redeneren houdt in dat de hulpverlener de beschikbare wetenschappelijke kennis, samen met de beschikbare evidence, vertaalt naar de individuele behandeling in samenspraak met de persoon die behandeld wordt.

Dit hoofdstuk geeft een globaal inzicht in de belangrijkste kenmerken van systematische reviews, hun bruikbaarheid en hun beperkingen. Het is een goede methode, die zeker ondersteuning kan bieden bij het uitvoeren van een evidence-based behandeling. Men moet echter altijd voor ogen houden dat de wetenschap de werkelijkheid slechts beperkt kan weergeven. Kritisch kijken naar de subjectieve werkelijkheid en de aldus verkregen kennis toepassen blijven voor de zorgprofessional net zo essentieel als handelen naar objectief bewezen effectiviteit.

Bijlage 7.1 Checklist voor de beoordeling van systematische reviews (naar Assendelft et al., 2014a)

Item	Toelichting
Vraagstelling	Systematische review moet uitgaan van een expliciete vraagstelling.
Zoekactie	Een uitgebreide zoekactie in meerdere databases, waaronder MEDLINE en de Cochrane Library. De review bevat een register, waardoor controle van de referenties van de gevonden artikelen mogelijk is.
Selectie	Bij voorkeur door ≥ twee reviewers, onafhankelijk van elkaar; aan de hand van expliciete in- en exclusiecriteria en vermelding van trefwoorden. Selectie is in een flowdiagram weergegeven.
Kwaliteitsbeoordeling	Bij voorkeur door ≥ twee reviewers, onafhankelijk van elkaar; gebruikmaken van expliciete criteria voor kwaliteitsbeoordeling en daardoor reproduceerbaar, bijvoorbeeld met behulp van een gevalideerde checklist voor kwantitatieve of kwalitatieve studies.
Data-extractie en -presentatie	Bij voorkeur door ≥ twee reviewers, onafhankelijk van elkaar; resultaten op eenduidige wijze gepresenteerd per studie en per uitkomstmaat (inclusief betrouwbaarheidsinterval).
Combineren van resultaten (pooling)	Combineren van kwantitatieve data via statistische procedure (pooling) indien de resultaten klinisch en statistisch homogeen zijn; thematische analyse van kwalitatieve data als de onderzoeksgroepen vergelijkbaar zijn.
Heterogeniteit	Indien aanwezig beschreven en adequaat uitgevoerd.
Resultaten	Beoordelen of deze relevant en betekenisvol zijn voor de vraagstelling. Sensitiviteitsanalyse.
Conclusie	Wordt de conclusie ondersteund door de resultaten? Wat is de betekenis voor de klinische praktijk?

ARD LAZONDER, JOAN VERHOEF & GUUS MUNTEN

Interventieonderzoek 8

Kernpunten
- Bewijs voor het effect van interventies wordt bij voorkeur ontleend aan gerandomiseerd gecontroleerd (klinisch) onderzoek (RCT's) en gecontroleerd klinisch onderzoek (CCT's), omdat deze soorten onderzoek een relatief hoge bewijskracht hebben.
- Interventieonderzoek wordt beoordeeld op interne validiteit, belang van de resultaten, en toepasbaarheid.
- Bij het beoordelen van de interne validiteit wordt op grond van een aantal aspecten – toewijzing aan groepen, andere verschillen dan de interventie, blindering en uitvallers – bepaald of de gemeten effecten het gevolg zijn van de interventie.
- Het belang van de resultaten wordt beoordeeld in drie stappen: (1) in hoeverre zijn groepen aan elkaar gelijk, (2) welke verschillen in effect zijn statistisch significant, en (3) zijn deze verschillen klinisch relevant.
- De toepasbaarheid van interventieonderzoek wordt bepaald door generaliseerbaarheid – zijn de resultaten toepasbaar op andere cliënten in andere situaties – en haalbaarheid – is deze interventie uitvoerbaar door deze verpleegkundige in deze situatie.

8.1 Inleiding

In vier weken tijd tien kilo afvallen? Dat kan met Dermaline Plus, een in Amerika ontwikkeld afslankmiddel. De fabrikant bestookt de Nederlandse markt met paginagrote advertenties en werkt zelfs mee aan een medisch actualiteitenprogramma. Hierin vertellen mensen die het middel hebben gebruikt enthousiast over hun ervaringen. Een panel van deskundigen laat zich eveneens lovend uit over dit ogenschijnlijke wondermiddel. Voor mensen die na het zien van het programma nog twijfels hebben, heeft de Consumentenbond een brochure samengesteld waarin de werking van Dermaline Plus uitgebreid wordt beschreven. Maar jij vindt het niet nodig die brochure te bestellen: je wilt die overtollige kiloótjes al zo lang kwijt, dus waarom zou je langer wachten? Bovendien ligt de bewijsvoering er niet om.
Je bestelt het middel en begint enthousiast aan de afslankkuur. Je leest de bijsluiter, volgt de aanwijzingen nauwgezet op, en na twee weken ben je inderdaad acht kilo afgevallen. Twee weken later stap je weer op de weegschaal en zie je tot je ontzetting dat je nauwelijks meer gewicht bent kwijtgeraakt. Nog eens twee weken later ben je weer bijna terug op je oude gewicht. Teleurgesteld stop je

met de zoveelste afslankpoging. Je schuift je weegschaal in de hoek en vraagt je vertwijfeld af of je beter had moeten weten.

Het antwoord op deze vraag is een volmondig 'ja'. Wanneer je van tevoren goed had geïnformeerd naar de werking van Dermaline Plus – bijvoorbeeld door de brochure aan te vragen –, was je wellicht niet tot aanschaf overgegaan. Gelukkig zijn de gevolgen in dit geval niet schadelijk. In de verpleegkundige beroepspraktijk kan dat anders zijn. Wanneer cliënten een bepaalde behandeling of therapie krijgen, moet de werking hiervan op voorhand bekend zijn. Cliënten zijn immers niet gebaat bij een onwerkzame interventie, om nog maar te zwijgen van interventies met een averechts effect of schadelijke bijwerkingen.

Met evidence-based practice is de kans hierop aanzienlijk kleiner. Bij evidence-based practice baseert de verpleegkundige zijn beroepsmatig handelen op de eigen professionele kennis en ervaring, de voorkeuren van de cliënt én de bewezen effectiviteit van de interventie, dan wel op de constructen waarop die interventie is gebaseerd (Offringa et al., 2014). Zoals in hoofdstuk 2 is beschreven, verloopt deze werkwijze via vijf stappen (Taylor, 2000):
- Vertaal het zorgprobleem in een beantwoordbare vraag.
- Zoek naar bewijsmateriaal om deze vraag te beantwoorden.
- Beoordeel het bewijsmateriaal op validiteit en toepasbaarheid.
- Pas de resultaten in de praktijk toe.
- Evalueer de veranderingen in de praktijk.

In dit hoofdstuk behandelen we deze stappen aan de hand van een aantal voorbeelden en een casus. De voorbeelden lopen als rode draad door de paragrafen 8.3, 8.4 en 8.5; de casus komt aan bod in paragraaf 8.6.

8.2 Verpleegkundig interventieonderzoek

Verpleegkundige interventies zijn, voor zover mogelijk, gericht op het vergroten van het zelfmanagement van mensen. Daarbij streeft de verpleegkundige naar interventies waarvan de doeltreffendheid en doelmatigheid aannemelijk zijn (Schuurmans et al., 2012).

Bij verpleegkundig interventieonderzoek wordt de werking van een interventie (meestal de effectiviteit van een bepaalde behandelmethode) bestudeerd. Om te bepalen of een onderzoek goed is uitgevoerd en wat de resultaten betekenen (en of die wel in jouw situatie toepasbaar zijn), is het nodig onderscheid te maken naar verschillende soorten onderzoek. Een eerste, globale indeling is methodologisch van aard. De werking van een interventie kan namelijk op verschillende manieren worden onderzocht en elk soort onderzoek kent zijn eigen beoordelingscriteria (voorbeelden zijn te vinden op <http://netherlands.cochrane.org>). Aan een experimenteel onderzoek naar een bepaalde behandelmethode worden nu eenmaal andere eisen gesteld dan aan een *survey* of kwalitatief onderzoek. In dit hoofdstuk beperken we ons tot kwantitatief onderzoek: het type onderzoek waarin het effect van een interventie in cijfers wordt uitgedrukt (in plaats van in woorden) en waar mogelijk statistisch wordt getoetst.

Deze definitie doet echter geen uitspraak over de manier waarop een onderzoek is opgezet en uitgevoerd. Omdat zich op dit punt ook aanzienlijke verschillen kunnen voordoen, is een nadere typering gewenst. Hiervoor worden tegenwoordig de *levels of evidence* (bewijsniveaus) van het Oxford Centre for Evidence-Based Medicine gebruikt. In deze hiërarchie zijn verschillende soorten onderzoek gerangschikt volgens de wetenschappelijke waarde die aan hun uitkomsten kan worden toegekend. Deze rangorde is afhankelijk van het soort klinische vraag; de indeling voor interventieonderzoek staat in tabel 8.1. Algemeen geldt: hoe hoger in deze hiërarchie, des te krachtiger het bewijs. Maar pas op: deze indeling zegt niets over de kwaliteit van een onderzoek. Een gerandomiseerd gecontroleerd onderzoek (RCT) dat belabberd is uitgevoerd, is minder waardevol dan een goede casestudie.

Tabel 8.1   Soorten interventieonderzoek en hun bewijskracht

Soort onderzoek	Bewijskracht
1 Systematische reviews van gerandomiseerd onderzoek	Zeer groot
2 Randomized controlled trials (RCT's) of observationeel onderzoek met een zeer groot effect	Groot
3 Non-randomized controlled clinical trials (CCT's), cohort onderzoek en vervolgstudies	Voldoende
4 Niet-experimentele studies (*case study*, cliënt- controle onderzoek of historisch gecontroleerd onderzoek)	Matig/laag
5 Logische gevolgtrekkingen op basis van de constructen waarop een interventie is gebaseerd	Zeer laag

(OCEBM Levels of Evidence Working Group, 2011)

Systematische reviews hebben de grootste bewijskracht. De beoordeling van dit type onderzoek is echter zo specifiek, dat dit in een apart hoofdstuk wordt beschreven. Gerandomiseerde gecontroleerde onderzoeken (RCT's) en gecontroleerde klinische onderzoeken (CCT's) vormen de kern van het huidige hoofdstuk. Beide soorten onderzoek zijn meestal kwantitatief van aard, hebben een voldoende grote bewijskracht en worden vaak gebruikt om de waarde van interventies vast te stellen. Omdat de beoordeling van RCT's en CCT's op veel punten overeenkomt, worden ze gezamenlijk besproken volgens de vijf stappen van evidence-based practice. Hierbij ligt de nadruk op het kritisch beoordelen van het gevonden bewijsmateriaal (gerapporteerde onderzoeksresultaten) op validiteit, belang en toepasbaarheid. De overige soorten onderzoek worden vanwege hun geringe bewijskracht buiten beschouwing gelaten.

8.3 Een vraag formuleren

Evidence-based practice begint met het vertalen van een klinisch probleem in een beantwoordbare vraag. Een goed geformuleerde vraag beschrijft het probleem, de interventie en de uitkomsten. Deze drie elementen kunnen in één zin worden beschreven: wat is het effect van <interventie X> op <voor de cliënt belangrijke uitkomst Y> bij cliënten met <ziektebeeld Z>? Volgens het GRADE-beoordelingssysteem moet vooraf worden bepaald welke uitkomstmaten van belang zijn voor de cliënt en moet het wetenschappelijk bewijs per uitkomstmaat worden beoordeeld. Het kan dus voorkomen dat je twee of meer onderzoeksvragen formuleert waarin je alleen de uitkomst Y verandert. Dit wordt geïllustreerd in het voorbeeld van verpleegkundige Mirjam Grutjes; zij heeft twee onderzoeksvragen nodig om de effecten van rooming in te kunnen bepalen.

In het voorbeeld over oncologische nazorg biedt deze standaardformulering echter onvoldoende houvast. Hierin stelt Peter Kantenaar zich immers de vraag welke van de twee interventies tot het beste resultaat zal leiden. Zijn vraagstelling is gebaseerd op het volgende stramien: is <interventie X1> effectiever dan <interventie X2> ter verbetering van <voor de cliënt belangrijke uitkomst Y> bij cliënten met <ziektebeeld Z>?

In de laatste twee voorbeelden (geestelijke gezondheidszorg en wijkverpleging) is een andere variant gebruikt. In tegenstelling tot Mirjam en Peter hebben Erna en Ine nog geen duidelijk beeld van de interventie waarover ze bewijs willen verzamelen. Ze hebben voldoende informatie over de aandoening en het ziektebeeld, maar tasten nog in het duister wat betreft de te gebruiken interventie. Omdat hun collega's hier evenmin ervaring mee hebben, formuleren ze een open onderzoeksvraag. Hiervoor gebruiken zij het volgende stramien: is er een effectieve interventie ter verbetering van <voor de cliënt belangrijke uitkomst Y> bij cliënten met <ziektebeeld Z>?

Voorbeeld   Chirurgische afdeling

Mirjam Grutjes is verpleegkundige op een chirurgische afdeling van een algemeen ziekenhuis. Op de afdeling liggen veel ouderen die standaard op een delier worden gescreend. Aangezien een delier vaak angstig maakt, werkt het team op de afdeling zo veel mogelijk met een vaste verpleegkundige, zodat de cliënt zo veel mogelijk hetzelfde gezicht ziet. Mirjam vraagt zich af het bieden van rooming in van familieleden ook zou kunnen bijdragen aan het verminderen van het delier en het verkorten van de opnameduur. Haar vraag luidt: Is er bewijs voor rooming in (I) ter vermindering van de verwardheid (O1) en opnameduur (O2) voor cliënten die postoperatief (P) in het ziekenhuis verblijven?

> **Voorbeeld** — **Oncologische nazorg**
>
> Na tien jaar verruilt Peter Kantenaar zijn functie van zorgcoördinator op een oncologische afdeling in een streekziekenhuis voor een baan als verpleegkundig specialist in een academisch ziekenhuis dat is gespecialiseerd in de behandeling van cliënten met kanker. Op zijn afdeling liggen veel longpatiënten die medisch gezien uitbehandeld zijn en een levensverwachting hebben van meer dan drie maanden. Het ziekenhuis biedt deze cliënten zowel medische als verpleegkundige nazorg. Peter vraagt zich af welke vorm van nazorg (verpleegkundige of medische) de kwaliteit van leven van deze cliënten het meest verhoogt. Hij formuleert de volgende onderzoeksvraag: Is verpleegkundige nazorg (I) effectiever (O) dan medische nazorg (C) bij de behandeling van medisch uitbehandelde longpatiënten (P)?

> **Voorbeeld** — **Geestelijke gezondheidszorg: naasten**
>
> Erna Janssen werkt na het afronden van haar hbo-v-opleiding op een afdeling waar cliënten met een autismespectrumstoornis (ASS) worden opgenomen. Als ze met de naasten spreekt, valt op dat dezen al vaak een hele geschiedenis achter de rug hebben, waarin ze niet altijd gehoor vonden bij de hulpverlening. Dit leidt ertoe dat veel naasten het gevoel hebben dat ze hierdoor op hun tenen lopen en daarnaast niet goed weten hoe ze met hun familielid moeten omgaan. Voor Erna is dat een relatief onbekend terrein. Daarom vraagt ze zich af: Is er een verpleegkundige interventie (I) die bijdraagt aan het verminderen van de belasting (O) en het ontwikkelen van competenties (O) van naasten van cliënten met een ASS (P)?

> **Voorbeeld** — **Wijkverpleging: eenzaamheid**
>
> Ine van Bommel werkt als wijkverpleegkundige in een wijk waar veel ouderen wonen die over het algemeen laag opgeleid zijn. Uit de wijkanalyse die onlangs verricht is, bestaat de indruk dat er veel eenzaamheid heerst onder deze groep. Daarom vraagt Ine zich af: Zijn er effectieve interventies bekend (I) ter vermindering van eenzaamheid (O) bij ouderen die laag opgeleid zijn en nog zelfstandig wonen (P)?

Met deze drie standaardformuleringen kunnen de meeste vragen over de effectiviteit van interventies worden beschreven. Toch kan het voorkomen dat je een vraag niet op een van deze manieren kunt verwoorden. Voel je in dat geval vrij om voor een andere formulering te kiezen. Dit roept misschien de vraag op waarom je eigenlijk een onderzoeksvraag zou moeten formuleren: is het niet veel efficiënter om direct naar bewijsmateriaal te zoeken? Je hebt in de meeste gevallen een aardig idee over het soort bewijs dat je hoopt te vinden. Hoewel dit laatste niet valt te ontkennen, is het om een aantal redenen belangrijk om eerst een onderzoeksvraag te formuleren. Ten eerste stuurt zo'n vraag het zoekproces. Hij vormt de basis van waaruit je bronnen selecteert en een zoekstrategie kiest. Tijdens het zoekproces kan een onderzoeksvraag je helpen om doelgericht te (blijven) zoeken. Tot slot biedt een onderzoeksvraag een kader om de zoekresultaten te beoordelen. In de volgende paragraaf worden deze voordelen nader toegelicht.

8.4 Zoeken naar interventieonderzoek[1]

Voor menig verpleegkundige gaat de zoektocht naar bewijs niet over rozen. Dit komt deels door het ontbreken van goed en relevant onderzoek – de wetenschap heeft nu eenmaal niet op alle praktische vragen een pasklaar antwoord. Daarnaast blijkt dat onderzoeksartikelen soms lastig te vinden zijn. Aan het eerste probleem kun je helaas weinig doen; het tweede kun je voorkomen door gericht en systematisch te zoeken.

Bij gericht zoekgedrag is het van belang eerst te bepalen welke informatiebronnen je gaat raadplegen. Voorbeelden van online databestanden waarin relatief veel kwantitatief interventieonderzoek wordt ontsloten, zijn <www.pubmed.nl> en <http://netherlands.cochrane.org>. Verpleegkundigen in academische ziekenhuizen hebben daarnaast vaak toegang tot gespecialiseerde bestanden in wetenschappelijke bibliotheken, die vaak ook een abonnement hebben op CINAHL, Cochrane of Embase. Nederlandstalige artikelen kunnen worden gevonden via de beroepsverenigingen en de vakbibliotheek (<www2.bsl.nl/zorgcontext/>).

De tweede stap bij gericht zoeken is het bepalen van de zoekstrategie. Hierbij speelt de onderzoeksvraag een belangrijke rol, omdat daarin vrij precies is beschreven over welke interventie, aandoening en ziektebeeld bewijsmateriaal moet worden gezocht. Uit deze informatie kun je trefwoorden afleiden. Door deze trefwoorden handig te combineren verloopt het zoekproces doeltreffend en doelmatig. In het voorbeeld uit de inleiding had je bijvoorbeeld op internet het trefwoord 'lijnen' in een zoekmachine kunnen intypen. Dit levert bijna negen miljoen treffers op, die je onmogelijk allemaal kunt bekijken. En dat is logisch, want 'lijnen' is een erg algemene term. Je kunt het aantal treffers inperken door je zoekopdracht te verfijnen. Als je de combinatie 'lijnen' AND 'afslanken' gebruikt, krijg je alleen de resultaten te zien waar beide trefwoorden in voorkomen. Websites over vliegertouw, telefoonaansluitingen en kledinglijnen zijn dan uit de zoekresultaten verwijderd. Overigens levert deze zoekopdracht nog steeds 118.000 treffers op, zodat verder verfijnen noodzakelijk is.

Soms is het betrekkelijk eenvoudig om trefwoorden te kiezen. Dit is bijvoorbeeld het geval als je de ene interventie wilt vergelijken met een andere. Het omgekeerde kan ook voorkomen. Erna Janssen heeft een open vraag geformuleerd; zij weet alleen over welk verpleegkundig probleem zij informatie wil verzamelen, maar tast nog in het duister wat betreft de verpleegkundige interventie. De combinatie 'caregiver burden' AND 'autism' levert 49 treffers op. Om deze zoekopdracht te verfijnen biedt de vraag geen verdere aanknopingspunten. In dit soort gevallen kan het handig zijn om te verfijnen op het soort materiaal (bijvoorbeeld tijdschriftartikel, boek). Ook kan gezocht worden op onderzoeksmethode; relevante methoden voor interventieonderzoek zijn RCT en CCT. Als Erna haar resultaten verfijnt met 'randomised', blijven er negen

---

1 De zoekopdrachten in deze paragraaf zijn uitgevoerd in december 2015 met Google en MEDLINE (www.ncbi.nlm.nih.gov/pubmed/). De uitkomsten kunnen inmiddels zijn veranderd.

treffers over: een overzichtelijke set zoekresultaten. Maar zijn ze ook alle negen geschikt om Erna's vraag te beantwoorden?

Om daar achter te komen moet Erna de zoekresultaten op relevantie beoordelen. Dit is de derde stap bij het gericht zoeken naar informatie. Het gaat hierbij om een eerste, globale beoordeling van de resultaten op basis van de meta-informatie die door het databestand wordt gegenereerd (zie tabel 8.2). Deze quickscan dient om in snel tempo het kaf van het koren te scheiden. Artikelen die de toets der kritiek niet kunnen doorstaan, hoef je niet te kopiëren of op te vragen. En dat spaart tijd en geld.

Titel: Reducing distress in mothers of children with autism and other disabilities: a randomized trial.
Auteurs: Dykens EM, Fisher MH, Taylor JL, Lambert W, Miodrag N.
Pediatrics. 2014 Aug;134(2):e454-63. doi: 10.1542/peds.2013-3164. Epub 2014 Jul 21.
Trefwoorden: autism spectrum disorders; developmental disabilities; maternal stress and mental health; mindfulness based stress reduction; positive psychology

Titel: Caring for a child with autism spectrum disorder and parents' quality of life: application of the CarerQol.
Auteurs: Hoefman R, Payakachat N, van Exel J, Kuhlthau K, Kovacs E, Pyne J, Tilford JM.
J Autism Dev Disord. 2014 Aug;44(8):1933-45. doi: 10.1007/s10803-014-2066-1.
Trefwoorden: Family caregiving, Subjective burden, Autism spectrum disorders (ASDs), Quality of life, CarerQol, Construct validation

Titel: Resilience in family members of persons with autism spectrum disorder: a review of the literature.
Auteurs: Bekhet AK, Johnson NL, Zauszniewski JA.
Issues Ment Health Nurs. 2012 Oct;33(10):650-6. Review.
Trefwoorden: ASD, resilience, review

Figuur 8.1   Voorbeelden van zoekresultaten in een elektronisch databestand

Meta-informatie, zoals de titel en de trefwoorden, geeft een goede eerste indruk van de relevantie van een artikel. Het eerste artikel uit tabel 8.2 beschrijft zo te zien een interventie-onderzoek waarin gekeken is of mindfulness training bijdraagt aan het verminderen van de belasting van ouders met een kind met een ASS. Het tweede artikel geeft naar alle waarschijnlijkheid niet direct antwoord op Erna's vraag, aangezien in dit artikel ingegaan wordt op de eigenschappen van een instrument om de kwaliteit van leven van familieleden met een ASS te kunnen bepalen.

Het derde artikel is een twijfelgeval. Het betreft een review naar de veerkracht van familieleden van mensen met ASS. Of dit relevant is, kan Erna bepalen door de samenvatting (abstract) van het artikel te lezen (wanneer de database deze mogelijkheid biedt). Omdat dit de eerste stap is in het beoordelen van een onderzoeksartikel, wordt het in de volgende paragraaf verder uitgewerkt.

8.5 Beoordelen van interventieonderzoek

In de vorige stap heb je een aantal artikelen geselecteerd die op het eerste gezicht de moeite van het bekijken waard zijn. In deze paragraaf gaat het om het beoordelen van de kwaliteit van het onderzoek dat in die artikelen wordt beschreven. Maar voordat je hiermee begint, kan het handig zijn een voorselectie te maken door van elk artikel de samenvatting (*abstract*) te lezen. Zo scheid je het kaf van het koren en kun je een eerste thematische indeling maken – dit laatste is vooral handig als je veel artikelen hebt gevonden.

Hierna begint het eigenlijke beoordelen. Je leest het artikel in principe helemaal. Maar waar moet je nu op letten? Organisaties als Cochrane en het Centre for Evidence-Based Medicine (CEBM) geven hiervoor drie kernvragen:
1. Is het onderzoek deugdelijk uitgevoerd?
2. Wat zijn de resultaten?
3. Hoe helpen deze resultaten mijn cliënten?

De eerste vraag betreft de interne validiteit, de tweede en derde vraag gaan over het belang respectievelijk de toepasbaarheid van de uitkomsten (externe validiteit). Via internet kun je lijsten (*critical appraisal sheets*) downloaden die je helpen bij het beoordelen van diverse soorten onderzoeken (bijvoorbeeld <http://netherlands.cochrane.org> en <www.cebm.net/critical-appraisal/>).

Interne validiteit
Campbell en Stanley (1963) introduceerden de term interne validiteit als maat voor de samenhang tussen de onderzochte interventie en de gevonden effecten. Is een onderzoek intern valide, dan kun je met redelijke zekerheid stellen dat de effecten veroorzaakt zijn door de interventie (en niet door andere, toevallige, factoren). Onderzoekers kunnen een aantal maatregelen nemen om de interne validiteit te waarborgen. Bij het beoordelen van een artikel op interne validiteit bepaal je of en hoe deze maatregelen zijn toegepast. De benodigde informatie vind je in de 'methode'-paragraaf van het artikel.

Erna Janssen leest het artikel 'Reducing distress in mothers of children with autism and other disabilities: a randomized trial' van Dykens et al. Ze kijkt eerst of de onderzoeksgroepen *at random* (volledig willekeurig) zijn ingedeeld. Iedere cliënt moet namelijk een even grote kans hebben om aan de interventie- of controlegroep te worden toegewezen. Zo is de kans op een valide meting het grootst; dit is overigens de belangrijkste reden waarom RCT's een grote bewijskracht hebben. In het artikel is inderdaad gerandomiseerd: door de computer, die bepaalde in welke groep een ouder werd ingedeeld.

Soms kan zo'n aselecte toewijzing op ethische of praktische bezwaren stuiten. Is het bijvoorbeeld te rechtvaardigen dat een groep depressieve cliënten een (onwerkzame!) placebobehandeling krijgt? Of helemaal geen behandeling? En is het voor cliënten uit Terneuzen praktisch haalbaar om drie keer per week naar Amsterdam te komen voor een experimentele behandeling? In dit soort gevallen kunnen onderzoekers besluiten de onderzoeksgroepen minder willekeurig in te delen. Er is dan sprake van een gecontroleerd klinisch onderzoek (CCT).

Door het ontbreken van randomisatie is het bij CCT's extra belangrijk dat de vergelijkbaarheid van de groepen is beschreven. Een goed artikel over een CCT bevat ten minste informatie over de belangrijkste prognostische variabelen (bijvoorbeeld ziekteduur en ernst), de uitgangswaarden van de belangrijkste afhankelijke variabelen (bijvoorbeeld bewegingsuitslag, spierkracht) en demografische gegevens zoals leeftijd en geslacht (Assendelft et al., 2014b).

Interne validiteit vereist verder dat de onderzoeksgroepen alleen mogen verschillen wat betreft de aanwezigheid van de interventie. In het onderzoek van Dykens et al. lijkt dit op het eerste gezicht het geval te zijn: de ouders die mindfulness training kregen (interventiegroep), zijn vergeleken met de ouders die een training aan de hand van positieve psychologie kregen (controlegroep). Beide groepen kregen dus een groepstraining aangeboden, al was de inhoud daarvan uiteraard verschillend. Ongeacht hoe de groepen zijn samengesteld, is het voor de interne validiteit belangrijk dat zo min mogelijk personen op de hoogte zijn (blindering) van de aard van de toegewezen interventie. Dit geldt in de eerste plaats voor de persoon die de behandelingen toewijst, maar ook voor de cliënten, beoordelaars en behandelaars. Dit laatste is overigens vrij lastig. In dit soort gevallen is vaak het hoogst haalbare dat de beoordelaar die het effect van de interventie beoordeelt, niet weet of hij met iemand te maken heeft die in de experimentele groep of in de controlegroep zit.

In een goed artikel wordt ook het aantal uitvallers gerapporteerd. Zo kun je je een beeld vormen van de vergelijkbaarheid van de groepen bij de effectmeting aan het einde van de behandeling. Een te grote uitval kan de resultaten vertekenen. In het artikel van Dykens et al. wordt een uitgebreid overzicht gegeven van het aantal ouders dat in beide groepen is uitgevallen. In de experimentele groep is na dertig weken nog 40% over, terwijl dat percentage in de controlegroep 52% bedraagt. De onderzoekers gaan in hun artikel uitgebreid in op de reden waarom ouders uitvallen en laten daarnaast zien dat de ouders die uitvallen niet significant afwijken van de ouders die nog wel blijven meedoen.

Uitvallers moeten overigens wel in de uiteindelijke analyse worden meegenomen (intention to treat-analyse). Cliënten die de behandeling staken, zijn vaak cliënten die veel of juist weinig baat bij de behandeling hadden. Worden zij buiten beschouwing gelaten, dan geven de resultaten een te rooskleurig of te negatief beeld van de effectiviteit van een interventie; dit wordt selectiebias genoemd. Wanneer alleen de cliënten worden geanalyseerd die daadwerkelijk zijn behandeld volgens het protocol van de groep waarin ze zijn ingedeeld, spreken we van 'per protocol-analyse'. Deze manier van analyseren geeft vaker een positiever beeld van de werkelijkheid, aangezien normaal gesproken niet alle cliënten trouw de behandeling krijgen of volgen.

Nadat Erna het artikel op al deze punten heeft beoordeeld, kan ze een voorlopig oordeel over de validiteit geven. Hiervoor zal ze de sterke en zwakke punten van het artikel tegen elkaar moeten afwegen. Jammer genoeg bestaan hiervoor geen algemeen geldende regels. Erna zal dus op haar eigen deskundigheid moeten afgaan om een inschatting te maken. Overigens is dit oordeel niet definitief: het dient als startpunt voor de discussie over de bruikbaarheid van dit artikel, die met haar hele team zal worden gevoerd.

Belang van de resultaten

Nadat de interne validiteit is beoordeeld, worden de onderzoeksresultaten aan een kritische inspectie onderworpen. Bij RCT's en CCT's staat deze beoordeling in het teken van de effectiviteit van de interventie. Als beoordelaar let je achtereenvolgens op de beschrijving van de onderzoeksresultaten, de statistische toetsing en de grootte van het effect. In onderzoeksartikelen worden deze aspecten beschreven in de paragraaf 'resultaten'.

In RCT's en CCT's wordt het effect van een interventie onderzocht door groepen cliënten met elkaar te vergelijken. In de meeste artikelen worden de gemiddelde scores en standaarddeviaties van beide groepen in tabelvorm gepresenteerd. De betekenis van deze gegevens wordt geïllustreerd aan de hand van een fictief voorbeeld.

Peter Kantenaar beoordeelt een artikel waarin de effecten van verpleegkundige en medische nazorg worden vergeleken. In dit onderzoek worden bij cliënten uit beide behandelgroepen vragen afgenomen om de kwaliteit van leven en de patiënttevredenheid te meten. De resultaten staan in tabel 8.3.

Tabel 8.2 Gemiddelde responstijden (m/sec) op de auditieve en visuele reactiesnelheidstest

	Kwaliteit van leven		Patiënttevredenheid	
	Gemiddelde	Standaard-deviatie	Gemiddelde	Standaard-deviatie
Verpleegkundige nazorg	211	63	200	26
Medische nazorg	190	45	179	38

N=25 voor beide groepen.

Op het eerste gezicht lijkt de verpleegkundige nazorg het meest effectief te zijn: cliënten uit deze groep scoren gemiddeld 21 punten hoger op de schaal van kwaliteit van leven en op patiënttevredenheid. Toch mag op grond van dit verschil niet worden geconcludeerd dat verpleegkundige nazorg beter is dan medische nazorg. Er bestaat altijd een kans dat de gevonden verschillen op toeval berusten, ongeacht hoe netjes het onderzoek is opgezet. Om dit met zekerheid te kunnen stellen moet het verschil statistisch worden getoetst.

Als we statistisch zouden toetsen, blijkt dat het verschil van 21 punten bij patiënttevredenheid statistisch wel significant is en voor kwaliteit van leven niet. Dit lijkt merkwaardig: op beide metingen was het verschil immers 21 punten. De verklaring ligt in de grootte van de standaarddeviatie. Dit is een maat voor de spreiding van de scores: het geeft aan in hoeverre de scores van cliënten in een bepaalde groep van elkaar verschillen en afwijken van het gemiddelde.

Omdat de scores bij de kwaliteit van leven een grotere standaarddeviatie hebben (grotere onderlinge verschillen vertoonden), is de kans groter dat het gevonden verschil door 'iets anders' dan de behandeling is veroorzaakt. De kans op een toevallig resultaat is te groot.

Statistische significantie zegt echter niets over de klinische relevantie van het behandeleffect. Hoe relevant is bijvoorbeeld een toegenomen tevredenheid van 21 punten op een schaal van 0 tot 1.000? De mate van klinische relevantie is een zaak van gezond verstand. Om dit tastbaar te maken wordt er door de wetenschap soms ook een getal aan gekoppeld (effectgrootte of *effect size*). In tegenstelling tot de statistische tests wordt deze maat in zeer weinig artikelen vermeld. Je kunt de effect size (ES) gelukkig betrekkelijk eenvoudig berekenen met de volgende formule (Cohen, 1988):

$$ES = |Gem_{exp} - Gem_{contr}| / sd_{contr}$$

De effect size wordt gedefinieerd als het absolute verschil van de gemiddelde scores tussen beide groepen, gedeeld door de standaarddeviatie van de controlegroep. In het voorbeeld is de effect size gelijk aan (200 − 179) / 38 = 0,55. De betekenis van dit getal is misschien wat onduidelijk. Is dit nu een groot of een klein effect? Cohen (1988) heeft hiervoor de volgende vuistregels opgesteld:
- 0,20: nauwelijks praktische relevantie;
- 0,50: 'large enough to be visible to the naked eye' (Cohen, 1988). Deze waarde fungeert als een soort ondergrens voor praktische relevantie, al is enige voorzichtigheid geboden.

Samengevat verloopt het beoordelen van het belang van de uitkomsten in drie stappen. Eerst bepaal je op grond van de beschrijvende statistieken op welke maten de onderzochte groepen van elkaar verschillen. Hierbij geven de gemiddelde scores een eerste indruk van de omvang van het verschil, terwijl de standaarddeviaties aangeven hoe groot de spreiding in de scores is. Vervolgens beoordeel je welke verschillen statistisch significant zijn. Tot slot bereken je de effectgrootte om inzicht te krijgen in het praktische belang van het behandeleffect.

Toepasbaarheid

Is een onderzoek valide en zijn de resultaten klinisch relevant, dan dient tot slot de toepasbaarheid bij de eigen cliënt te worden beoordeeld. Bij de bespreking van deze laatste beoordelingsronde volgen we Peter Kantenaar. Na enig speurwerk heeft hij een RCT gevonden waarin conventionele nazorg is vergeleken met verpleegkundige nazorg. Het onderzoek is in Engeland uitgevoerd bij 203 cliënten die behandeld zijn in ziekenhuizen gespecialiseerd in kanker of in speciale *cancer units*. De belangrijkste conclusie is dat cliënten die verpleegkundige nazorg ontvingen, duidelijk meer tevreden waren over de kwaliteit van leven dan de cliënten die conventionele nazorg ontvingen.

Voordat Peter kan besluiten de bestaande interventie 'verpleegkundige nazorg' uit te breiden, moet hij eerst bepalen in hoeverre de onderzoeksresultaten in zijn eigen situatie toepasbaar zijn. Allereerst moet hij bepalen of de uitkomsten generaliseerbaar zijn. Hiertoe beoordeelt hij of zijn eigen cliënten vergelijkbaar zijn met die in het onderzoek. Informatie hierover vindt hij in de 'methode'-paragraaf; om de vergelijkbaarheid van de groepen te waarborgen, worden hierin de kenmerken van de doelgroep beschreven. De cliënten uit het Engelstalige onderzoek lijken grotendeels overeen te stemmen met de cliënten die bij Peter op de afdeling zijn opgenomen. Het enige verschil betreft de leeftijd: de cliënten uit het onderzoek waren gemiddeld drie jaar ouder. Verder is het Peter niet geheel duidelijk in hoeverre de ziekenhuizen in Engeland en Nederland verschillend zijn qua organisatie en of dit van invloed is op de resultaten.

In de praktijk is het vaak lastig om onderzoek te vinden dat volledig op jouw cliënten is toegesneden. Wanneer je de generaliseerbaarheid strikt beoordeelt, zul je in negen van de tien gevallen tot de conclusie komen dat jouw cliënten toch nét iets anders zijn. Omdat het vaak om kleine verschillen gaat, verdient een pragmatische benadering de voorkeur. In plaats van te kijken naar overeenkomsten en verschillen is het vaak beter een inschatting te maken van de kans dat jouw cliënten anders op de behandeling zullen reageren dan de cliënten uit het onderzoek. In het geval van Peter is er bijvoorbeeld weinig reden om aan te nemen dat het geringe leeftijdsverschil en eventuele organisatorische verschillen van de Engelse en Nederlandse ziekenhuizen van invloed zullen zijn op de effectiviteit van de behandeling.

De toepasbaarheid van een interventie wordt mede bepaald door de haalbaarheid. Peter moet inschatten of het financieel en praktisch haalbaar is om zijn cliënten meer verpleegkundige nazorg aan te bieden. Bij financiële haalbaarheid gaat het om de vraag of de behandeling door ziektekostenverzekeraars wordt vergoed. Dit kan Peter navragen bij de desbetreffende instanties. Bij de praktische haalbaarheid spelen zaken als beschikbaarheid van apparatuur, geschoold personeel en eventuele wachtlijsten een rol. Deze gegevens zal Peter in zijn eigen praktijk moeten zien te achterhalen.

Tot slot moet Peter de mening van de cliënten laten meewegen. Hoe denken zij bijvoorbeeld over de mogelijke consequenties? Leidt meer verpleegkundige nazorg tot minder contactmogelijkheden met een medisch specialist? Het antwoord op dit soort vragen bepaalt in belangrijke mate de keuze voor de interventie en het succes van de behandeling in de eigen situatie.

8.6 Gezamenlijke besluitvorming

Een interventie kan pas worden toegepast wanneer de verpleegkundige en de cliënt(en) hiertoe besluiten. Hoewel deze beslissing gezamenlijk wordt genomen, moet de verpleegkundige het gesprek met de cliënt goed voorbereiden. Hoe dit in zijn werk gaat, bespreken we aan de hand van de volgende casus.

Casus

Bert Mulder (56 jaar) woont sinds een tijdje beschermd met twee andere cliënten in een huis in de wijk. Bert heeft in wisselende mate last van psychotische episodes. Door het opgestelde signaleringsplan heeft Bert daar steeds beter zicht op gekregen en kan hij (soms met hulp) zelf maatregelen nemen die helpen om de psychose niet te laten ontsporen. Uit de somatische screening blijkt dat hij er een ongezonde levensstijl op nahoudt (weinig beweging, veel roken) en verschillende kenmerken heeft die duiden op een metabool syndroom (overgewicht, hoge bloeddruk en een verhoogd glucosegehalte). Je bespreekt je zorgen met Bert en kijkt of hij bereid is eventueel hier iets aan te gaan doen

Stel dat jij samen met Bert moet besluiten of en hoe zijn leefstijl zijn situatie kan verbeteren. Als je de eerste drie stappen van evidence-based practice uit dit hoofdstuk hebt gevolgd, heb je nu één of meer interventieonderzoeken (RCT's of CCT's) gevonden en beoordeeld. Of je de onderzochte interventie ook aan Bert gaat voorleggen, hangt af van de interne validiteit, het belang en de toepasbaarheid van de RCT's en CCT's. Hiervoor bestaan geen harde criteria; hooguit kunnen algemene richtlijnen worden gegeven. Zo lijkt het weinig zinvol om een interventie te gaan gebruiken waarvan het belang niet is aangetoond. Hiervan is sprake wanneer uit onderzoek blijkt dat de interventie geen significant effect heeft of wanneer de effectgrootte gering is (als ondergrens kan een ES van 0,50 worden genomen). Bij deze beslissing speelt ook het soort onderzoek een rol. RCT's hebben een grotere bewijskracht dan CCT's. Je kunt dit gegeven in je overweging meenemen: een RCT met een ES van 0,35 is overtuigender dan een CCT met dezelfde effectgrootte.

Is het belang van een interventie als voldoende beoordeeld, dan kijk je vervolgens naar de interne validiteit en toepasbaarheid. Hierbij zijn vier uitkomsten denkbaar (zie tabel 8.4). Vind je het onderzoek voldoende valide en toepasbaar, dan kun je de interventie met Bert gaan bespreken. Wanneer je beide aspecten als onvoldoende beoordeelt, is dit minder raadzaam. Hoewel er bewijs is gevonden, blijkt uit je beoordeling dat je de interventie niet kunt (want deze is niet toepasbaar in Berts situatie) en wilt (want deze is niet valide) toepassen.

Tabel 8.3 Mogelijke uitkomsten bij de beoordeling van RCT's en CCT's

Toepasbaarheid		Interne validiteit	
		Voldoende	Onvoldoende
	Voldoende	☺	?
	Onvoldoende	?	☹

In de overige gevallen is de keuze ingewikkelder. Bij onvoldoende interne validiteit lijkt het verstandig de interventie niet te gebruiken, ook al lijkt deze goed aan te sluiten bij de situatie van Bert. Onvoldoende valide betekent namelijk dat het effect van de interventie niet onomstotelijk vaststaat omdat het onderzoek niet 'netjes' is uitgevoerd. Hierbij geldt echter één uitzondering, die samenhangt met de toepasbaarheid. Wanneer Bert een sterke voorkeur voor de interventie heeft én het onderzoek geen schadelijke effecten van de interventie heeft aangetoond, kun je besluiten de interventie toch toe te passen. Je doet er dan wel verstandig aan deze interventie niet structureel te gaan gebruiken.

Als de interne validiteit voldoende is, maar het onderzoek is niet toepasbaar in Berts situatie, zijn de redenen waarom het onderzoek niet toepasbaar is richtinggevend voor de beslissing. Wanneer je kennis of vaardigheden mist om de interventie toe te passen, kun je besluiten een training te volgen. Wanneer specifieke middelen of materialen nodig zijn, kan je werkgever overwegen deze aan te schaffen. In beide gevallen kun je de interventie met Bert bespreken; je moet hem er dan wel op wijzen dat de behandeling niet meteen kan worden gestart of op een andere plaats moet worden gevolgd. De interventie kan beter niet, of met grote terughoudendheid, worden besproken als Bert niet tot de doelgroep van het onderzoek behoort of wanneer jij vreest dat hij minder baat zal hebben bij de behandeling dan de deelnemers aan het onderzoek.

Nadat je de interne validiteit, het belang en de toepasbaarheid hebt beoordeeld, orden je het beschikbare bewijs en trek je een conclusie over de effectiviteit van de interventie(s) om het dagelijks en sociaal functioneren van Bert te verbeteren. Vervolgens bespreek je de behandelmogelijkheden en de mogelijke alternatieven met Bert om tot een gezamenlijke beslissing te komen. Hiervoor gebruik je de stappen die in hoofdstuk 3 zijn beschreven:

1. Je vertelt Bert dat hij een keuze voor een behandeling kan maken, maar dat hij ook kan besluiten om (nog) geen behandeling te starten (*choice talk*).
2. Je bespreekt de verschillende behandelmogelijkheden en de voor- en nadelen (op basis van bewijs voor effectiviteit, bijwerkingen enzovoort) van deze behandelmogelijkheden (*option talk*). Hierbij kunnen verschillende interventies worden besproken, zoals een multidisciplinaire behandeling, training (van stemgebruik, cognitieve strategieën) of adviezen over voeding of hulpmiddelen, maar ook mogelijkheden voor groeps- of individuele behandeling of thuisbehandeling. Samen met Bert bespreek je wat zijn voorkeur heeft.
3. Je onderzoekt samen met Bert hoe zwaar de voor- en nadelen van de behandelmogelijkheden voor hem wegen en komt tot een goedgeïnformeerde, gezamenlijke beslissing (*decision talk*).

Hierbij is het belangrijk dat je Bert goed en duidelijk informeert over de mogelijkheden voor behandeling en de alternatieven, zodat hij een goede beslissing kan nemen (Hoffmann et al., 2014).

8.7 Toepassen

Is de beslissing om een interventie toe te passen eenmaal genomen, dan is de feitelijke invoering betrekkelijk eenvoudig: het enige wat je moet doen, is de interventie gebruiken; tenminste, zolang het je eigen beroepsmatig handelen betreft. Toepassing heeft meer voeten in de aarde wanneer een interventie door een heel team of organisatiebreed wordt geïmplementeerd.

Maar ook het veranderen van je eigen beroepsmatig handelen kan aanvankelijk wat onwennig of lastig zijn. Je moet vertrouwde, ingeslepen routines overboord gooien en de nieuwe interventie soms letterlijk 'in de vingers' zien te krijgen. Wat dit laatste betreft is het raadzaam de behandelprocedures uit de RCT of CCT zo nauwkeurig mogelijk te volgen. Eventuele aanpassingen kun je beter in een later stadium doorvoeren, al was het alleen maar om bij de evaluatie een goed oordeel over de effectiviteit van de interventie in jouw situatie te kunnen geven. Een andere manier om vertrouwd te raken met een nieuwe interventie is het lezen van achtergrondliteratuur. In vakbladen wordt met enige regelmaat gerapporteerd over nieuwe behandelmethoden en vaak geven deze artikelen inzicht in de wijze waarop de methode moet worden gebruikt. Daarnaast kan het zinvol zijn een cursus of training te volgen, zeker wanneer het om een complexe of veelomvattende behandelmethode gaat.

8.8 Evalueren

Bij het evalueren bepaal je de waarde van de interventie in jouw eigen situatie. Het doel van de evaluatie is tweeledig. Enerzijds probeer je een oordeel over de kwaliteit van de interventie te geven (summatieve evaluatie), en anderzijds zoek je naar aanwijzingen hoe je het gebruik van de interventie verder kunt verbeteren (formatieve evaluatie). Bij beide vormen kan verder onderscheid worden gemaakt tussen het product en het proces. Het product is de interventie en het effect daarvan; bij het proces gaat het om de manier waarop de toepassing verloopt of is verlopen.

Het is raadzaam om al tijdens de toepassing met de procesevaluatie te beginnen. Zo worden eventuele obstakels in een vroeg stadium gesignaleerd en kan de invoering waar nodig worden bijgesteld. De evaluatie van het product kan later van start gaan. In het begin heb je misschien nog niet veel behandelresultaten of moet je nog wennen aan de nieuwe behandelmethode, waardoor de resultaten nog niet optimaal zijn. Omgekeerd dient de evaluatie van de uitkomsten langer door te lopen – en zou eigenlijk nooit mogen stoppen.

Bij de productevaluatie schuilt het gevaar dat je alleen kijkt of de doelen zijn bereikt. Anders gezegd: of de behandelmethode in jouw situatie tot dezelfde resultaten leidt als in de oorspronkelijke RCT of CCT. Uiteraard is dit een belangrijk aspect van de evaluatie, maar het mag nooit het enige zijn waar je bij de evaluatie naar kijkt. Positieve en negatieve neveneffecten die niet in RCT's of CCT's zijn genoemd, kunnen waardevolle uitkomsten van een interventie zijn, die bij strikte doelevaluaties over het hoofd worden gezien.

Daarnaast is het mogelijk de evaluatie te verbreden. Wanneer een interventie is toegepast bij één doelgroep, kan het zinvol zijn om na te gaan of de interventie op dezelfde manier bij andere cliënten kan worden toegepast. Dit wordt induceren genoemd. Concrete aanwijzingen voor hoe verpleegkundigen deze vorm van redeneren in hun werk kunnen toepassen, zijn beschreven in Verhoef en Lazonder (2001). Zij leggen bovendien een duidelijke relatie tussen inductief redeneren en evidence-based practice.

8.9 Beschouwing

In dit hoofdstuk is het beoordelen van kwantitatief interventieonderzoek in vogelvlucht beschreven. Hierbij lag het accent op gerandomiseerde en gecontroleerde klinische onderzoeken – RCT's en CCT's –, omdat deze typen onderzoek zo'n grote bewijskracht (kunnen) hebben dat je je beslissing om een interventie te gaan gebruiken erop kunt baseren. Deze manier van werken vraagt om enige statistische en methodologische kennis én de vaardigheid om wetenschappelijk onderzoek te vertalen naar de beroepspraktijk. Beide aspecten komen tegenwoordig aan bod in de verpleegkundige opleidingen; voor verpleegkundigen die al enige tijd in de praktijk werkzaam zijn, kan een cursus uitkomst bieden. Daarnaast bieden diverse instanties ondersteunende informatie voor evidence-based practice. Op de website van het CEBM (<www.cebm.net>) zijn evaluatieformulieren te vinden die je helpen bij het doorlopen van de vijf stappen van evidence-based practice. Nederlandstalige richtlijnen en formulieren voor het beoordelen van RCT's en CCT's staan op de website van het Dutch Cochrane Center (<http://netherlands.cochrane.org>).

In dit hoofdstuk zijn de stappen van evidence-based practice geïllustreerd aan de hand van vier voorbeelden. Het schijnbare gemak waarmee de verpleegkundigen uit die voorbeelden bewijs konden vinden en beoordelen, is enigszins bedrieglijk: als auteur kun je de werkelijkheid naar je hand zetten – en dat hebben we dan ook gedaan. De beroepspraktijk is echter complexer en minder eenduidig. Wat doe je bijvoorbeeld als je geen bewijs kunt vinden? Of juist te veel? Of bewijs dat elkaar tegenspreekt? Op deze vragen is geen pasklaar antwoord te geven. Eén goede RCT kan voldoende bewijs opleveren, maar met twee goede RCT's sta je sterker. De waarde van een interventie is dan door verschillende onderzoekers onafhankelijk van elkaar aangetoond. Twintig RCT's lijken echter weer wat overdreven: je bent dan zelf een systematische review aan het uitvoeren en dit kan onmogelijk de bedoeling van evidence-based practice zijn. In dat geval kun je de artikelen screenen op toepasbaarheid en alleen de onderzoeken beoordelen die jouw praktijksituatie het dichtst benaderen.

Lastiger is het wanneer onderzoeksresultaten elkaar tegenspreken. Stel dat uit een RCT blijkt dat 'rust' een betere remedie tegen rugproblemen is dan 'oefenen', terwijl in een andere RCT juist het tegenovergestelde wordt geconcludeerd. Welk onderzoek moet je dan geloven, ervan uitgaande dat beide onderzoeken valide zijn? Je kunt natuurlijk afgaan op je eigen vermoeden of intuïtie, maar voor een objectiever oordeel kun je bijvoorbeeld kijken welke onderzoekspopulatie het meest lijkt op jouw eigen cliënten. Hoe groter de overeenkomst, des te hoger de waarde van het onderzoek. Daarnaast kun je vergelijken hoe het effect van een interventie is gemeten. Hiervoor kan het handig zijn om de kwaliteit van de gebruikte meetinstrumenten te beoordelen volgens de richtlijnen uit hoofdstuk 4.

Een ander probleem doet zich voor wanneer je geen relevante RCT's en CCT's kunt vinden. Je kunt dan afgaan op je eigen kennis en ervaring, maar het kan ook handig zijn om niet-experimentele studies te bekijken. Uiteraard hebben deze onderzoeken minder bewijskracht dan RCT's en CCT's, maar ze kunnen je wel op ideeën brengen of een indruk geven van de werking van een interventie. Wanneer je besluit deze interventie te gaan gebruiken, neemt het belang van een goede evaluatie toe. Je bent als het ware aan het experimenteren met een nieuwe behandelmethode en dat kan risico's met zich meebrengen. Een kleinschalige toepassing en regelmatige evaluatie verkleinen de kans op schadelijke gevolgen. Je kunt bijvoorbeeld de gegevens van de oude en nieuwe behandelmethode met elkaar vergelijken. Deze vergelijking hoeft niet aan de eisen van een RCT of CCT te voldoen (verpleegkundigen hoeven geen wetenschappers te worden) om praktisch bruikbare gegevens op te leveren.

Met het oog op de verdere ontwikkeling van het vakgebied is het aardig wanneer je je ervaringen met een nog niet onderzochte behandelmethode deelt met je collega's. Nog aardiger is het wanneer je de resultaten van de evaluatie naar de werking van de interventie publiceert, bijvoorbeeld in een vaktijdschrift. Zo kun je zelf een steentje bijdragen aan de professionalisering van je beroep.

JEROEN BORGHOUTS & DIANE TOLL

Diagnostisch onderzoek

9

Kernpunten
- De waarde van een diagnostische test wordt bepaald door sensitiviteit, specificiteit, positief voorspellende waarde, negatief voorspellende waarde en accuratesse.
- Diagnostische artikelen worden beoordeeld op (interne) validiteit, belang en toepasbaarheid.

Casus

Je werkt als verpleegkundige op de afdeling verloskunde van een algemeen ziekenhuis. Uit ervaring weet je dat ongeveer de helft van de pasgeborenen in de eerste levensweek geel wordt. Dat ze een beetje geel worden is op zich niet erg, maar sommige pasgeborenen, en je weet op voorhand niet welke, worden heel erg geel. Dit kan komen door een te grote ophoping van gele afbraakstoffen (bilirubine), wat hersenschade kan veroorzaken. Er is dan sprake van kernicterus. Kinderen kunnen daar levenslang invalide van worden. Door goede screening (en indien nodig behandeling) kan kernicterus voorkomen worden. Voor screening zijn verschillende mogelijkheden voorhanden. Visuele inspectie is de meest eenvoudige, maar je weet dat de diagnostische accuratesse discutabel is. Bloedonderzoek is een betrouwbare manier, maar wel een die pijnlijk is en stress oplevert. Je zorgt nu voor Lotte, een meisje dat na een zwangerschapsduur van 36 weken en 5 dagen via een keizersnede ter wereld is gekomen. Lotte is nu drie dagen oud en het gaat goed met moeder en kind. Ze mogen naar huis. Jij twijfelt of Lotte niet te geel is en of het zinvol is om haar bloed te laten onderzoeken op bilirubine. Als Lotte na thuiskomt nog geler wordt, zal de kraamhulp waarschijnlijk alsnog bloedonderzoek adviseren en moet de jonge Lotte weer terug naar het ziekenhuis. Je bespreekt met de ouders van Lotte de opties; (1) nu al bloed laten prikken, ook al vermoed je dat de bloedwaarden nu nog goed zijn op basis van visuele inspectie, of (2) Lotte naar huis laten gaan met in de overdracht voor de kraamhulp een aandachtspunt voor Lottes geelzien.

9.1 Inleiding

De term evidence-based practice wordt binnen de verpleegkundige beroepsgroep vaak vertaald in evidence-based nursing om de toepassing van 'evidence-based' in de verpleegkundige praktijk te benadrukken. Evidence-based nursing staat voor het proces waarin verpleegkundigen hun klinische besluiten nemen op grond van de beste literatuur, hun klinische ervaring, de voorkeur van de cliënt én de beschikbare hulpmiddelen (Cullum, 2000). Vrij vertaald betekent deze definitie dat in een ideale situatie verpleegkundigen weten wat ze (niet) doen en waarom ze het (niet) doen. Maar om zover te komen is het van belang dat verpleegkundigen kritisch (leren) denken, structuur in hun denken aanbrengen en methoden en technieken leren om onderzoeksliteratuur op te sporen, te beoordelen en toe te passen in de praktijk.

Een van de eerste dingen die een verpleegkundige zal doen na de kennismaking met de cliënt, is het vaststellen van de potentiële verpleegkundige diagnose(s). Aan de hand hiervan kan de verpleegkundige in samenspraak met de cliënt gewenste resultaten bepalen en geschikte interventies kiezen.. Het doel van dit hoofdstuk is om te leren literatuur te zoeken en op waarde te schatten, met als onderwerp diagnostische tests/hulpmiddelen voor het stellen van verpleegkundige diagnoses.

Dit hoofdstuk start met de kern van de verpleegkundige professie: het verpleegkundig proces en het begrip verpleegkundige diagnose. Vervolgens gaan we in op het opstellen van onderzoeksvragen, het zoeken naar artikelen over diagnostisch onderzoek en het beoordelen van deze artikelen. Het hoofdstuk ronden we af met de toepassing van de gevonden resultaten in het proces van gezamenlijke besluitvorming (shared decision making), evaluatie en een beschouwing.

9.2 Het verpleegproces

In de jaren zeventig van de vorige eeuw is de verpleegkundige beroepsgroep landelijk overgegaan – in het kader van cliëntgericht verplegen – tot de invoering van systematisch verpleegkundig handelen. Bij systematisch verpleegkundig handelen worden methodisch de vijf hoofdstappen van het verpleegproces doorlopen: de anamnese, vaststellen verpleegkundige diagnose, vaststellen gewenste resultaten, bepalen van de verpleegkundige interventie en vervolgens evalueren.

1. Anamnese
De eerste stap is het verzamelen van gegevens, die aangeven hoe een cliënt op een gezondheidsverstoring reageert. Een bruikbaar hulpmiddel hierbij is de beschreven ordening van dagelijkse activiteiten van mensen (de elf functionele gezondheidspatronen; Gordon, 2006). In een eerste gegevensverzameling inventariseert de verpleegkundige onder meer de gewoonten van de cliënt. De verpleegkundige is daarbij alert op signalen die duiden op de mogelijke aanwezigheid van disfunctionele gezondheidspatronen.

2. Vaststellen verpleegkundige diagnose
Als er aanwijzingen zijn voor gezondheidsproblemen, zal de verpleegkundige nadere gegevens moeten verzamelen en interpreteren over:
- aanwijzingen die het bestaan van een probleem bevestigen;
- een nadere typering van het probleem; en
- het in kaart brengen van factoren die invloed hebben op het probleem.

Bij het opsporen van mogelijke problemen zoekt de verpleegkundige zowel naar aanwijzingen voor actuele problemen als naar aanwijzingen voor potentiële problemen. Dit gebeurt op basis van gegevens uit de anamnese en door het gebruik van diagnostische hulpmiddelen, zoals bijvoorbeeld vragenlijsten. Hierbij is de verpleegkundige vooral alert op verpleegproblemen. Een verpleegprobleem is te omschrijven als een reactie van de cliënt op een gezondheidsverstoring die verpleegkundige zorg vraagt.

Het eindresultaat van het proces van gegevens verzamelen en interpreteren is het formuleren van een conclusie in de vorm van een verpleegkundige diagnose.

De geformuleerde diagnose geeft informatie over welk verpleegprobleem aanwezig is, het karakter van het probleem (actueel of potentieel), de wijze waarop het probleem zich bij de cliënt kenmerkt, en de factoren die bij de cliënt van invloed zijn op het probleem. Dit wordt ook wel de PES-structuur van een verpleegkundige diagnose genoemd (Probleem, Etiologie en Symptomen).

3. *Vaststellen gewenste resultaten*
De verpleegkundige schat in, (zo mogelijk) in overleg met de cliënt, wat er in de specifieke situatie haalbaar en wenselijk is met betrekking tot de (verschillende) verpleegkundige diagnoses/verpleegproblemen.

4. *Verpleegkundige interventie*
Na het vaststellen van het gewenste resultaat (de verpleegdoelen) zoekt de verpleegkundige naar mogelijkheden om dit resultaat te bereiken.

5. *Evalueren*
De verpleegkundige zal bij het evalueren van de zorg, (zo mogelijk) in samenspraak met de cliënt, nagaan of het gewenste resultaat is behaald.

De verpleegkundige zorg die verleend wordt aan de cliënt, is gebaseerd op (potentiële) verpleegkundige en multidisciplinaire diagnoses. De verpleegkundige diagnose wordt meestal gesteld door middel van vraaggesprekken, aangevuld met observaties en diagnostische hulpmiddelen, en leidt in veel situaties tot de inzet van een standaardverpleegplan. Een standaardverpleegplan is een beschrijving van verpleegkundige interventies die door de verpleegkundige beroepsgroep beschouwd worden als acceptabel en leiden tot een van tevoren vastgesteld resultaat. Zo bestaan er in de klinische setting van het ziekenhuis bijvoorbeeld standaardverpleegplannen over de verpleegkundige zorg bij diabeten, cliënten die herstellend zijn van een liesbreuk, een borstsparende operatie, een heupoperatie enzovoort.

Naast een vraaggesprek en observatie worden er binnen de verpleging ook diverse diagnostische instrumenten gebruikt om een verpleegkundige diagnose vast te stellen, om vervolgens tot het opstellen van een individueel verpleegplan te komen. Denk hierbij bijvoorbeeld aan een 'visueel analoge schaal' (VAS) die wordt gebruikt om de mate van pijn vast te stellen, triageprotocollen op de afdelingen spoedeisende hulp om de mate van urgentie te kunnen bepalen, of screeningslijsten die gebruikt worden om een indicatie voor thuiszorg vast te stellen.

Idealiter zou elke beslissing met wetenschappelijk bewijs moeten worden ondersteund. Dit geldt voor zowel diagnostiek en vervolgdiagnostiek als het inzetten van een behandeling op basis van de gestelde diagnose.

Niet alles is echter onderzocht, en er is dus niet altijd bewijs voorhanden waarop verpleegkundigen hun handelen kunnen baseren. Toch zullen er dagelijks beslissingen moeten worden genomen. Daarom is het van belang om pragmatische keuzes te maken in overleg met collega's, artsen en cliënten. Zo is het aan te raden om regelmatig contact te onderhouden met beroepsgenoten binnen en buiten de eigen werksetting en samen actief op zoek te gaan naar bewijs dat het handelen kan ondersteunen. Het is bekend dat er veel kleinschalig kwantitatief en kwalitatief onderzoek wordt verricht waarover niet breed wordt gepubliceerd. Deze kennis is echter vaak wel verwerkt en vastgelegd in richtlijnen en protocollen binnen een organisatie. Tegenwoordig wordt deze kennis steeds meer onderling uitgewisseld binnen diverse netwerken en op verzoek, al dan niet tegen een (kleine) vergoeding. Ook op bepaalde websites, zoals bijvoorbeeld <www.ziekenhuis.nl>, <www.venvn.nl>, <www.trimbos.nl> of <www.pallialine.nl>, is veel informatie te vinden over gebleken 'best practices'. Meer informatie over het zoeken en beoordelen van professionele evidence van de zorgverlener is te vinden in hoofdstuk 5.

Er is weinig onderzoek gedaan naar het soort beslissingen dat verpleegkundigen in de praktijk nemen (Cullum, 2000). Het stellen van een diagnose (b) lijkt voor verpleegkundigen een activiteit die deels onbewust en routinematig plaatsvindt. Toch is het ook hier van belang om kritisch stil te staan bij de wijze waarop dit gebeurt, en de ontwikkelingen bij te houden. De bewuste en onbewuste afwegingen die een verpleegkundige de hele dag maakt, liggen opgesloten in zijn professionele kennis en vaardigheden. Deze professionele kennis en vaardigheden vormen samen met de mening van de cliënt en het wetenschappelijk bewijs de basis voor evidence-based practice. Het zoeken en beoordelen van wetenschappelijk bewijs blijkt in de praktijk een struikelblok voor veel verpleegkundigen en andere beroepsbeoefenaars. Het ontbreekt hen vaak aan de benodigde competenties op dit vlak en men heeft beperkte toegang tot literatuur. Daarnaast zijn de randvoorwaarden niet altijd aanwezig. Denk hierbij aan het vrijmaken van voldoende geld en tijd om op het werk, al dan niet gezamenlijk, bewijs te zoeken en te beoordelen.

In dit hoofdstuk zal speciaal worden ingegaan op het zoeken en beoordelen van wetenschappelijk bewijs op het gebied van verpleegkundige diagnostiek.

Hierbij zal voornamelijk aandacht worden besteed aan kwantitatief onderzoek. In kwantitatieve onderzoeken wordt getracht in cijfers uit te drukken in hoeverre bijvoorbeeld een instrument bijdraagt aan het stellen van juiste diagnoses. Bij kwalitatief onderzoek wordt onder andere onderzocht wat ervaringen en meningen van verpleegkundigen zijn bij het praktisch gebruik van een instrument om tot het vaststellen van de diagnose te komen. Ervaringen worden bijvoorbeeld gemeten aan de hand van diepte-interviews.

Klinische eigenschappen van een diagnostische test

Om de validiteit van een diagnostische test te kunnen beoordelen is het van belang op de hoogte te zijn van een aantal belangrijke eigenschappen die samenhangen met de gebruikte test of het gebruikte meetinstrument. Hierbij valt te denken aan anamnestische vragen, observatie, een vragenlijst of een meetinstrument (bijvoorbeeld een pijnmeetinstrument). Aan de hand van een voorbeeld dat is ontleend aan een artikel uit het *British Medical Journal* (Greenhalgh, 1997), zullen we de belangrijkste begrippen verhelderen.

Een voorbeeld: Tien mannen wachten op een veroordeling voor moord. Drie van hen hebben ook daadwerkelijk een moord gepleegd en zeven zijn onschuldig. De rechter veroordeelt uiteindelijk zes mannen voor moord. Twee veroordeelden hebben daadwerkelijk een moord gepleegd. Vier mannen worden ten onrechte veroordeeld en één moordenaar gaat vrijuit. In een artikel over diagnostiek wordt deze informatie vaak handig weergegeven in een 2 x 2-tabel (zie tabel 9.1), waarin op de ene as de uitslag van de (diagnostische) test wordt weergegeven en op de andere as de werkelijkheid.

Om af te meten hoe goed de uitkomst van een diagnostische test is, moet deze worden afgezet tegen de werkelijkheid (waarheid). Dit gebeurt door de uitkomst van de gebruikte diagnostische test te vergelijken met de uitkomst van een andere (reeds bekende) valide test. Dit wordt omschreven als criteriumvaliditeit (*criterion validity*). Een diagnostische test met een erkende, ideale mate van validiteit wordt ook wel de 'gouden standaard' genoemd (Bouter et al., 2010).

Tabel 9.1 Uitkomsten van een rechtszaak tegen tien verdachten van moord

Oordeel rechter		De werkelijkheid (waarheid)				
		Moordenaar		Geen moordenaar		Totaal
Schuldig	a	Terecht veroordeeld (2 mannen)	b	Onterecht veroordeeld (4 mannen)		6
Onschuldig	c	Onterecht vrijgesproken (1 man)	d	Terecht vrijgesproken (3 mannen)		4
Totaal		3		7		

Uit tabel 9.1 is het volgende af te lezen:
Voorbeeld: De rechter kan van elke drie moordenaars er twee terecht veroordelen (2/3 = 66,6%).
Terminologie: Dit wordt ook wel aangeduid met de term sensitiviteit.
Formule: a / (a + c).

| Omschrijving: | Het percentage mensen met een bepaalde aandoening dat door een test terecht als 'ziek' wordt geclassificeerd. |

Voorbeeld:	De rechter kan van elke zeven onschuldige personen er drie terecht vrijspreken (3/7 = 42,8%).
Terminologie:	Dit wordt ook wel aangeduid met de term specificiteit.
Formule:	d / (b + d).
Omschrijving:	Het percentage mensen zonder bepaalde aandoening dat door een test terecht als 'gezond' wordt geclassificeerd.

Voorbeeld:	Als de rechter iemand schuldig bevindt, is er een kans van 2 op 6 dat hij daadwerkelijk een moordenaar is (2/6 = 33,3%).
Terminologie:	Dit wordt ook wel aangeduid met de term positief voorspellende waarde.
Formule:	a / (a + b).
Omschrijving:	De kans dat iemand die een positieve testuitslag heeft, daadwerkelijk de 'aandoening' heeft.

Voorbeeld:	Als de rechter iemand onschuldig bevindt, is er een kans van 3 op 4 dat deze persoon daadwerkelijk onschuldig is (3/4 = 75%).
Terminologie:	Dit wordt ook wel aangeduid met de term negatief voorspellende waarde.
Formule:	d / (c + d).
Omschrijving:	De kans dat iemand die een negatieve testuitslag heeft, daadwerkelijk de 'aandoening' niet heeft.

Voorbeeld:	In vijf van elke tien oordelen heeft de rechter het bij het juiste eind (5/10 = 50%).
Terminologie:	Dit wordt ook wel aangeduid met de term accuratesse.
Formule:	a + d / (a + b + c + d).
Omschrijving:	Het percentage van alle tests met een correct resultaat.

9.3 Een vraag formuleren

In hoofdstuk 2 wordt evidence-based practice beschreven als een proces waarbij een (zorg)vraag wordt geformuleerd, in (recente) literatuur wordt gezocht naar een antwoord op deze vraag en de gevonden literatuur wordt beoordeeld, waarna bepaald wordt of deze kan worden toegepast in dit specifieke geval. Bij deze afweging wordt rekening gehouden met de kennis en voorkeuren van de cliënt. Ten slotte wordt het eigen handelen geëvalueerd.

De eerste stap binnen evidence-based practice is het vertalen van een (zorg)probleem in een beantwoordbare vraag. In feite formuleer je aan de hand van een algemene vraag een concrete zoekvraag die de kans op een bruikbaar antwoord zo groot mogelijk maakt. In hoofdstuk 2 is hiervoor de PICO-regel als handig hulpmiddel beschreven. Het opstellen van een vraag volgens de PICO-regel in relatie tot diagnostiek lijkt op het eerste gezicht wat ingewikkeld of gekunsteld. In het scenario hierna blijkt dat de PICO-regel met enige handigheid en creativiteit toch een zinvol uitgangspunt van je zoektocht kan zijn.

De casus beschrijft een situatie waarin een vraagstelling van diagnostische aard geformuleerd moet worden aangaande een actueel probleem.

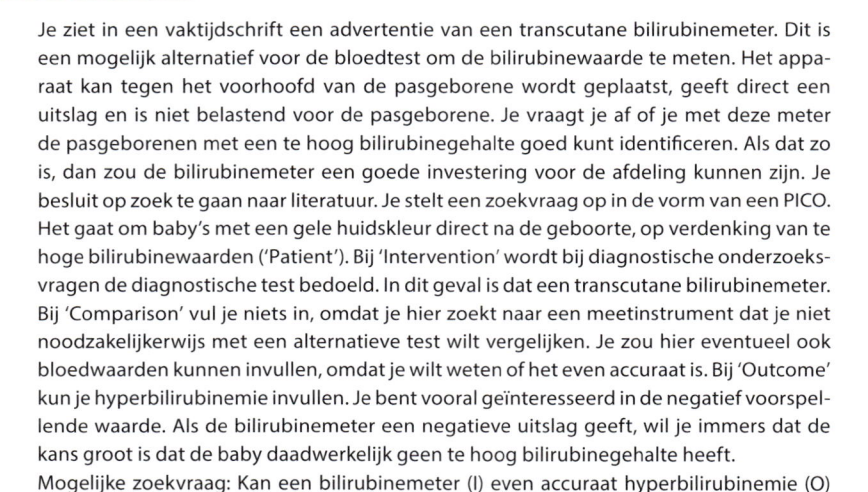

> **Casus, vervolg**
>
> Je ziet in een vaktijdschrift een advertentie van een transcutane bilirubinemeter. Dit is een mogelijk alternatief voor de bloedtest om de bilirubinewaarde te meten. Het apparaat kan tegen het voorhoofd van de pasgeborene wordt geplaatst, geeft direct een uitslag en is niet belastend voor de pasgeborene. Je vraagt je af of je met deze meter de pasgeborenen met een te hoog bilirubinegehalte goed kunt identificeren. Als dat zo is, dan zou de bilirubinemeter een goede investering voor de afdeling kunnen zijn. Je besluit op zoek te gaan naar literatuur. Je stelt een zoekvraag op in de vorm van een PICO. Het gaat om baby's met een gele huidskleur direct na de geboorte, op verdenking van te hoge bilirubinewaarden ('Patient'). Bij 'Intervention' wordt bij diagnostische onderzoeksvragen de diagnostische test bedoeld. In dit geval is dat een transcutane bilirubinemeter. Bij 'Comparison' vul je niets in, omdat je hier zoekt naar een meetinstrument dat je niet noodzakelijkerwijs met een alternatieve test wilt vergelijken. Je zou hier eventueel ook bloedwaarden kunnen invullen, omdat je wilt weten of het even accuraat is. Bij 'Outcome' kun je hyperbilirubinemie invullen. Je bent vooral geïnteresseerd in de negatief voorspellende waarde. Als de bilirubinemeter een negatieve uitslag geeft, wil je immers dat de kans groot is dat de baby daadwerkelijk geen te hoog bilirubinegehalte heeft.
> Mogelijke zoekvraag: Kan een bilirubinemeter (I) even accuraat hyperbilirubinemie (O) identificeren als bloedwaarden (C) bij neonaten die in de eerste week na de geboorte geelzien (P)?

9.4 Zoeken naar diagnostisch onderzoek

Om ervoor te zorgen dat je zo efficiënt mogelijk de juiste literatuur vindt, die ook nog eens antwoord geeft op je vraag, is het van belang een en ander goed voor te bereiden voordat je daadwerkelijk gaat zoeken. Het is van belang om je zoektocht systematisch op te zetten, want 'een goed begin is het halve werk'.

Nadat je voor jezelf een zoekvraag hebt geformuleerd, kan het handig zijn methodologische en inhoudelijke criteria op te stellen waaraan de literatuur die je gaat zoeken moet voldoen, de zogeheten in- en exclusiecriteria.

In een goed gestelde zoekvraag zitten al veel criteria opgesloten. Zo zijn, als het goed is, de patiëntenpopulatie of de aandoening en de diagnostische test waarnaar je op zoek bent, beschreven. Tevens is de uitkomst waarin je geïnteresseerd bent, beschreven.

Wat niet in een zoekvraag staat, is bijvoorbeeld het type onderzoek (onderzoeksdesign) waarnaar je op zoek bent. Dit kan de ene keer een gevalsbeschrijving zijn (casestudie) en de andere keer een systematisch literatuuroverzicht (systematische review). Wellicht ben je op zoek naar recent onderzoek, of juist naar alle studies op een bepaald gebied. In het eerste geval kun je ervoor kiezen om artikelen die ouder zijn dan vijf jaar uit te sluiten (excluderen). In feite bepaalt het doel waarmee je literatuur gaat zoeken de in- en exclusiecriteria. Je doel kan ook bepalend zijn voor het documenttype waarnaar je gaat zoeken. Maar ook tijd, geld, kennis of vaardigheden kunnen hierbij een rol spelen.

Bij documenttypen kun je denken aan artikelen, boeken, protocollen, richtlijnen enzovoort. Als je efficiënt wilt zoeken, kun je eerst zoeken naar onderzoeksartikelen die – passend bij de vraag – het hoogste niveau van bewijs vertegenwoordigen. Voor diagnostiek zijn dit in het algemeen systematische reviews van crosssectioneel onderzoek (met referentiestandaarden en blindering), daarna volgen originele crosssectionele studies (met inclusie van alle geschikte deelnemers, referentiestandaarden en blindering), en vervolgens crosssectionele studies met selectieve inclusie van deelnemers of studies zonder referentiestandaard en tenslotte casestudies (OCEBM Levels of Evidence Working Group, 2011).

Vervolgens selecteer je de bronnen (zoeksystemen) die je wilt doorzoeken. Dit hoeft niet meteen een database op internet te zijn. Kijk eerst eens dicht bij huis en raadpleeg collega's van andere ziekenhuizen en instellingen, je eigen boekenkast of een (medische) bibliotheek.

Als je besluit een database als MEDLINE, via PubMed, te raadplegen, is het noodzakelijk om de zoekvraag naar zoektermen te vertalen die passen bij het gekozen zoeksysteem. In het geval van PubMed (of een ander niet-Nederlandstalig zoeksysteem) betekent dit veelal dat je de Nederlandse woorden uit je zoekvraag naar Engelstalige trefwoorden zult moeten vertalen. Dit is even een gepuzzel. Soms werkt het om wat minder zoektermen te gebruiken en in een artikel dat je vindt op zoek te gaan naar de juiste Engelse bewoordingen, synoniemen of relevante artikelen uit de literatuurlijst.

Je zoekstrategie kan sensitief of specifiek zijn. Dit is overigens iets anders dan de sensitiviteit en specificiteit van je diagnostisch instrument (zie par. 9.2). Bij sensitief zoeken worden zo veel mogelijk artikelen getraceerd. Dit geeft ook veel niet-relevante treffers. Om heel specifiek te zoeken worden ook wel zogenoemde methodologische zoekfilters gebruikt. Zo beschikt PubMed over een optie clinical queries. Indien je binnen deze optie zoekt met je PICO-elementen en je voegt de query 'diagnostic tests' toe, dan zoekt PubMed veel gerichter naar artikelen die gaan over diagnostische tests.

De praktijk van het zoeken

Terug naar de casus. Op basis van de casus kun je ervoor kiezen in PubMed de volgende zoekstring in te typen: 'bilirubinometry hyperbilirubinemia blood test newborns'. In de praktijk leidt dit tot negen treffers (gezocht op 6 januari 2016). Dit zijn er niet veel. In een eerste screening van wat abstracts zie je vaak de term 'serum bilirubin'. Je besluit te zoeken met term 'serum bilirubin' in plaats van 'blood test'. Dit levert 64 treffers op. Een derde zoekopdracht, waarbij de comparison (serum bilirubin) wordt weggelaten, levert 100 treffers op. Bij het bekijken van de abstracts zit het artikel van Srinivas et al. uit 2015. Hierin beschrijven zij een negatieve predictive value van 99,4% voor een specifieke bilirubinemeter afgezet tegen een bloedtest. Je besluit minder specifiek te zoeken door alleen de termen 'transcutaneous' en 'bilirubin' te gebruiken. Dit levert 357 treffers op. Blijkbaar is er veel over dit onderwerp geschreven, dus misschien ook wel een overzicht. Door bij 'soort artikel' te kiezen voor een review, wordt dit aantal teruggebracht naar 32 treffers. In de review van Nagar et al. (2013) worden 22 studies samengevat en blijkt de uitkomst van de transcutane bilirubinemeter in 83% van de gevallen overeen te komen met een bloedtest. In tabel 9.2 vind je nog meer handige zoektips.

Tabel 9.2   Zoektips

Tips:
- Bepaal of je *sensitief* (ruim) of *specifiek* (begrensd) wilt zoeken.
- Zoek eerst met *gecontroleerde* termen (bijvoorbeeld: medical subject headings (MeSH), daarna met *vrije* (eigen bedachte) termen.
- Combineer de zoektermen met booleaanse *operatoren* (AND, OR, NOT).
- Maak de *zoekstring* niet te lang.
- Controleer bij weinig of geen treffers altijd de spelling en probeer alternatieve of aanverwante woorden te gebruiken.
- Beperk op *documenttype* via publicatieveld (bijvoorbeeld: review of jaartallen).
- Je kunt ook zoeken op een bekende *auteur*.
- Gebruik eventueel vaste *zoekfilters* (clinical trials, prognosis, diagnosis, etiology, practice guidelines, clinical audit, systematic reviews) via clinical queries in PubMed.
- Kijk ook eens in de literatuurlijst van een relevant artikel dat je reeds in bezit hebt (*sneeuwbaleffect*).

9.5   Beoordelen van diagnostisch onderzoek

Na het zoeken en vinden van de juiste artikelen is de stap die hierop volgt de artikelen lezen en beoordelen. De beoordeling valt uiteen in het beoordelen van de (interne) validiteit, het belang van de resultaten voor de cliënt (klinische relevantie) en de toepasbaarheid in de dagelijkse praktijk (externe validiteit).
Bij het beoordelen van de (interne) validiteit van een artikel wordt gekeken naar de geldigheid van de informatie. Is de juiste methode gebruikt om het onderzoek uit te voeren, en zijn er niet te veel storende factoren die de resultaten kunnen beïnvloeden? Nadat is vastgesteld dat de resultaten valide zijn, dient de lezer zich af te vragen of deze resultaten ook van belang zijn (klinisch relevant) voor de cliënten met wie hij in de praktijk te maken heeft. Daarnaast speelt de vraag in hoeverre de resultaten uit het onderzoek kunnen en mogen worden vertaald naar vergelijkbare cliënten die niet aan het onderzoek hebben meegedaan. De toepasbaarheid wordt ook wel beschreven als de externe validiteit of generaliseerbaarheid van een onderzoek (Bouter et al., 2010).
Een aantal begrippen dat van belang is bij het beoordelen van de validiteit van een diagnostische test, hebben we beschreven in paragraaf 9.2. Om een artikel daadwerkelijk op zijn waarde te kunnen schatten, is er een aantal punten waar je als lezer op kunt letten. In de literatuur en op internet zijn hiervoor diverse

richtlijnen te vinden. Deze zijn steeds net iets anders van samenstelling, maar komen in de basis allemaal op hetzelfde neer. Voorbeelden van dergelijke lijsten zijn te vinden door in een zoekmachine te zoeken op trefwoorden zoals 'diagnostic worksheet' of 'critically appraised topic', in combinatie met (AND): 'diagnostic'. Ook via de website van Cochrane Netherlands (http://netherlands.cochrane.org/) is een lijst beschikbaar.

Door jezelf de volgende vragen te stellen is het mogelijk om redelijk snel een indruk te krijgen van de waarde van een diagnostisch artikel.

Interne validiteit
- *Is er een 'gouden standaard' gebruikt?*
  Zijn de uitkomsten van de gebruikte diagnostische test vergeleken met een andere test (referentietest) die de werkelijkheid zo goed mogelijk benadert (gouden standaard)? In veel gevallen zal er geen gouden standaard voorhanden zijn. In dat geval kan de test worden vergeleken met een andere test, die wellicht verder van de werkelijkheid af ligt.
- *Zijn de diagnostische test en de gouden standaard bij alle cliënten afgenomen?*
  Iedere cliënt, ongeacht het resultaat van de diagnostische test, moet vergeleken zijn met de gouden standaard. Wanneer alleen de cliënten met een positieve uitslag op de diagnostische test worden vergeleken, kan een vertekening (bias) ontstaan.
- *Zijn de onderzoekers geblindeerd?*
  De onderzoeker die de diagnostische test afneemt, mag niet op de hoogte zijn van de uitkomst van de gouden standaard, of omgekeerd. Wanneer dit wel het geval is, kan de onderzoeker (onbewust) de diagnose beïnvloeden op basis van zijn voorkennis.
- *Zijn de uitslagen reproduceerbaar?*
  Wanneer een onderzoeker dezelfde test op twee verschillende momenten afneemt bij cliënten van wie de klinische kenmerken van hun aandoening gelijk zijn gebleven, dient de uitslag beide keren hetzelfde te zijn (intrabeoordelaarsbetrouwbaarheid). Hetzelfde geldt voor een test die door twee verschillende personen wordt afgenomen (interbeoordelaarsbetrouwbaarheid).
- *Is er sprake van een keten van diagnostiek?*
  De uitkomsten van een opzichzelfstaande diagnostische test kunnen aanleiding geven om een bepaalde behandeling in te zetten. Soms geeft een diagnostische test aanleiding tot vervolg. Deze vervolgdiagnostiek zal dus alleen worden gebruikt wanneer de cliënt positief scoorde op de eerste test. Het is van belang te beseffen dat een diagnostisch instrument dat normaliter als vervolgdiagnostiek wordt gebruikt, andere resultaten geeft wanneer het diagnostische instrument als eerste test in een dergelijke keten wordt gebruikt.

Belang van de resultaten
- *Is de test relevant voor mijn cliënt?*
  Al is een test nog zo valide en betrouwbaar, de gebruiker zal moeten beoordelen of de test ook daadwerkelijk relevant is om voor de eigen cliënt(en) te

gebruiken. Helpt het mij en mijn cliënt(en)? Is de test beter of anders dan wat ik nu gebruik? Verandert het kennen van de diagnose mijn behandelplan?
- *Wat zijn de belangrijkste diagnostische waarden van een test?*
Bij het beoordelen van bruikbaarheid voor de eigen dagelijkse praktijk is een aantal kenmerken van belang. Eerder in dit hoofdstuk zijn de termen sensitiviteit, specificiteit, positief voorspellende waarde, negatief voorspellende waarde en accuratesse aan de orde geweest. De mate waarin een diagnostisch instrument sensitief, specifiek, (positief en negatief) voorspellend en accuraat moet zijn, hangt van een aantal factoren af. Hierbij is onder andere van belang wat de consequenties zijn van het missen van een diagnose (fout-negatief), waardoor iemand een bepaalde behandeling wordt onthouden. Aan de andere kant is het mogelijk dat iemand onterecht een diagnose opgeplakt krijgt (fout-positief), waardoor deze persoon mogelijk ten onrechte zorg wordt verleend of behandeld wordt. Als deze zorg bestaat uit een extra massage of vitaminetablet is er niets aan de hand, maar wekenlange toediening van een medicijn dat vervelende bijwerkingen heeft en bovendien erg kostbaar is, is onacceptabel.
- *Zijn er betrouwbaarheidsintervallen vermeld?*
In de schatting van de percentages sensitiviteit, specificiteit, (positief-negatief) voorspellende waarden en accuratesse zit altijd een bepaalde onzekerheid. Een test is nooit honderd procent betrouwbaar. Wanneer beweerd wordt dat een diagnostische test 89% sensitief is, moeten we altijd rekening houden met afwijkingen. Daarom wordt vaak een 95%-betrouwbaarheidsinterval (BI; confidence interval) vermeld. In dat geval staat er bijvoorbeeld: sensitiviteit 89% (BI: 81-98%). Dit betekent dat je met 95% zekerheid kunt aannemen dat de sensitiviteit zal liggen tussen de 81 en 98%. De lezer moet rekening houden met brede betrouwbaarheidsintervallen, omdat de precisie van een schatting bepaald wordt door een smal betrouwbaarheidsinterval.
- *Zijn er normaalwaarden vermeld?*
Wanneer de diagnostische test als uitslag een grote range aan waarden kan aannemen (bijvoorbeeld bloeddruk), dient te worden vermeld wat nog normaal is en vanaf waar men spreekt van een hoge of lage bloeddruk. Dit is vaak niet eenvoudig, omdat het kan samenhangen met diverse factoren (bijvoorbeeld leeftijd). Daarnaast is het gekozen afkappunt meestal niet zo zwart-wit, maar is er sprake van allerlei gradaties (bijvoorbeeld van een verhoogd risico tot aan acuut levensgevaar).

Toepasbaarheid (externe validiteit)
- *Is de test makkelijk in gebruik en niet te duur?*
Net als bij het belang voor de cliënt zal de gebruiker moeten beoordelen of de diagnostische test beschikbaar en eenvoudig toepasbaar is. Een diagnostische vragenlijst van tweehonderd items die bijvoorbeeld gebruikt wordt in een wetenschappelijk onderzoek, kan in de dagelijkse praktijk veel te veel tijd kosten. Daarnaast wegen de kosten van sommige tests niet op tegen de baten.

– *Is de juiste groep cliënten gebruikt om het instrument te valideren?*
Het is logisch om een diagnostische test te valideren op de groep cliënten voor wie de test in de praktijk zal worden gebruikt. Om na te kunnen gaan of deze groep vergelijkbaar is met de cliënten in je eigen praktijk dienen de onderzoekers een goede beschrijving te geven van de onderzochte populatie. Denk hierbij aan leeftijd, ernst en duur van de klachten, enzovoort.

9.6 Gezamenlijke besluitvorming

Terug naar de casus. Je bespreekt met de ouders van Lotte de opties: (1) bloed laten prikken, ook al vermoed je dat de bloedwaarden nu nog goed zijn op basis van visuele inspectie, of (2) Lotte naar huis laten gaan met in de overdracht voor de kraamhulp een aandachtspunt voor Lottes geelzien. Je deelt de mogelijke opties (en een stukje van je klinisch redeneren) met de ouders. De ouders kunnen vervolgens de optie kiezen die het best bij hen past. De beslissing die je samen met de ouders moet nemen, kan worden ondersteund door een vijftal vragen (zie ook hoofdstuk 3).

Wat gebeurt er als we afwachten?
De meeste baby's worden een beetje geel en dat kan geen kwaad. Na een paar dagen tot twee weken verdwijnt de gele verkleuring meestal vanzelf. In uitzonderlijke gevallen kan de hoeveelheid bilirubine in het bloed zo hoog worden dat het gevaar bestaat dat de hersenen worden beschadigd. Een relatief klein percentage (2-5%) ontwikkelt echter een mate van hyperbilirubinemie. Op dit moment is er geen acute dreiging voor de gezondheid, mits je regelmatig blijft controleren. Als de verdenking blijft, kun je altijd later nog bloed prikken.

Wat hebben we voor testopties?
De opties zijn een visuele inspectie, een bloedtest of een transcutane bilirubinemeter. De bilirubinemeter lijkt op een oorthermometer en kan op de huid worden geplaatst.

Wat zijn de voor- en nadelen van deze opties?
Visuele inspectie is de meest eenvoudige, maar de diagnostische accuratesse is discutabel en niet meer dan een eerste screening. Een transcutane bilirubinemeter is een mogelijk alternatief voor de bloedtest. Dit geeft direct een uitslag, is niet belastend voor de pasgeborene, relatief goedkoop en redelijk betrouwbaar. De correlatie met een bloedtest is ongeveer 80%. Bloedonderzoek is een betrouwbare manier (100%), maar wel één die pijnlijk is en stress oplevert.

Hoe wegen de voor- en nadelen tegen elkaar op?
Met alle informatie die je hebt verstrekt, kun je de moeder vragen welke optie de voorkeur heeft.

Is er genoeg informatie om een keuze te kunnen maken?
Je vraagt de moeder of er nog meer informatie nodig is. Misschien wil ze er nog even over nadenken of overleggen met haar partner. Omdat er geen acute situatie is, kan de moeder rustig nog even wat bedenktijd nemen.

9.7 Toepassen

In de praktijk kan worden gesteld dat een succesvolle toepassing afhankelijk is van twee elementen, namelijk: hoe groot is de kans dat het gewenste resultaat ook inderdaad bereikt wordt (en is dit in verhouding tot de inspanning), en welke waarde hechten verpleegkundigen aan dit resultaat.

De keuze om een instrument al dan niet toe te passen hangt in eerste instantie af van de inhoudelijke eigenschappen van het desbetreffende instrument, zoals relevantie en toepasbaarheid in de dagelijkse praktijk (zie par. 9.5).

Het resultaat van een innovatie is tevens sterk afhankelijk van de mate waarin de verpleegkundige het voorstel accepteert. Uit onderzoek blijkt (Van Dartel, 1997) dat een veranderingsvoorstel door de betrokkenen eerder beoordeeld wordt op de consequenties voor de individuele verpleegkundige zelf dan op de inhoudelijke kwaliteit van het instrument. De waarde die een verpleegkundige hecht aan de voorgestelde innovatie, heeft ook te maken met de persoonlijkheid van de verpleegkundige. Tevens spelen omgevingsfactoren een rol, met name de opleiding, de cultuur op de werkplek en de filosofie van een instelling.

Wanneer alle algemene voorwaarden voor een succesvolle toepassing van een diagnostisch instrument aanwezig zijn, blijft de beslissing wel of niet gebruiken sterk afhankelijk van de diagnostische waarden van een test (sensitiviteit, specificiteit, positief voorspellende waarde, negatief voorspellende waarde, en accuratesse). In de praktijk is met name een hoge voorspellende waarde voor de verpleegkundige van belang. Deze waarde zegt namelijk iets over de zekerheid waarmee je als verpleegkundige een diagnose kunt stellen (Ostelo et al., 2012).

9.8 Evalueren

Na het invoeren van een nieuw of ander diagnostisch instrument om tot een verpleegkundige diagnose te komen, dient het gebruik hiervan op gezette tijden te worden geëvalueerd. Ook hier zou een scheiding kunnen worden gemaakt tussen de eigenschappen van de diagnostische test en de praktische bruikbaarheid van de test. De praktische bruikbaarheid van de bilirubinemeter is erg groot. Plaatsing op voorhoofd of sternum is heel eenvoudig en snel. Het is makkelijk mee te nemen en vereist geen bijzondere vaardigheden om te bedienen. De uitslag is snel bekend en de meters zijn betaalbaar. Bij de eigenschappen van de diagnostische test kun je jezelf een beeld vormen over de uitkomsten van de test door vragen te beantwoorden als: Kom ik vaker of minder vaak tot een bepaalde diagnose? Hoe vaak blijk ik achteraf de juiste diagnose te hebben gesteld? En: Is mijn behandeling aangepast na invoering van de meter? Dit kan er in de praktijk toe leiden dat de nieuwe situatie wordt bijgesteld of teruggedraaid, omdat deze niet het gewenste of verwachte resultaat heeft gebracht. Kortom, is het gebruik van de bilirubinemeter een succes ten opzichte van de 'oude' visuele inspectie?

9.9 Beschouwing

Het doel van dit hoofdstuk is het zelfstandig kunnen zoeken en beoordelen van (wetenschappelijke) beroepsrelevante literatuur in relatie tot de verpleegkundige diagnose.
Een goed begin is het halve werk! Immers, een wetenschappelijk onderbouwd verpleegplan loslaten op een slecht gestelde verpleegkundige diagnose schiet zijn doel voorbij. Daarom is het voor de professionalisering van het verpleegkundige beroep niet alleen van belang naar interventies te kijken, maar zeker ook de aandacht te richten op de diagnostiek. Dat de blik van de verpleegkundige meer op de interventie is gericht, heeft mogelijk te maken met het feit dat verpleegkundigen vooral handelingsgericht werken.
Uit diverse publicaties (Bruinen, 2003; Cullum, 2000) blijkt dat de invoering van de verpleegkundige diagnose niet over rozen gaat. De huidige werkbelasting van verpleegkundigen is een sta in de weg; de handen aan bed zijn hard nodig. Door de hoge werkdruk moeten verpleegkundigen prioriteiten stellen en vervallen ze al gauw in 'hun klusje doen'. Er blijft weinig tijd over voor het stellen van diagnoses en doelen en voor evaluatie van zorg (Gerritsma, 2001).
Veel verpleegkundige beslissingen die ten grondslag liggen aan het vaststellen van diagnoses, blijven verborgen. In de praktijk blijkt met name dat verpleegkundige diagnoses die veel voorkomen of waarvan de zorg als 'standaard' wordt ervaren, minder vaak in individuele verpleegplannen worden uitgewerkt. Door verpleegkundigen wordt dit als overbodig en tijdrovend ervaren. De activiteiten die uit deze verpleegkundige diagnoses voortvloeien, worden veelal op de activiteitenlijst genoteerd; de verpleegkundige diagnoses zelf zijn minder goed terug te vinden in het dossier. Wanneer er afwijkingen zijn of ontstaan van deze 'standaardzorg', of wanneer zich specifieke verpleegkundige diagnoses voordoen, worden de verpleegkundige diagnose en een bijbehorend verpleegplan wel expliciet beschreven.
Voor de inzichtelijkheid en professionalisering van het verpleegkundig proces is het belangrijk dat er in het dossier goede verpleegkundige diagnoses worden gesteld en benoemd. Hiervoor moet de verpleegkundige de nodige hulpmiddelen aangeboden krijgen om te kunnen bepalen hoe, waar en op welke wijze de verpleegkundige zorg efficiënt kan worden vastgesteld en overzichtelijk kan worden beschreven.
Het is duidelijk dat het bijhouden van resultaten van onderzoeken, en op basis hiervan besluiten welke methoden geschikt zijn om diagnoses te stellen, zeer tijdrovend is en vraagt om een grondige kennis van onderzoeksmethodologie.

Daarbij komt dat de huidige cliënten (in het geval van onze casus de ouders van een baby) steeds meer inspraak hebben in de besluitvorming. Het gesprek tussen de verpleegkundige en de cliënt neemt daarbij een belangrijke plaats in. De rol van de cliënt in het zorgproces is immers flink aan het veranderen. Eigen regie en zelfmanagement zijn een belangrijke trend. Cliënten zijn mondiger, zijn beter geïnformeerd en hebben toegang tot bergen informatie. Medische informatie van het internet kan de cliënt en verpleegkundige ondersteunen, maar hoe filter je onbetrouwbare informatie en hoe voorkom je dat deze informatie een obstakel gaat vormen in de gezamenlijke besluitvorming?

Het beoordelen van wetenschappelijk bewijs gaat de mogelijkheden van de individuele verpleegkundige vaak te boven. Uit diverse onderzoeken (Knops et al., 2007; Gerritsma, 2001) blijkt dat verpleegkundigen hierbij in de praktijk moeilijkheden ondervinden. Het zijn met name de jonge gediplomeerde verpleegkundigen die in hun opleiding de benodigde kennis en vaardigheden hebben opgedaan om diagnostische instrumenten op hun inhoudelijke kwaliteiten te kunnen beoordelen.

De elementen die we in dit hoofdstuk hebben besproken, kunnen bijdragen aan een wetenschappelijke fundering van de verpleegkundige diagnose. Zonder direct van iedere verpleegkundige een wetenschapper te willen maken, is het van belang dat EBP als denkwijze gemeengoed wordt bij het identificeren van verpleegproblemen. De verpleegkundige is geen wetenschapper en hoeft dit ook niet te worden. De (daad)kracht van een goede verpleegkundige moet vooral behouden blijven, maar het kan geen kwaad een goede mix te vinden tussen een eigen klinische blik, de wensen of mening van de cliënt en een gezonde dosis wetenschappelijke kennis.

IREEN PROOT & SASKIA VAN DER LYKE & MARIE-JOSÉE SMITS

Kwalitatief onderzoek

10

Over stromingen, kwaliteit en praktische relevantie

Kernpunten
- Kwalitatief onderzoek heeft tot doel inzicht te bieden in de wereld van de gezondheidszorg zoals die zich aan ons voordoet.
- De kwalitatief onderzoeker wil niet alleen weten wat er aan de hand is, maar ook wat de betekenis daarvan is voor betrokkenen.
- Kwalitatief onderzoek moet binnen een stroming of traditie worden geplaatst, en binnen die traditie beoordeeld worden.
- Goed kwalitatief onderzoek voldoet aan maatstaven van geloofwaardigheid, verplaatsbaarheid, plausibiliteit en verifieerbaarheid.
- Kwalitatief onderzoek wordt beoordeeld op validiteit, belang en toepasbaarheid, en volgens eigen criteria.

10.1 Inleiding

Maandag 20 juni, late dienst
We zitten om vijf uur 's avonds aan tafel. Het is vrij stil, met maar af en toe een korte opmerking. Plotseling gaat het signaal van een eierwekker. Het geluid beweegt Peter, een grote jongen van 17 jaar, ertoe zijn boterham met hagelslag te beleggen en te gaan eten. Zodra de boterham op is, zet Irene, de groepsleider die late dienst heeft, de klok op tien minuten. Peter wacht. Hij wacht geduldig op een volgend signaal. Zodra de eierwekker weer klinkt, pakt hij, als door een wesp gestoken, een nieuwe boterham. Wanneer de laatste hap van die boterham is doorgeslikt, wordt de eierwekker opnieuw gezet en wordt het hele ritueel herhaald. Tot er vier boterhammen zijn gegeten, het drie kwartier later is, en het tijd wordt om af te ruimen. Terwijl de anderen opstappen, schuift Peter dwangmatig met zijn stoel over de vloer. Dan gaat ook hij van tafel. (Bron: Hendriks, 2000, p. 131)

Voorgaand citaat is typisch een fragment uit kwalitatief onderzoek. Het kenmerkt zich, in dit geval, door een precieze beschrijving van hetgeen er tijdens het eten bij een leefgemeenschap van autistische jongeren gebeurt. Het perspectief van zowel de groepsleider als de autistische jongen komt voor het voetlicht. Binnen de gezondheidszorg in het algemeen en de verpleegkunde vindt dit type onderzoek relatief minder plaats dan het zogenoemde kwantitatieve onderzoek. Dit laatste richt zich eerder op het vóórkomen van een fenomeen (hoe vaak, hoeveel) en op het toetsen van hypothesen. Kwalitatief onderzoek richt zich op de aard van een fenomeen (hoe het toegaat in een praktijk).

Hoewel kwantitatief onderzoek nog steeds de meeste bekendheid geniet, kunnen we stellen dat het aandeel kwalitatief onderzoek de laatste jaren groeit en steeds meer toegepast wordt. Deze toename is met name het geval als het gaat om onderzoek binnen de ergotherapie en de verpleegkunde. Vergeleken met bijvoorbeeld de fysiotherapie, logopedie of podotherapie was daar kwalitatief onderzoek, zowel in binnen- als buitenland, al eerder aardig gangbaar.

Boeken, artikelen en rapporten over de resultaten van kwalitatief onderzoek hebben, getuige de observatie aan het begin van dit hoofdstuk, een enigszins journalistieke uitstraling. Dit komt bijvoorbeeld door het gebruik van dergelijke beschrijvingen en een letterlijke weergave van interviewcitaten die exemplarisch zijn voor bepaalde ervaringen of patronen en het geheel illustreren en/of als verifiëring dienen. Het verschil met journalistiek zal impliciet duidelijk worden in dit hoofdstuk. Ook zullen we vergelijkingen maken met kwantitatief onderzoek. Waarin komen ze overeen, waarin verschillen ze? De basisstrategie bij kwalitatief onderzoek bestaat, net als bij kwantitatief onderzoek, uit een systematisch, bewust gekozen onderzoeksdesign, gegevensverzameling, interpretatie en rapportage. Kwalitatief onderzoek vraagt echter om een aantal specifieke vaardigheden, een combinatie van denken en praktijk en veel geduld. Het kent ook specifieke eisen wat betreft methodologie. Het is bijna nooit een snelle route naar een antwoord op een vraag.

Het doel van dit hoofdstuk is om de lezer een globaal inzicht te geven in de aard en opbrengst van kwalitatief onderzoek. We bespreken kenmerken en zoomen in op de eisen waaraan kwalitatief onderzoek moet voldoen, wil het met recht een van de pijlers zijn waarop beroepsbeoefenaars in de gezondheidszorg hun evidence-based handelen baseren. Met andere woorden: Wat brengt kwalitatief onderzoek de praktijk? Welke eisen mag je aan kwalitatief onderzoek stellen? Hoe beoordeel je dit type onderzoek op zijn merites? Gaandeweg het hoofdstuk zal blijken dat het antwoord hierop niet eensluidend is, omdat er binnen kwalitatief onderzoek verschillende tradities te onderscheiden zijn. Desondanks zijn er wel enkele algemeen aanvaardbare kwaliteitseisen die we bespreken en behandelen. Aan het eind van dit hoofdstuk geven we een samenvatting en concluderen we dat kwalitatief onderzoek inzicht geeft in de praktijk van de gezondheidszorg, dat dit onderzoek zijn eigen kwaliteitscriteria heeft, en dat het zorgvuldig beoordeeld dient te worden. Wanneer het onderzoek deugdelijk is uitgevoerd, kan het de praktijk handvatten geven voor onderbouwing en/of innovatie van die praktijk.

10.2 Kwalitatief onderzoek

Kwalitatief onderzoek is te beschouwen als een verzamelnaam voor verschillende stromingen en tradities (designs) van onderzoek waarbij het doel is inzicht te geven in de sociale wereld, in dit geval de gezondheidszorg, zoals die zich aan ons voordoet. Kwalitatief onderzoek geeft inzicht in hoe mensen een bepaald fenomeen ervaren en welke betekenis dit voor hen heeft. Bijvoorbeeld hoe mensen het ervaren om met ziekte en beperkingen geconfronteerd te worden en wat dit betekent voor hun dagelijkse leven.
Creswell (1998, p. 15) omschrijft kwalitatief onderzoek bijvoorbeeld als:

> 'Een onderzoeksproces gericht op het inzichtelijk maken van een situatie gebaseerd op verschillende onderzoekstradities die een maatschappelijk of menselijk probleem blootleggen. De onderzoeker creëert een complex holistisch beeld, analyseert tekst, rapporteert opvattingen van betrokkenen en plaatst de studie in een natuurlijke context.'

Verschillende onderzoekers sluiten hierbij aan en beargumenteren hun keuze voor kwalitatief onderzoek met het feit dat zij een belevingswereld of de aard van een verschijnsel onderzoeken (Baarda et al., 2005; Boeije, 2014; Mortelmans, 2009; Strauss & Corbin, 1998; Wester et al., 2000). Dit soort onderzoek neemt je dan ook mee naar een natuurlijke context, zoals een terminaal ziekbed thuis, de praktijk van een logopedist of de wachtkamer van een podotherapeut. Onderzoekers brengen betekenissen, ervaringen, praktijken en/of perspectieven voor het voetlicht van diegenen die betrokken zijn in die gezondheidszorgsetting.

Verschil kwalitatief en kwantitatief onderzoek

Kwalitatief onderzoek vergelijkt men graag met kwantitatief onderzoek. De overeenkomst zit in het feit dat het erom gaat aspecten van de gezondheidszorg op een systematische manier te onderzoeken. Dit wordt ook wel het volgen van de empirische cyclus genoemd.
Verschillen tussen kwalitatief en kwantitatief onderzoek liggen in de sociaalfilosofische uitgangspunten. Kwalitatieve onderzoekers gaan ervan uit dat mensen stuk voor stuk anders reageren op gebeurtenissen en ander gedrag vertonen omdat ze gebeurtenissen verschillend ervaren. Om daar meer zicht op te krijgen is het van belang om het gedrag van mensen in hun eigen context te onderzoeken.
Een ander verschil betreft de manier waarop de onderzoekscyclus wordt ingericht en het type vraagstellingen die men met kwalitatief onderzoek wil beantwoorden. Kwalitatief onderzoek richt zich vooral op het exploreren van situaties en het beschrijven van verschijnselen. Het gaat erom de aard van een fenomeen in kaart te brengen. Sommige fenomenen laten zich immers beter onderzoeken

met kwalitatieve methoden. Bijvoorbeeld als je geïnteresseerd bent in de vraag hoe cliënten trachten hun dagelijks leven vorm te geven wanneer ze geconfronteerd worden met bewegingsbeperkingen. Wat betekent het als je steeds pijn hebt bij het lopen? Of als je op zoek bent naar wat 'goed sterven' inhoudt, en of dat een verschillende betekenis heeft voor mensen met een andere culturele achtergrond? Kennis die richtinggevend is om goede therapie, behandeling en zorg te bieden, maar die je niet goed boven tafel krijgt met kwantitatief onderzoek.

Het komt erop neer dat men bij kwalitatief onderzoek voorkeur heeft voor:
- het zo veel mogelijk beschrijven van de sociale werkelijkheid als (complex) geheel (holisme);
- inductief te werk gaan (van bijzonder naar algemeen);
- het benutten van gegevens die ontleend zijn aan een natuurlijke context;
- analyse door middel van ordening (patronen en thema's identificeren);
- inzicht geven in de resultaten door middel van het gebruik van woorden en beelden.

Dit alles komt voort uit een algemene filosofische grondslag. Simpel gezegd gaat het om de idee dat onderzoekers geen objectieve wereld blootleggen, maar die wereld interpreteren. Zij gaan er niet van uit dat er één absolute waarheid is, maar stellen dat wat als waar wordt aangenomen, afhangt van de context (Litva & Jacoby, 2002; Mortelmans, 2009; zie ook tabel 10.1).

Hierna schetsen we als voorbeeld twee studies om tabel 10.1 te verduidelijken. Schuurmans (2001) wil nagaan of het mogelijk is tot een diagnose delirium te komen op basis van standaardobservaties door verpleegkundigen. Omdat ze geen van de bestaande diagnose-instrumenten geschikt acht, ontwikkelt ze zelf zo'n instrument. Vervolgens test ze dit instrument op validiteit en betrouwbaarheid. Hiervoor zet ze drie studies uit. Uiteindelijk komt ze door deze studies en door het verzamelen van gegevens via vragenlijsten en statistische bewerking hiervan tot een positief antwoord op haar centrale onderzoeksvraag. Ze heeft een valide en betrouwbaar instrument ontwikkeld en stelt dat identificatie van risicofactoren zinvol is voor een vroegtijdige herkenning van delirium. Dit is een typisch voorbeeld van kwantitatief onderzoek in de verpleegkunde. Mesman (2002) stelt zich de vraag hoe professionals die op een intensive care voor pasgeborenen (NICU) werken, omgaan met twijfel. Zij gaat als onderzoeker enkele maanden naar deze afdeling, loopt diensten mee, observeert, praat met artsen, verpleegkundigen en ouders, en legt dit aan de hand van een theoretisch kader vast. Uiteindelijk beschrijft ze in haar studie nauwkeurig de situaties die zich voordoen op die NICU en de rol van verschillende actoren hierin, en geeft ze inzicht in de vraag hoe werken op de NICU ondanks de voortschrijdende technologie onzekerheden creëert. Dit is een typisch voorbeeld van kwalitatief onderzoek in de verpleegkunde.

Tabel 10.1 Vereenvoudigde weergave verschil kwalitatief/kwantitatief onderzoek

Parameter	Kwalitatieve methode	Kwantitatieve methode
Uitgangspunt	Holisme	Reductionisme
Academische Disciplines	Alle alfawetenschappen en sociale wetenschappen als sociologie, antropologie en sociale psychologie	Alle bètawetenschappen en sociale wetenschappen als geneeskunde, psychologie en sociologie
Redeneren	Inductief	Deductief
Manier van onderzoek	Naturalistisch	Gecontroleerd
Perspectief	*Insiders* 'Subjectief'	*Outsiders* 'Objectief'
Vraagstelling	Aard van een fenomeen Open Hoe, wat, waarom?	Vóórkomen van een fenomeen Gesloten Hoeveel, hoe vaak, meer/minder?
Doel	Het exploreren, begrijpen of inzicht geven in een facet van de gezondheidszorg en hypothese vormen	Het toetsen van een hypothese en het bewijzen van oorzaak en gevolg binnen de gezondheidszorg
Onderzoeksproces	In of vanuit een natuurlijke setting Onderzoeksproces evolueert Flexibele benadering	Gecontroleerde setting/experiment Onderzoeksproces staat tevoren vast
Data	(Participerende) observaties Interviews (semi- of ongestructureerd) Schriftelijke bronnen	Gestructureerde observaties Interviews (gestructureerd) Vragenlijsten/enquêtes
Analyse/interpretatie Communicatie	Woorden Beschrijven Beargumenterend	Cijfers Meten Berekenend

Behalve het doel, de resultaten en de presentatie van het onderzoek is een ander opvallend verschil dat Schuurmans (2001) minder betrokken is bij de onderzochten dan Mesman (2002). Zo ontwikkelt Schuurmans 'achter haar bureau' een nieuw instrument en dit test ze door studies, waarbij ze de gegevens verzamelt via gestandaardiseerde observatie- en vragenlijsten, die door derden worden ingevuld. Mesman daarentegen ontmoet tijdens het onderzoek zelf alle betrokkenen. Ze werkt mee, praat met hen en observeert hen. Voor haar liggen de vragen niet van tevoren vast. Zij plooit zich naar hetgeen zich in de praktijk voordoet.

Typisch voor onderzoekers die een kwalitatieve methode hanteren is dan ook om een goed evenwicht te vinden tussen de nodige betrokkenheid en distantie. Juist zij moeten oppassen niet helemaal op te gaan in de onderzochte setting, waardoor ze één worden met de groep en daarmee het onderzoekersperspectief en hun nieuwsgierigheid en verbazing verliezen. Vanuit de antropologie noemt men dit het gevaar voor *going native* (Erlandson et al., 1993).

Over de vraag wat een goed evenwicht tussen betrokkenheid en distantie inhoudt, verschillen onderzoekers die een kwalitatieve methode hanteren nog wel eens van mening. Dit hangt onder meer af van de stroming waartoe zij zichzelf rekenen en/of in welke traditie zij staan. Voordat we nader op deze tradities ingaan, geven we in de volgende paragraaf eerst globaal aan hoe onderzoekers met een kwalitatieve methode gegevens verzamelen en waarop ze letten.

Gegevens verzamelen

Hoewel er verschillen zijn tussen de diverse onderzoekstradities binnen kwalitatief onderzoek, hebben ze ook een belangrijk punt gemeen. En dat is dat de onderzoeker gegevens (data) verzamelt door documenten te gebruiken, interviews te houden of te observeren. Een studie van Van Heyst (2002), die als insteek geschiedschrijving van zorg heeft, is bijvoorbeeld grotendeels gebaseerd op documenten. Ook het onderzoek van David en Whitehouse (1998) naar de ontwikkeling van een logopedisch assessment- en consultatiemodel voor kinderen met ernstige en/of persisterende spreek- en taalproblemen betreft de analyse van schriftelijk documentatiemateriaal. Van der Lyke (2000) en Proot et al. (2007) hielden interviews met respectievelijk mantelzorgers voor cliënten met kanker, professionals, cliënten met CVA en hun familieleden (zie het kader 'Voorbeeld van kwalitatief onderzoek: aanleiding en dataverzameling' in dit hoofdstuk). Mesman (2002) liep voor haar studie enkele maanden mee binnen het ziekenhuis, en ook The (1999) ging op die manier het ziekenhuis in. Hiermee zijn de drie meest voorkomende bronnen van gegevens van kwalitatieve onderzoekers genoemd. Vaak worden ze ook gezamenlijk benut voor een antwoord op een onderzoeksvraag. Volgens Silverman (2000) gaat het bij het benutten van bronnen voor kwalitatief onderzoek om gegevens die uitdrukken wat:
- mensen schrijven (teksten);
- mensen zeggen (interviews);
- mensen doen (observaties).

Teksten (wat mensen schrijven)

Over de gezondheidszorg, mensen die daar werken of behandeld of verpleegd worden, wordt veel geschreven. Veel teksten liggen dan ook al kant-en-klaar te wachten op de onderzoeker. Zo heeft Van Heyst (2002) oude archieven van conglomeraties bestudeerd om zo antwoord te krijgen op de vraag op welke manier religie verbonden was met zorg. Maar niet alleen historische vraagstukken zijn gediend bij schriftelijke gegevens. Van der Lyke (2000) gebruikte in onderzoek naar mantelzorg bijvoorbeeld ook enkele dagboekfragmenten en brieven van mantelzorgers over dit onderwerp. Het doel van het analyseren van dergelijke teksten is steeds om het standpunt vanuit het perspectief van betrokkenen helder te krijgen. Een onderzoeker gaat dus niet na of dat wat er staat, klopt. De tekst wordt op zijn merites genomen en van hieruit begint de analyse. Met andere woorden: de onderzoeker stelt een vraag aan de tekst en tracht het antwoord in de tekst te vinden.

Is het antwoord niet te vinden in de tekst, dan kan de onderzoeker een beroep doen op andere schriftelijke bronnen (denk aan patiëntenrapportage, kranten, vakbladen, tijdschriften, folders, dagboeken enzovoort) of overgaan naar een ander type gegevens.

Het voordeel van documentenanalyse is dat de onderzoeker gebruikmaakt van hetgeen er al is. Dat neemt niet weg dat het soms een tijdrovende bezigheid is om bijvoorbeeld een archief door te werken (soms is toestemming nodig) en gevonden data te verwerken. Het vraagt tijd om goed schriftelijk materiaal te vinden, het te bestuderen en eventueel op te slaan en te verwerken.

Eisen aan schriftelijke bronnen zijn:
- een duidelijk verband tussen de onderzoeksvraag en het schriftelijke materiaal (waarom heb je deze bron gekozen?);
- traceerbaarheid van de schriftelijke documenten, liefst met een verwijzing ernaar (waar heb je wat precies gevonden?);
- toestemming om de schriftelijke bronnen te gebruiken en ernaar te verwijzen.

Interviews (wat mensen zeggen)

Het is mogelijk dat over de onderzoeksvraag weinig documentatie bestaat. De onderzoeker kan dan informatie verkrijgen door middel van interviews. Mocht er bijvoorbeeld geen schriftelijk materiaal voorhanden zijn over de ontwikkeling van het beroep van psychiatrisch verpleegkundige, dan kan de onderzoeker hierover interviews houden. Hij gaat dan te rade bij mensen die hierin een belangrijke rol hebben gespeeld. Geschiedschrijving die louter gebaseerd is op interviews noemt men ook wel *oral history*.

Deze vorm van dataverzameling wordt ook benut als de specifieke vraagstelling daarom vraagt. Isarin (2002) deed bijvoorbeeld onderzoek naar de relatie tussen moeders en hun gehandicapte kinderen. Ze gebruikte daarvoor niet alleen egodocumenten (verhalen van mensen zelf, dagboeken), maar interviewde ook moeders en deskundigen hierover. Gesprekken met mensen leveren vaak rijke en gedetailleerde informatie op over bepaalde fenomenen. Dat is bijvoorbeeld zichtbaar in wat een moeder zegt over de relatie met haar zoon (Isarin, 2002, p. 141): 'Ik houd van mijn mongoloïde zoon. Ik houd niet van zonen in het algemeen en ik ben geen beschermengel van het syndroom van Down. Ik houd slechts van deze man met deze handicap in deze betrekking tot mij (...).' Het is informatie die het best boven tafel komt door daar met mensen open over in gesprek te gaan.

Er zijn verschillende typen interviews: ongestructureerde (open) interviews, ook wel diepte-interviews genoemd, semigestructureerde en gestructureerde interviews. In kwalitatief onderzoek wordt meestal gekozen voor de eerste twee typen. Mannerkorpi et al. (1999) hebben Zweedse vrouwen met fibromyalgie geïnterviewd, om via een fenomenologische methode hun ervaring met symptomen in het dagelijks leven te onderzoeken. Zij vonden verschillende patronen voor de omgang met symptomen die van belang zijn voor de planning van de fysiotherapeutische behandeling. Het doel van interviewen is, evenals bij schriftelijke bronnen, om het standpunt vanuit het perspectief van betrokkenen helder te krijgen.

Een kracht van interviewen is dat naast 'wat'-vragen ook 'hoe'- en 'waarom'-vragen aan bod komen. Interviewen is evenals documentenstudie tijdrovend: het vinden van (goede) respondenten, naar de locatie reizen, het interviewen zelf en het uitwerken van de interviews achteraf (meestal letterlijk uitgetypte weergave) kosten veel tijd. Vaak houdt de onderzoeker een dagboek bij waarin vermeld staat welke ideeën en problemen opvallen tijdens het veldwerk.

Eisen die aan interviews worden gesteld, zijn:
- een duidelijk verband tussen de onderzoeksvraag, de geïnterviewde en de interviewthema's (waarom heb je deze geïnterviewde en deze thema's gekozen?);
- traceerbaarheid van de informatie uit interviews (door ze vast te leggen op beeld- of geluidsrecorders en uit te typen);
- toestemming om de interviews te gebruiken en ernaar te verwijzen.

Observaties (wat mensen doen)

Naast schriftelijke bronnen en interviews kunnen onderzoekers in de kwalitatieve traditie ook gebruikmaken van observaties. Hierbij zijn de zintuigen en vooral de ogen van de onderzoeker erg belangrijk. Het gaat erom wat hij hoort en ruikt, maar vooral ook ziet, gebeuren. Het citaat waar dit hoofdstuk mee begint, is hier een voorbeeld van. Ook het proefschrift van Mesman (2002, p. 1) begint met de woorden: *'De deur klapt open. Een transportcouveuse rolt de NICU op met daarachter een verpleegkundige en een arts. In de couveuse ligt Tom in een wirwar van draden en slangen. Hij is nog geen kwartier oud. Vaardige handen leggen hem direct na binnenkomst in zijn eigen bed: een couveuse omringd door medische apparaten.'* Dit geeft meteen een beeld van het wat en het waar.

Ook bij observaties kan er sprake zijn van meer en minder gestructureerde vormen. Voor kwalitatief onderzoek geldt dat de minder gestructureerde observaties de meeste mogelijkheden bieden. Het doel van observaties is om zo goed mogelijk vast te leggen wat mensen zeggen en doen, en een beschrijving te geven van de situaties waarin dit wordt gezegd en gedaan. Het geeft ook de mogelijkheid om na te gaan of dat wat mensen zeggen, overeenkomt met hetgeen ze doen. Het spreekt voor zichzelf dat observeren erg arbeidsintensief is. Zo maakt de onderzoeker die in een gezondheidszorgsetting aanwezig is bijvoorbeeld eerst korte aantekeningen. Na enkele uren aanwezig te zijn geweest, worden deze aantekeningen volledig uitgetypt. Ook tijdens de periode van observeren houdt de onderzoeker een dagboek bij waarin vermeld staat welke ideeën en problemen opvallen tijdens het veldwerk. Observeren vraagt verder om toelating tot een gemeenschap waar dit is toegestaan (toestemming); de onderzoeker zal (veel) tijd doorbrengen op die plek, om daarna het veldwerk uit te schrijven.

Eisen die aan observaties worden gesteld, zijn:

- een duidelijk verband tussen de onderzoeksvraag, de observatiesetting en het geobserveerde (waarom heb je deze setting en deze situaties gekozen?);
- traceerbaarheid van de informatie uit de observaties (door ze uitgebreid te beschrijven of op beeld vast te leggen);
- toestemming om de observaties te gebruiken en ernaar te verwijzen.

> **Voorbeeld** Voorbeeld van kwalitatief onderzoek: aanleiding en dataverzameling
>
> Cliënten die een cerebrovasculair accident (CVA) overleven, ondervinden na het CVA vaak problemen in de vorm van stoornissen, beperkingen en handicaps. Dikwijls is de autonomie van de cliënt verminderd ten opzichte van de situatie vóór het CVA; de cliënt heeft niet alleen beperkingen op het gebied van mobiliteit, communicatie en/of cognitie, maar ook toekomstplannen zijn onverwacht doorkruist door het optreden van het CVA. Proot et al. (2007) hebben onderzocht hoe hulpverleners die werkzaam zijn op een revalidatieafdeling in een verpleeghuis, positief kunnen bijdragen aan het proces waarin cliënten hun autonomie herwinnen. Bij de voorbereiding van het onderzoek bleek dat er weinig wetenschappelijk gefundeerde kennis voorhanden was over de autonomie van cliënten met CVA en het herstel daarvan tijdens de revalidatie. Wat verstaan cliënten onder autonomie en wat is daarin voor hen belangrijk? Wat helpt cliënten om hun autonomie (weer) op te bouwen, en wat is een belemmering hiervoor? Omdat kennis hierover ontbrak, viel de keuze op een kwalitatieve onderzoeksmethode. In drie verpleeghuizen werden diepte-interviews gehouden met professionals, CVA-patiënten en hun familieleden. Het cliëntenperspectief stond centraal. De cliënten werden driemaal geïnterviewd: vlak na opname in het verpleeghuis, tijdens de revalidatie en vlak voor ontslag naar huis of verzorgingshuis.

Verschillende stromingen en tradities

Eerder in deze paragraaf hebben we aangegeven waarin kwalitatief onderzoek zich onderscheidt van kwantitatief onderzoek, en welke methoden er zijn om gegevens te verzamelen. We hebben daarbij vooral aangegeven wat kwalitatieve methoden met elkaar gemeen hebben. Kwalitatief onderzoek is een verzamelnaam voor al het onderzoek dat tot doel heeft een (deel van een) complexe sociale werkelijkheid inzichtelijk te maken. De gegevensverzameling vindt plaats via documentenanalyse, interviews en/of observaties.

Binnen kwalitatieve methoden zijn echter verschillende stromingen en tradities te onderscheiden. Deze hebben elk hun eigen aannames over wat goed kwalitatief onderzoek inhoudt, welke criteria gehanteerd dienen te worden bij het beoordelen van kwalitatief onderzoek, en hoeveel nadruk deze moeten krijgen. Deze verschillen zijn terug te voeren op verschillende filosofische uitgangspunten en daarmee samenhangende tradities.

In tabel 10.2 staan de meest bekende tradities, met daarbij een korte omschrijving van het doel en, als voorbeeld, een verwijzing naar een onderzoek binnen de desbetreffende traditie en gezondheidszorg.

Tabel 10.2   Tradities in kwalitatief onderzoek

Traditie	Verbonden met	Doel	Voorbeeld in de gezondheidszorg
Biografie	Geschiedenis, taalwetenschap, antropologie, psychologie en sociologie	Exploratie van het leven van een individu of groep	Van Heijst, 2002 Sools, 2007
Fenomenologie	Filosofie, psychologie en sociologie	Begrip van de essentie van ervaringen rond een bepaald fenomeen	Lettinga, 2000; Voogt, 2009
Grounded theory (Gefundeerde theorie)	Sociologie	Theorieontwikkeling gebaseerd op data uit de praktijk	Proot, 2000 Wagemans, 2013
Etnografie	Antropologie en sociologie	Beschrijving en interpretatie van een culturele en/of sociale groep	The, 1999; Mesman, 2002; Kuiper, 2007
Casestudie	Politieke wetenschappen en sociologie	Diepteanalyse van één of meer gevallen	Van Raak, 1998; Bendien, 2010 Maten & Lange, 2014
Discoursanalyse	Filosofie en taalwetenschap	Zichtbaar maken van een groep ideeën of patronen in teksten die de weerslag zijn van sociale structuren	Van der Lyke, 2000 Bouwman et al., 2009
Evaluatieonderzoek	Sociologie en beleidswetenschap	Verklaring van en inzicht in hoe processen verlopen zijn, betekenis voor betrokkenen, etc.	Meershoek et al., 2000 Voskes, 2014.
Actieonderzoek	Sociologie en sociale psychologie	Interactief onderzoek om veranderprocessen en effecten van interventies samen met de onderzochten in kaart te brengen.	Hoogwerf, 2002 Munten, 2012

De in de tabel genoemde namen van de verschillende tradities zijn in het kader van dit hoofdstuk van belang, omdat onderzoeksartikelen niet altijd te vinden zijn onder de algemene zoekterm 'kwalitatief onderzoek/methode', maar wel met bijvoorbeeld een zoekterm als 'fenomenologie' of 'etnografie'. Ook is het van belang om van deze tradities op de hoogte te zijn, omdat ze verschillen in hoe ze de aanpak verantwoorden. Zo zullen de tradities die verbonden zijn met de echte alfadisciplines als filosofie, geschiedenis, politicologie en taal- en letterkunde, zelden veel woorden vuilmaken aan de gevolgde methodiek. Zij maken louter gewag van hun bronnen. Binnen gammadisciplines als psychologie, sociologie en antropologie, of afgeleiden daarvan, is het meer gebruikelijk om de methode van onderzoek te beschrijven en/of te verantwoorden. Wie bijvoorbeeld het tijdschrift *Krisis. Tijdschrift voor actuele filosofie* openslaat, ziet in de artikelen meestal geen paragraaf opgenomen over de gevolgde methode. Tijdschriften als *Ergotherapie Magazine* en *Verpleegkunde* daarentegen besteden in hun kwalitatieve onderzoeksbevindingen vrijwel altijd aandacht aan de gevolgde methode en de gehanteerde kwaliteitscriteria.

Kortom: binnen kwalitatief onderzoek bestaan verschillende tradities, elk met haar eigen focus en kracht. Er zijn geen strikte grenzen tussen de tradities en ze zijn niet zuiver af te bakenen. Ook gaan ze anders om met hoe ze de aanpak in het onderzoek en de kwaliteit ervan inzichtelijk maken.

Goed kwalitatief onderzoek

Wat maakt kwalitatief onderzoek tot goed kwalitatief onderzoek? Deze vraag is niet eensluidend te beantwoorden omdat er, zoals is aangegeven, diverse tradities en stromingen zijn onder kwalitatieve onderzoekers. De meerderheid vindt het van belang om oog te hebben voor de kwaliteit van kwalitatief onderzoek. Het verdient de voorkeur om niet rigide met een checklist te werken, maar met een set kritische vragen die gesteld kunnen worden wanneer je resultaten van kwalitatief onderzoek op hun merites wilt beoordelen (Mays & Pope, 2000). In hoofdstuk 2 is een voorbeeld van een dergelijke beoordelingslijst opgenomen. Welke criteria hierbij gebruikt worden, hangt ten dele af van de bij het desbetreffende onderzoek gehanteerde uitgangspunten en methoden. Om kwalitatief onderzoek en de resultaten daarvan kritisch te kunnen beoordelen, dient men enige kennis te bezitten van de verschillende tradities (zie tabel 10.2) en de daarbij behorende uitgangspunten en methoden.

Kwalitatief onderzoek werd voorheen vaak beoordeeld naar de maatstaven die voor kwantitatief onderzoek gelden. Echter, criteria als generaliseerbaarheid en reproduceerbaarheid van onderzoeksresultaten zijn niet geschikt om onderzoek en methodologie te beoordelen die erop gericht zijn ervaringen, sociale context en interacties te beschrijven en die uitgaan van het gegeven dat de sociale wereld veranderlijk is. Daarvoor zijn andere maatstaven en criteria nodig. Steeds meer wetenschappelijke tijdschriften hanteren dan ook aparte criteria en richtlijnen bij het beoordelen van publicaties over kwalitatief onderzoek (bijvoorbeeld *British Medical Journal*).

Hoe kunnen onderzoekers binnen kwalitatieve methoden betrouwbaarheid (*trustworthiness*) van het onderzoek garanderen? Welnu, hierna hebben we aan de hand van vier aandachtsgebieden technieken en procedures beschreven (Taylor, 2000; Lincoln & Guba, 1985; Litva & Jacoby, 2002).

Geloofwaardigheid (credibility)

Geven de onderzoeksresultaten een realistisch beeld van het verschijnsel dat bestudeerd wordt? Zijn de resultaten niet gebaseerd op de verwachtingen en aannames van de onderzoeker(s), maar werkelijk op de ervaringen van de participanten aan het onderzoek? Een goede test voor de geloofwaardigheid is of de beschrijvingen en interpretaties van het onderzochte verschijnsel herkenbaar zijn voor degenen die met het verschijnsel te maken hebben. Triangulatie (verzamelen van gegevens op verschillende manieren, bijvoorbeeld met interviews, observaties, video-opnames of foto's, gedurende een langere periode via verschillende en gevarieerde bronnen (ook historische) en door verschillende onderzoekers), reflectie (via logboek en veldaantekeningen) en het betrekken van de deelnemers aan het onderzoek bij de interpretatie en het beoordelen van de analyseresultaten (*member checking*) zijn bijvoorbeeld manieren om de geloofwaardigheid te vergroten en ervoor te zorgen dat de resultaten niet zijn gebaseerd op de verwachtingen van de onderzoeker. Ook kan men bij member checking bijvoorbeeld interviewverslagen en conceptrapportages voorleggen aan participanten. Belangrijk is ook of uit de rapportage blijkt dat bij de analyse bijzondere aandacht is besteed aan zogenoemde afwijkende gevallen (interviews/observaties die afwijken van de grote lijn die uit de analyses naar voren komt), en of tijdens de analyses het principe van constante vergelijking is toegepast (steeds opnieuw de gevonden inzichten vergelijken met andere interviews/observaties, ook die in een eerder stadium zijn geanalyseerd).

> **Voorbeeld** — Triangulatie, analyse en member checking
>
> In een onderzoek naar de autonomie van CVA-patiënten (Proot et al., 2007) zijn zowel cliënten en hun familieleden als hulpverleners geïnterviewd; cliënten zijn vlak na opname, tijdens de revalidatie en vlak voor ontslag geïnterviewd (datatriangulatie). Bij de analyse is de constant vergelijkende methode toegepast. De voorlopige analyseresultaten zijn in groepsverband met de geïnterviewden besproken en door hen van commentaar voorzien (member checking).

Verplaatsbaarheid (transferability)

Een van de uitgangspunten in kwalitatief onderzoek is dat de resultaten gebonden zijn aan tijd, plaats en context. Verplaatsbaarheid betekent dan ook niet dat resultaten direct overdraagbaar zijn, maar bedoeld wordt of zij meer in hypothetische zin verplaatsbaar zijn: kunnen de resultaten worden gezien als overdraagbaar naar andere settings (*goodness of fit* binnen een andere context)? Verplaatsbaarheid is weliswaar meer de verantwoordelijkheid van de lezer dan van de onderzoeker (Lincoln & Guba, 1985), maar het is de taak van de onderzoeker om de context waarbinnen het onderzoek heeft plaatsgevonden en de deelnemers aan de studie voldoende gedetailleerd te beschrijven (*thick description*), zodat de lezer informatie heeft om vergelijkingen te trekken met andere settings en te bezien of de resultaten daar van nut kunnen zijn. Meestal hebben maatregelen om ervoor te zorgen dat de resultaten verplaatsbaar zijn, te maken met de manier waarop deelnemers aan de studie geselecteerd worden. Belangrijk daarbij is of de onderzochte groep een goede afspiegeling vormt van de groep die bestudeerd wordt (*theoretical* of *purposive sampling* en triangulatie).

Deze afspiegeling wordt nagestreefd door bewust een grote variatie van gevallen (locatie, fasen, tijdstip) in het onderzoek te betrekken.

Plausibiliteit (dependability)
Hoe consistent zijn de gegevens en bevindingen? In kwalitatief onderzoek wordt het als een gegeven beschouwd dat de sociale wereld veranderlijk is. De context waarin het onderzoek heeft plaatsgevonden, behoort dan ook duidelijk beschreven te worden (contextualiteit). Plausibiliteit heeft dan ook te maken met veranderingen die door de onderzoeker of het onderzoeksdesign geïnduceerd worden. Transparantie op dit vlak is van groot belang. De kwalitatieve onderzoeker moet het onderzoeksproces en de analyse, en de keuzes die gemaakt worden, duidelijk beschrijven om het collega-onderzoekers en anderen mogelijk te maken het onderzoeksproces gevraagd of ongevraagd kritisch te volgen, of naderhand te bestuderen en te beoordelen (*peer review*, *member checking*). Verder kan de plausibiliteit worden vergroot door een flexibel onderzoeksdesign (omdat van tevoren niet in detail bepaald kan worden hoe het onderzoek zal verlopen), door gebruik van bijvoorbeeld voicerecorders en videoapparatuur om gegevens vast te leggen, door letterlijk uitgetypte interviews, en door meer onderzoekers bij de gegevensverzameling en interpretatie te betrekken (*researcher triangulation*). In het onderzoek van Proot (2000) naar de autonomie van CVA-patiënten tijdens revalidatie in het verpleeghuis is bijvoorbeeld gaandeweg het onderzoek besloten om ook maatschappelijk werkenden te interviewen, ook al is dit niet in het oorspronkelijke onderzoeksvoorstel vermeld. Reden hiervoor was dat uit de contacten met de deelnemende verpleeghuizen bleek dat deze discipline een belangrijke rol heeft tijdens de revalidatie en de voorbereiding op het ontslag.

> **Voorbeeld** **Peer review**
>
> Schoot et al. (2005) hebben het perspectief van cliënten en mantelzorgers onderzocht op cliëntgecentreerde zorg en op competenties van verpleegkundigen. Daartoe werden focusgroepinterviews gehouden met ervaringsdeskundige cliënten en mantelzorgers. De interviews werden opgenomen en naderhand letterlijk uitgetypt. De interviews zijn door twee onderzoekers onafhankelijk van elkaar geanalyseerd; deze analyseresultaten zijn vervolgens vergeleken en bediscussieerd om de inhoudelijke analyse diepgang te geven (peer review).

Verifieerbaarheid (confirmability)
In kwalitatief onderzoek heeft verifieerbaarheid betrekking op de mate waarin de resultaten gebaseerd zijn op de bijdragen van de ondervraagden, en niet op de bias (vooringenomen standpunt) van de onderzoeker. Reflectie, het bijhouden van een logboek met ideeën, aannames en veldaantekeningen, peer review en *member checking* zijn manieren om inzicht te geven in het verloop van het onderzoeksproces, in de wijze waarop gegevens verzameld, geïnterpreteerd en

geanalyseerd zijn, en in de wijze waarop de onderzoeker de resultaten zou kunnen hebben beïnvloed. Deze technieken vergroten de *overtuigingskracht*.

10.3 Een vraag formuleren

Stel dat een team van hulpverleners, betrokken bij de revalidatie van CVA-patiënten, een multidisciplinair beleid wil vaststellen voor de begeleiding van de autonomie van CVA-patiënten. Het team wil hierbij evidence-based te werk gaan. Het wil de resultaten van kwalitatief onderzoek gebruiken om het perspectief van cliënten met betrekking tot voornoemd thema goed in beeld te krijgen en om het beleid inhoudelijk verder vorm te geven. Het gaat het team bij het zoeken naar kwalitatief onderzoek niet om het in kaart brengen van de effectiviteit van verschillende interventies, vandaar dat het niet altijd mogelijk of wenselijk is een vraag volgens de PICO-regel te formuleren. De zoekvraag van het team zou als volgt kunnen worden geformuleerd: Hoe willen CVA-patiënten (P) bij het herstel en behoud van hun autonomie (O) worden begeleid (I)? Vervolgens gaat men literatuur zoeken.

10.4 Zoeken naar kwalitatief onderzoek

Digitale zoekmachines en literatuurbestanden zijn een handig hulpmiddel voor het zoeken naar publicaties over kwalitatief onderzoek. Voorbeelden van deze zoeksystemen in de gezondheidszorg zijn PubMed, MEDLINE, Psychinfo en CINAHL, en digitale catalogi van bibliotheken en instituten als het NIVEL of zorginstellingen. Verder kan de website van de Cochrane-werkgroep voor kwalitatief onderzoek worden geraadpleegd en kan men via (buitenlandse) universiteiten bij sites komen die gespecialiseerd zijn in kwalitatief onderzoek. Is men nog niet zo bedreven in het opzoeken van literatuur, dan kan men bijvoorbeeld bij bibliotheken speciale cursussen hiervoor volgen. Ook bestaat de mogelijkheid om tegen vergoeding zoekopdrachten bij bibliotheken uit te besteden.

Bij het genoemde voorbeeld vormen 'CVA-patiënten', 'autonomie' en 'kwalitatief onderzoek' onderdelen van de filter waarmee wordt gezocht. Trefwoorden zijn dan: 'CVA-patiënten' (en Nederlandstalige en Engelstalige equivalenten, zoals bijvoorbeeld 'beroerte', 'stroke') en 'autonomie' (en Nederlandstalige en Engelstalige equivalenten, zoals bijvoorbeeld 'zelfbeschikking', 'autonomy'). Kwalitatief onderzoek is, zoals we in paragraaf 10.2 reeds aangaven, niet altijd te vinden onder de trefwoorden 'kwalitatief onderzoek' of 'kwalitatieve methode' (en Engelstalige equivalenten). Termen uit de verschillende onderzoekstradities, zoals bijvoorbeeld *fenomenologie*' of 'etnografie', leveren soms meer bronnen op. Wanneer de combinatie van de drie onderdelen uit de filter een te kleine oogst oplevert, kan worden gezocht met twee onderdelen uit de filter, bijvoorbeeld 'CVA-patiënten' en 'kwalitatief onderzoek' (en equivalenten). De oogst (titels/abstracts) dient vervolgens handmatig verder te worden gescreend

op 'autonomie'. Bij het zoeken naar kwalitatief onderzoek zal eerder sprake zijn van een kleine oogst dan van een grote, aangezien kwalitatief onderzoek naar verhouding tot nu toe minder wordt toegepast dan kwantitatief onderzoek.
Met behulp van de geselecteerde titels en abstracts kan een publicatie/artikel vervolgens rechtstreeks gedownload worden. Zo niet, dan kan de publicatie rechtstreeks bij het tijdschrift of de auteur(s) worden opgevraagd. De oogst bestaat dan uit een stapel artikelen. Deze artikelen kunnen echter niet meteen worden vertaald in een multidisciplinair beleid voor de begeleiding van CVA-patiënten. Voordat het team een nieuw beleid verder uitwerkt, moet men zich allereerst een oordeel vormen over de kwaliteit van de gevonden kwalitatieve studies. Hierover gaat de volgende paragraaf.

10.5 Beoordelen van kwalitatief onderzoek

Een manier om de kwaliteit van kwalitatief onderzoek te beoordelen, is na te gaan of de in paragraaf 10.2 beschreven technieken en procedures zijn gebruikt. Maar zoals eerder aangegeven, is het niet in elke traditie gebruikelijk om de lezer hier inzicht in te geven.
Een andere reden dat deze technieken en procedures niet altijd gedetailleerd beschreven worden, is pragmatischer van aard. Dit heeft dan bijvoorbeeld te maken met het beleid van de (redacties van) tijdschriften en het maximumaantal toegestane woorden per artikel. Bedenk daarbij dat er bij kwalitatief onderzoek meestal veel ruimte nodig is voor de presentatie van de resultaten (bijvoorbeeld letterlijke citaten). Dat wil niet zeggen dat gegevens over methoden er niet zijn; deze zijn vaak opvraagbaar bij de auteur(s) of het desbetreffende tijdschrift.
Bij het beoordelen van de kwaliteit en de resultaten van kwalitatief onderzoek (via rapportages in artikelen en boeken) kan, net als bij kwantitatief onderzoek, een aantal kritische vragen een leidraad vormen.
Er zijn daarbij drie hoofdvragen te onderscheiden (Taylor, 2000):
1. Zijn de resultaten valide?
2. Wat is het belang van de resultaten?
3. Hoe helpen deze resultaten mijn cliënten?

Hierna volgt per hoofdvraag een aantal kritische (sub)vragen die gesteld kunnen worden om de hoofdvragen te beantwoorden. Deze vragen zijn deels een uitwerking van de in paragraaf 10.2 beschreven aandachtsgebieden voor goed kwalitatief onderzoek. Bij het samenstellen van deze lijst is gebruikgemaakt van British Medical Journal (2003), Litva en Jacoby (2002), Law et al. (1998), Silverman (2000) en Taylor (2000). In de regel geldt dat hoe meer vragen positief worden beantwoord, des te beter de kwaliteit van het onderzoek is, en vice versa (zie voorbeelden).

1. Zijn de resultaten valide?
   - Is duidelijk wat de onderzoeksvraag, doelen en focus van het onderzoek zijn?
   - Zijn een kwalitatieve benadering en de gekozen methode geschikt voor de uitwerking van de onderzoeksvraag?
   - Is de context waarin het onderzoek heeft plaatsgevonden duidelijk beschreven? Zijn de criteria voor selectie en de selectieprocessen bewust gekozen en beargumenteerd (zowel van de context als van de respondenten), en duidelijk beschreven?
   - Is duidelijk beschreven hoe de gegevens zijn verzameld? Bijvoorbeeld de toegang tot het veld van onderzoek, voorbeelden van interviewvragen, (participerende) observatie, veldaantekeningen, gebruik van opnameapparatuur.
   - Is men doorgegaan met gegevens verzamelen tot er een verzadigingspunt was bereikt?
   - Zijn kwalitatieve methoden gebruikt om de gegevens te analyseren? Worden de gemaakte keuzes beargumenteerd?
   - Zijn er methoden gebruikt om de geloofwaardigheid van het onderzoek te verzekeren? Bijvoorbeeld triangulatie, member checking, reflectie.
   - Heeft men aspecten beschreven die de verifieerbaarheid en plausibiliteit van de resultaten betreffen? Is er een duidelijke beschrijving van het onderzoeksproces, de peer review, de member checking, het omgaan met afwijkende cases?
   - Zijn ethische aspecten in ogenschouw genomen en beschreven? Zoals de *informed consent*-procedure, de privacy en anonimiteit van gegevens, belangenverstrengeling (bijvoorbeeld de rol van therapeut en onderzoeker in één persoon verenigd).

2. Wat is het belang van de resultaten?
   - Zijn de belangrijkste resultaten helder weergegeven? Worden thema's of concepten duidelijk beschreven, en wordt de relatie tussen de resultaten en het doel van de studie gelegd?
   - Worden de resultaten gedetailleerd genoeg beschreven om de interpretatie van de gegevens en de keuze van thema's en concepten te kunnen beoordelen? Bijvoorbeeld de letterlijke weergave van interviewcitaten/observaties, citaten van verschillende respondenten (zichtbaar aan de hand van codes bij citaten) en niet slechts van één of twee respondenten.
   - Worden de onderzoeksresultaten en conclusies gescheiden van elkaar gepresenteerd? Worden de conclusies ondersteund door de resultaten? Zijn de resultaten consistent met de conclusie?
   - Worden de resultaten in relatie gebracht met bestaande literatuur en kennis (*body of knowledge*)?
   - Zijn er, indien de vraagstelling zich daartoe leent, kwantitatieve methoden gebruikt in aanvulling op de kwalitatieve methoden? (Statistische methoden zijn zelden geschikt in een kwalitatieve studie, maar het kan

heel inzichtelijk zijn om bepaalde bevindingen, zoals de beschrijving van de onderzochte groep, of een overzicht van thema's of strategieën in een tabel te plaatsen.)

3. Hoe helpen deze resultaten mijn cliënten?
   - Zijn de resultaten toepasbaar op de cliëntengroep en de methoden waar ik mee werk (hangt samen met de *goodness of fit*)?
   - Leveren de resultaten stof tot nadenken voor mijn werk? Bijvoorbeeld over de waarde en effectiviteit van de wijze waarop ik (of het team waarvan ik deel uitmaak) mijn beroep of aspecten daarvan uitoefen.

10.6 Toepassen van kwalitatief onderzoek in de zorgpraktijk

Goed kwalitatief onderzoek kan een bijdrage leveren aan de uitoefening van de beroepspraktijk van verpleegkundigen, en eventueel mede ertoe leiden dat een zorgpraktijk verandert. Hoe? Dit hangt mede af van het doel en de inzet van het onderzoek. Deze inzet kan bepaald zijn door onderzoekers, maar kan ook voortkomen uit een vraag uit de praktijk.
In de eerste plaats hebben sommige onderzoeken als doel direct iets aan de praktijk toe te voegen. Denk aan het eerdergenoemde onderzoek van Schuurmans (2001). Een ander voorbeeld is het onderzoek van David en Whitehouse (1998), waarin een model ontwikkeld wordt voor logopedisch assessment en consultatie van kinderen met ernstige en/of persisterende spreek- en taalproblemen. In de tweede plaats sluiten sommige onderzoeken af met aanbevelingen voor de praktijk. Zo concludeerde The (1999), nadat ze enkele maanden de behandeling van cliënten met longkanker in een ziekenhuis had geobserveerd, dat de continuïteit van zorg niet was gegarandeerd. Zij pleitte voor een verantwoordelijke verpleegkundige of zorgcoördinator die cliënten en hun naasten gedurende het hele ziektetraject zou moeten begeleiden. Deze aanbeveling was min of meer direct toepasbaar en is door veel praktijken overgenomen. In de derde plaats kan een kwalitatief onderzoek (of de resultaten daarvan) stof tot nadenken opleveren en als het ware een spiegel vormen voor het gangbare beroepsmatig handelen. Een voorbeeld hiervan is het onderzoek van Lettinga (2000), waarin zij een fenomenologische analyse maakt van verschillende gangbare therapiemethoden in de fysiotherapie en de achtergrond daarvan. Als beroepsbeoefenaars dergelijke onderzoeken systematisch bespreken, kan dit reflectie, verdieping en onderbouwing van het eigen handelen bevorderen. In de vierde plaats kan kwalitatief onderzoek worden ingezet om bij de ontwikkeling en implementatie van zorgvernieuwing inzicht te krijgen in het perspectief van toekomstige gebruikers en doelgroepen. Kwalitatief onderzoek is immers vooral gericht op het perspectief van 'insiders'. Zo kan bij het ontwerpen van een implementatietraject rekening worden gehouden met specifieke omstandigheden en wensen, waardoor de kans op succesvolle implementatie toeneemt. Het team uit het voorbeeld in paragraaf 10.3 wil bij het ontwikkelen van nieuw

beleid rekening houden met de ervaringen, wensen en behoeften van de patiëntengroep waar dat beleid betrekking op heeft.

Kwalitatief onderzoek in de gezondheidszorg kan inzicht en bruikbare kennis opleveren over wat belangrijk is in het proces van samen beslissen. Vragen als: Hoe richt je dit proces voor een bepaalde groep cliënten zo goed mogelijk in? of Hoe nodig je cliënten uit om eigen inbreng te hebben?, zijn vragen die met behulp van kwalitatieve onderzoeksmethoden beantwoord kunnen worden. Vervolgens kan met deze kennis een handreiking ontwikkeld worden om het proces van shared decision making voor een bepaalde groep cliënten zo goed mogelijk te laten verlopen. Een voorbeeld is het onderzoek naar autonomie van CVA-cliënten (Proot et al., 2007). Hieruit kwam naar voren dat deze cliënten in de verschillende fasen van hun revalidatie anders aankijken tegen hun autonomie, wat tot gevolg heeft dat hun aandeel in het proces van shared decision making steeds anders is. Namelijk in de eerste fase beslissingen over de behandeling helemaal willen overlaten aan de zorgverleners. In de fase daarna in sommige beslissingen willen en kunnen participeren. En ten slotte alle beslissingen over de behandeling samen met de zorgverleners willen nemen. Dit vraagt van de zorgverleners alle aandacht voor de fase waar de cliënt zich in bevindt, want alleen dan is het mogelijk om hier op aan te kunnen aansluiten.

Goed kwalitatief onderzoek kan ertoe bijdragen dat vanzelfsprekendheden worden onderbouwd of omgezet naar (ander) beleid. Eenieder weet echter dat de wisselwerking tussen onderzoek en praktijk niet eenvoudig is. Practici klagen dat onderzoekers een te theoretisch taalgebruik hanteren. Wetenschappers mopperen dat praktijkmensen amper (wetenschappelijke artikelen) lezen. Niet voor niets spreekt men wel van het gat tussen theorie en praktijk. Wil onderzoek de praktijk van dienst kunnen zijn, dan zijn er wetenschappers en professionals nodig die theorie en praktijk met elkaar kunnen verbinden, hiertoe gemotiveerd door de overtuiging dat het handelen van verpleegkundigen niet alleen op ervaring en overlevering gestoeld mag zijn.

10.7 Beschouwing

In Nederland en daarbuiten is een grote hoeveelheid onderzoek gericht op de gezondheidszorg en/of de verpleegkunde. Het meeste van dit onderzoek is kwantitatief van aard, maar het aandeel van kwalitatief onderzoek neemt de laatste jaren steeds meer toe.

Om de kwaliteit en de resultaten van kwalitatieve studies te beoordelen zijn de in dit hoofdstuk besproken aandachtsgebieden geloofwaardigheid, verplaatsbaarheid, plausibiliteit en verifieerbaarheid van belang. Verder is de lijst met kritische vragen zoals besproken in paragraaf 10.5 hiervoor een aardig instrument. Het is uitdrukkelijk niet de bedoeling om deze vragen als een rigide checklist te gebruiken, wel om door het beantwoorden van de vragen zich een indruk te vormen van de kwaliteit van een kwalitatief onderzoek.

Bij evidence-based practice gaat het om het beargumenteren en legitimeren van beroepsmatig handelen. Deugdelijk onderzoek is een van de bronnen waaruit beroepsbeoefenaars in de gezondheidszorg kunnen putten om hun handelen te verantwoorden en te onderbouwen. Sommige resultaten van kwalitatief onderzoek zijn min of meer direct toepasbaar in de dagelijkse praktijk, andere houden een spiegel voor en leveren stof tot nadenken. Daarnaast kan kwalitatief onderzoek inzicht bieden in het perspectief van toekomstige gebruikers of doelgroepen van zorgvernieuwing. Ook kan kwalitatief onderzoek mede ertoe leiden dat het cliëntenperspectief meer aandacht krijgt.

Kwalitatief onderzoek kan een middel vormen om het beroepsmatig handelen te onderbouwen. Dit vraagt om wetenschappers die begrijpelijk en toegankelijk kunnen schrijven, en om verpleegkundigen die de competentie bezitten om onderzoek(sartikelen) te lezen en te beoordelen. Pas dan kan goed kwalitatief onderzoek, naast het meer gangbare kwantitatieve onderzoek, een belangrijke pijler voor evidence-based practice zijn.

Literatuur behorende bij deel II

Archambault, P.M., Belt, T.H. van, Grajales III, F.J., Faber, M.J., Kuziemsky, C.E., Gagnon, S., Légaré, F. et al. (2013). Wikis and Collaborative Writing Applications in Health Care: A Scoping Review. *J Med Internet Res, 15*(10), e210.

Arnstein, S. (1969). A ladder of citizen participation. *Journal of the American institute of planners, 35*(4), 214-224.

Assendelft, W.J.J., Scholten, R.J.P.M., Ruijter, W. de, & Bouter, L.M. (2014a). Systematische reviews van interventieonderzoek. In R.J.P.M. Scholten, M. Offringa & W.J.J. Assendelft (red.), *Inleiding in evidence-based medicine. Klinisch handelen gebaseerd op bewijsmateriaal* (4e druk) (p. 118-127). Houten: Bohn Stafleu van Loghum.

Assendelft, W.J.J., Tijssen, J.G.P., & Scholten, R.J.P.M. (2014b). Kritisch beoordelen van een artikel - 'Therapie'. In R.J.P.M. Scholten, M. Offringa & W.J.J. Assendelft (red.), *Inleiding in evidence-based medicine. Klinisch handelen gebaseerd op bewijsmateriaal* (4e druk) (p. 57-70). Houten: Bohn Stafleu van Loghum.

Baarda, D.B., Goede, M.P.M. de, & Teunissen, J. (2005). *Basisboek kwalitatief onderzoek: handleiding voor het opzetten en uitvoeren van kwalitatief onderzoek*. Groningen: Stenfert Kroese.

Bachmann, S., Bosch, R., Finger, C., Huss, A., Egger, M., Stuck, A.E., & MClough-Gorr, K. (2010). Inpatient Rehabilitation specifically designed for Geriatric Patients: Systematic Review and Meta-Analysis of Randomised Controlled Trials. *BMJ, 340,* 1718.

Barnard, B., Dartel, M.F. van, Beekman, N.A., Lindeman, K.P., & Nigten, A.M.M. (2015). *Artists and designers as agents of change*. Paper presented at the 4th Participatory Innovation Conference, Den Haag.

Baur, V., & Anma, T. (2013). Participatie met de P van partnerschap: empowerment in ouderenzorginstellingen. In C. Dedding & M. Slager (red.), *De rafels van participatie in de gezondheidszorg. Van participerende patiënt naar participerende omgeving* (p. 74-86). Den Haag: Boom Lemma Uitgevers.

Bendien, E.M. (2010). *From the art of remembering to the craft of ageing: A study of the reminiscence museum at Humanitas, Rotterdam* (academisch proefschrift). Rotterdam: Stichting Humanitas Huisdrukkerij.

Benner, P. (1984). *From novice to expert: excellence and power in clinical nursing practice*. Melo Park: Addison-Wesley.

Bloem, B.R., Laar, T. van, Keus, S.H.J., Beer, H.de, Poot, E., Buskens, E., Munneke, M. et al. namens de Centrale Werkgroep Multidisciplinaire richtlijn Parkinson 2006-2010 (2010). *Multidisciplinaire richtlijn Ziekte van Parkinson*. Alphen aan den Rijn: Van Zuiden Communications.

Boeije, H. (2014). *Analyseren in kwalitatief onderzoek: denken en doen*. Den Haag: Boom Lemma uitgevers.

Bohlmeijer, E. (2007a). *De verhalen die we leven. Narratieve psychologie als methode*. Amsterdam: Boom.

Bohlmeijer, E. (2007b). Herinneringen, levensverhalen en gezondheid. In E. Bohlmeijer, L. Mies & G. Westerhof (red.), *De betekenis van levensverhalen. Theoretische beschouwingen en toepassingen in onderzoek en praktijk* (p. 29-39). Houten: Bohn Stafleu van Loghum.

Boumans, J. (2012). Het subject als maatstaf? Een essay over valkuilen van het onderzoek naar ervaringskennis. In J. Jansen & T. Dobbelaar (red.), *Kijk anders, zie meer. Tien jonge wetenschappers over disability studies* (p. 71-84). Den Haag: ZonMw.

Boumans, J. (2015). *Naar het hart van empowerment. Een onderzoek naar de grondslagen van empowerment van kwetsbare groepen.* Utrecht: Movisie/Trimbos Instituut.

Boumans, J., & Baart, I. (2012). Leven met stemmen in je hoofd. In ZonMw i.s.m. M. v. Bijsterveld, *Nooit geweten, nooit zo gemeten* (p. 34-43). Den Haag: ZonMw.

Bouter, L.M., Dongen, M.C.J.M. van, & Zielhuis, G.A. (2010). *Epidemiologisch onderzoek: opzet en interpretatie.* Houten/Antwerpen: Bohn Stafleu Van Loghum.

Boyd, C., & Fortin, M. (2010). Future of Multimorbidity Research: How Should Understanding of Multimorbidity Inform Health System Design? *Public Health Reviews, 32*(2), 451-474. Te raadplegen via: www.publichealthreviews.eu/upload/pdf_files/8/PHR_32_2_Boyd.pdf.

Bramsen, I. (2010). Evidence(?)-based practice. Over valkuilen, mythes en verhalen. In C. Kuiper, H. Letiche & L. Houweling (red.), *Praktijkgericht onderzoek in de praktijk. Een Spraakmakend Project* (Lectorenreeks) (p. 55-71). Utrecht: Lemma.

Bramsen, I., & Cardol, M. (in druk). Hbo-studenten gezondheidszorg ontmoeten mensen met een verstandelijke beperking: implicaties voor het onderwijs. In G. van Hove, et al. (red.), *Disability Studies in de Lage Landen.*

Bramsen, I., Willemse, K., Kuiper, C., & Cardol, M. (2014). *Mijn pad, mijn leven, mijn toekomst. Ontwikkeling van een routeplanner voor jongeren in de jeugdzorg.* Rotterdam: Kenniscentrum Zorginnovatie van Hogeschool Rotterdam.

British Medical Journal (2003). *Qualitative research checklist.* Te raadplegen via: www.bmj.com/advice/checklists.shtml.

Brownson, R.C., & Jones, F. (2009). Bridging the gap: Translating research into policy and practice. Prev Med., *49*(4), 313-315.

Bruinen, L. (2003). *Onderzoek naar het gebruik van de verpleegkundige diagnose en het verpleegplan* (interne publicatie). Schiedam: Vlietland Ziekenhuis.

Bouwman, L., Molder, H. te, Koelen, M., Woerkum, C. van., (2009). I eat healthfully but I am not a freak. Consumers'everday life perspective of healthful eating. *Appetite*, 53, 390-398.

Campbell, D.T., & Stanley, J.C. (1963). *Experimental and quasi-experimental designs for research.* Chicago: Rand McNally.

Canguilhem, G. (1966). *The normal and the pathological.* New York: Zone Books.

Caron-Flinterman, J.F., Broerse, J.E.W., & Bunders, J.F.G. (2005a). The experiential knowledge of patients: a new resource for biomedical research? *Social Science & Medicine, 60*(11), 2575-2584.

Caron-Flinterman, J.F., Broerse, J.E.W., Teerling, J., & Bunders, J.F.G. (2005b). Patients' priorities concerning health research: the case of asthma and COPD research in the Netherlands. *Health Expectations, 8,* 253-263.

Carroll, E. (1988). The role of tacit knowledge in problem solving in the clinical setting. *Nurse Education Today, 8*(3), 140-147.

CBO (2007). Evidence-based Richtlijnontwikkeling. Handleiding voor werkgroepleden. Op 26 maart geraadpleegd via www.ha-ring.nl/download/literatuur/EBRO_handl_totaal.pdf.

Clapham, M. (1997). Ethical moments in psychotherapy: Interpretation, seduction...? *British Journal of Psychotherapy, 13*(4), 506-514.

Cochrane, A.L. (1979). 1931-1971: A critical review, with particular reference to the medical profession. In G. Teeling-Smith & N. Wells (Eds.), *Medicines for the Year 2000* (p. 1-11). Londen: Office of Health Economics.

Cohen, J. (1988). *Statistical power analysis for the behavioural sciences* (2e druk). Hillsdale, NY: Lawrence Merlbaum Associates.

College voor de Rechten van de Mens (2015). Op 31 december 2015 geraadpleegd via: www.mensenrechten.nl/mensenrechten-voor-u/als-je-een-beperking-hebt.

Condon, C., McGrane, N., Mockler, D., & Stokes, E. (2016). Ability of physiotherapists to undertake evidence-based practice steps: a scoping review. *Physiotherapy, 102*(1), 10-19.

Constand, M.K., MacDermid, J.C., Dal Bello-Haas, V., & Law, M. (2014). Scoping Review of Patient-Centered Care Approaches in Healthcare. *BMC Health Services Research, 14,* 271. Te raadplegen via: www.biomedcentral.com/1472-6963/14/271.

Cox, K., & Titchen, A. (2003). Doen en weten dichter bij elkaar brengen voor evidence-based practice. *Verpleegkunde, 18,* 232-241.

Crellin, N.E., Orrell, M., McDermott, O., & Charlesworth, G. (2014). Self-Efficacy and Health-Related Quality of Life in Family Carers of People with Dementia: a Systematic Review. *Aging & Mental Health, 18*(8), 954-969.

Creswell, J.W. (1998). *Qualitative inquiry and research design. Choosing among five traditions.* New Bury Park, CA: Sage.

Cullum, N. (2000). *Evidence based nursing: uitdagingen en mogelijkheden* (Anna Reynvaan lezing). Amsterdam: AMC in samenwerking met Verpleegkunde Nieuws..

Dartel, H. van (1997). Invoeringsproblemen rond het verpleegkundig proces. *TvZ, 8,* supplement.

David, R., & Whitehouse, J. (1998). Modelling the consultation process in a secondary referral unit for children. *International Journal of Language and Communication Disorders, 33,* supplement, 532-537.

DisabilityArtsInternational (2014). Disability Arts International. Promoting the work of disabled artists across the globe. Op 21 december 2015 geraadpleegd via: www.disabilityartsinternational.org/.

Donk, C. van der, & Lanen, B. van (2014). *Praktijkonderzoek in zorg en welzijn.* Bussum: Uitgeverij Coutinho.

DSiN (2015). Disability Studies in Nederland. Missie. Op 31 december 2015 geraadpleegd via: http://disabilitystudies.nl/missie.

Dunet, D.O., Sparling, P.B., Hersey, J., William-Piehota, P., Hill, M.C., Hanssen, C., & Reyes, M. (2008). A new evaluation tool to obtain practice-based evidence of worksite Health promotion programs. Prev Chronic Dis, 5(4), A118.

Ende, C.H.M. van den, Steultjens, E.M.J., Bouter, L.M., & Dekker, J. (2006). Clinical heterogeneity was a common problem in Cochrane reviews of physiotherapy and occupational therapy. *Journal of Clinical Epidemiology, 59*(9), 914-919.

Erlandson, D.A., Harris, E.L., Skipper, B.L., & Allen, S.D. (1993). *Doing naturalistic inquiry. A guide to methods.* New Bury Park, CA: Sage.

Evenhuis, E., & Eyssen, I.C.J.M. (2012). *Ergotherapierichtlijn Vermoeidheid bij MS, CVA of de ziekte van Parkinson.* Amsterdam: VUmc afdeling Revalidatiegeneeskunde, sectie Ergotherapie. Te raadplegen via: http://docplayer.nl/1240736-Ergotherapierichtlijn-vermoeidheid-bij-ms-cva-of-de-ziekte-van-parkinson-ernst-evenhuis-isaline-eyssen.html.

Everdingen, J.J.E. van, Burgers, J.S., & Assendelft, W.J.J. (red.) (2004). *Evidence-based richtlijnontwikkeling, een leidraad voor de praktijk.* Houten: Bohn Stafleu Van Loghum.

French, P. (1999). The development of evidence-based-nursing. *Journal of Advanced Nursing, 29*(1), 71-78.

Gagnier, J.J., Kienle, G., Altman, D.G., Moher, D., Sox, H., Riley, D., & CARE group (2013). The CARE guidelines: consensus-based clinical case reporting guideline development. *J Med Case Rep, 10*(7), 223.

Gerritsma, E. (2001). De verpleegkundige aan het bed naar de top. In: P. Bossuyt & J. Kortenray (red.), *Schaatsen op dik ijs.* Amsterdam: Boom.

Gezondheidsraad (2010). *Gezondheidsonderzoek aan hogescholen* (publ.nr, 2010/17). Den Haag: Gezondheidsraad.
Gordon, M. (2006). *Manual of nursing diagnosis*. Boston: Jones & Barlett Publishers.
Grant, M.J., & Booth, A. (2009). A Typology of Reviews: an Analysis of 14 Review Types and Associated Methodologies. *Health Information and Libraries Journal, 26*, 91-108.
Greenhalgh, T. (1997). *How to read a paper: the basics of evidence-based medicine*. Londen: British Medical Journal Publishing Group.
Greenhalgh, T., Wong, G., Westhorp, G., & Pawson, R. (2011). Protocol – Realist and Meta-narrative Evidence Synthesis: Evolving Standards (RAMESES). *BMC Med Res Methodol., 11*(1), 115.
Haaster, H. van, & Wijnen, A. van (2005). *Ervaringskennis werkt! Inzet van ervaringskennis van mensen met een functiebeperking of chronische aandoening bij de ontwikkeling van instrumenten voor arbeidsparticipatie*. Harmelen.
Hassan, N. (2015). *Everyday musical activities, identity, and the limits of person centered planning in a supported living scheme*. Paper presented at the Disability and Disciplines. The international conference on educational, cultural, and disability studies, Liverpool.
Hendriks, E., Ettekhoven, H. van, Bekkering, T., & Verhoeven, A. (2000). Implementatie van KNGF-richtlijnen. *Fysiopraxis, 2*, 9-13.
Hendriks, K., Jongejan, R., & Seijdel, I. (2016). *Implementatie van de ergotherapierichtlijn CVA met behulp van een zelfevaluatietool*. Hogeschool van Arnhem en Nijmegen, Lectoraat neurorevalidatie.
Hendriks, R. (2000). *Autistisch gezelschap. Een empirisch-filosofisch onderzoek naar het gezamenlijk bestaan van autistische en niet-autistische personen*. Lisse: Swets & Zeitlinger.
Hendriks, R., Hendrikx, A., Kamphof, I., & Swinnen, A. (2013). *Delen in dementie. Onderzoeksreflecties*. Maastricht: Universiteit Maastricht.
Hermans, K. (2014). Methodiekontwikkeling, evaluatieonderzoek en de body of knowledge van het sociaal werk. *Journal of Social Intervention: Theory and Practice, 23*(1), 33-52. Te raadplegen via: www.journalsi.org/articles/abstract/10.18352/jsi.394/.
Heyst, J.E.J.M. van (2002). *Liefdewerk. Een herwaardering van de charitas bij de Arme Zusters van het Goddelijke Kind, sinds 1852*. Hilversum: Verloren.
Higgs, J., & Titchen, A. (1995), The nature, generation and verification of knowledge. *Physiotherapy, 81*(9), 521-530.
Hoffmann, T.C., Légaré, F., Simmons, M.B., McNamara, K., Trevena, L.J., Hudson, B., Del Mar, C.B. et al. (2014). Shared decision making: What do clinicians need to know and why should they bother? *Medical Journal of Australia, 201*, 513-514.
Hoogwerf, L.J.R. (2002). *Innovation and change in a rehabilitation unit for the elderly through action research*. Gent: Academia Press.
Hughes, B., & Paterson, K. (1997). The Social Model of Disability and the Disappearing Body: Towards a sociology of impairment. *Disability & Society, 12*(3), 325-340. doi: 10.1080/09687599727209.
Huijzen, S. van, Bramsen, I., & Cardol, M. (2015). *Portrettenboek 'Verweven verhalen'. Leven en werken na het ontstaan van blijvende arbeidsrelevante beperkingen*. Rotterdam: Kenniscentrum Zorginnovatie van Hogeschool Rotterdam.
Isarin, J. (2002). *De eigen ander. Moeders, deskundigen en gehandicapte kinderen. Filosofie van een ervaring*. Budel: Damon.
Jenicek, M. (2006). Evidence based medicine. Fifteen years later. Golem the good, the bad, and the ugly in need of a review? *Medical Science Monitor, 12*(11), RA 241-251.
Jong, P. de, & Berg, I.K. (2004). *De kracht van oplossingen*. Amsterdam: Pearson.
Kalf, J.G., Swart, B.J.M. de, Bonnier, M., Hofman, M., Kanters, J., Kocken, J., Munneke, M. et al. (2008). *Logopedie bij de ziekte van Parkinson, een richtlijn van de Nederlandse*

Vereniging voor Logopedie en Foniatrie (NVLF). Woerden/Den Haag: NVLF/Boom Lemma uitgevers. Te raadplegen via: www.parkinsonnet.nl/media/5360/rlparkinson_prlencover_151206.pdf.

Karlsson, G. (1993). *Psychological qualitative research from a phenomenological perspective*. Stockholm: Almqvist & Wiksell International.

Katz, A.M., & Shotter, J. (1996). Hearing the patient's 'voice': Toward a social poetics in diagnostic interviews. *Social Science & Medicine, 43*(6), 919-931.

Kennisbank richtlijnontwikkeling (z.j.). Op 22 februari 2016 geraadpleegd via: www.ha-ring.nl/.

Kennisnetwerk CVA Nederland i.s.m. Platform Vitale Vaten (2011). *Zorgstandaard CVA/TIA*. Op 22 februari 2016 geraadpleegd via: http://kennisnetwerkcva.nl/nieuws/zorgstandaard-cva-tia-gereed.

Kennisnetwerk CVA Nederland i.s.m. Platform Vitale Vaten (2013). *Cliëntversie Zorgstandaard CVA/TIA*. Op 22 februari 2016 geraadpleegd via: www.cva-vereniging.nl/PDF2013/Zorgstandaard.pdf.

Ketting, E. (2002). *Kenniscentra in Nederland*. Den Haag: Sociaal en Cultureel Planbureau. Te raadplegen via: (www.scp.nl/Publicaties/Alle_publicaties/Publicaties_2002/Kenniscentra_in_Nederland.

Keus, S.H.J., Hendriks, H.J.M., Bloem, B.R., Bredero-Cohen, A.B., Goede, C.J.T. de, Haaren, M. van, Munneke, M. et al. (2004). *KNGF praktijkrichtlijn Ziekte van Parkinson*. Te raadplegen via: www.parkinsonnet.nl/media/5360/rlparkinson_prlencover_151206.pdf.

Kielhofner, G., Mallinson, T., Crawford, C., Nowak, M., Rigby, M, Henry, A., & Walens, D. (2004). *Occupational Performance History Interview-II (OPHI-II). Version 2.1*. Chicago: Model of Human Occupation Clearinghouse.

Kitson, A. (2002). Recognizing relationships: reflections on evidence-based practice. *Nursing Inquiry, 9*(3), 179-186.

Knops, A., Vermeulen, H., & Ubbink, D. (2007). Verpleegkundigen verslaafd aan ebp? *Nederlands Tijdschrift voor Evidence Based Practice, 5*(3), 18-20.

Kool, J. (2013). Wilt u nog taart? Een blik vanuit Disability Studies op de complexiteit, kwetsbaarheid en creatieve kracht van participatie. In C. Dedding & M. Slager (red.), *De rafels van participatie in de gezondheidszorg. Van participerende patiënt naar participerende omgeving* (p. 28-40). Den Haag: Boom Lemma uitgevers.

Kool, J., Boumans, J., & Visse, M. (2013). *Doorleefd verstehen. Ervaringskennis en wetenschappelijke kennis vanuit het perspectief van mensen met een 'dubbele identiteit'*. Utrecht/Amsterdam: Disability Studies in Nederland, Trimbosinstituut/VU medisch centrum.

Kool, J., Boumans, J., Visse, M., Bramsen, I., & Teunissen, T. (in druk). Feeling for the game. Een verkenning van het begrip ervaringskennis binnen 'disability gerelateerd' onderzoek. In G. van Hove et al. (red.), *Disability Studies in de Lage Landen*. Antwerpen/Apeldoorn (in druk).

Kuiper, C.H.Z. (2007). *The Eventmaker. The hybrid art of performing professionals, work-setting rehabilitation* (diss., Universiteit voor Humanistiek). Den Haag: Boom Lemma utgevers.

Laan, G. van der (2003) De professional als expert in practice-based evidence. *Sociale interventie, 12*, (4), 5-15.

Law, M., Stewart, D., Letts, L., Pollock, N., Bosch, J., & Westmorland, M. (1998). *Guidelines for critical review form – qualitative studies*. Hamilton: McMaster University.

Leeman, J., & Sandelowski, M. (2012). Practice based evidence and qualitative inquiry. J. Nurs Scholarsh, *44*(2), 171-179.

Lehrer, K. (1990). *Theory of Knowledge*. Boulder, CO: Westview Press.

Lettinga, A. (2000). *Diversity in neurological physiotherapy. A comparative analysis of clinical and scientific practices*. Groningen: Northern Centre for Healthcare Research.

Lincoln, Y., & Guba, E.G. (1985). *Naturalistic inquiry*. Newbury Park, CA: Sage.

Litva, A., & Jacoby, A. (2002). Qualitative methods and evidence-based practice. In J.V. Craig & R.L. Smyth (Eds.), *The evidence-based practice manual for nurses*. Edinburgh: Churchill Livingstone.

Logister, I. (2007). *Gezocht: effectieve ergotherapie*. Enschede: Ergowijs.

Lyke, S. van der (2000). *Georganiseerde liefde. Publieke bemoeienis met zorg in de privé-sfeer*. Utrecht: Jan van Arkel.

Mannerkorpi, K., Kroksmark, T., & Ekdahl, C. (1999). How patients with fibromyalgia experience their symptoms in everyday life. *Physiotherapy Research International, 4*(2), 110-122.

Maten, A. ter, & Lange, J. de (2014). What, so what en now what? *Verpleegkunde, 29*(4), 4-11.

Mays, N., & Pope, C. (2000). Assessing quality in qualitative research. *British Medical Journal, 320,* 50-52.

McDonald, P.W., & Viehbeck, S. (2007). From evidence-based practice making to practice-based evidence making: Creating communities of (research) and practice. *Health Promot Pract, 8*(2), 140-144.

Meagher-Stewart, D., Solberg, S.M., Warner, G., MacDonald, J., McPherson, C., & Seaman, P. (2012). Understanding the Role of Communities of Practice in Evidence-Informed Decision Making in Public Health. *Qual Health Res, 22*(6), 723-739.

Mesman, J. (2002). *Ervaren pioniers. Omgaan met twijfel in de intensive care voor pasgeborenen* (diss.). Amsterdam: Aksant.

Moher, D., Liberati, A., Tetzlaff, J., Altman, D.G., & The PRISMA Group (2009). Preferred Reporting Items for Systematic Reviews and Meta-Analyses: The PRISMA Statement. *BMJ, 339,* b2535.

Mol, A., Moser, I., & Pols, J. (2010). *Care in Practice. On tinkering in clinics, homes and farms*. Bielefeld: Transcript Verlag.

Mortelmans, D. (2009). *Handboek kwalitatieve onderzoeksmethoden*. Leuven/Den Haag: Acco.

Multidisciplinaire Richtlijn Hartfalen (2010). Op 23 januari 2016 geraadpleegd via: www.diliguide.nl/document/369/hartfalen.htmlCVA/TIA.

Munten, G. (2012). *Implementation of Evidence Based Practice in mental health nursing. An action research study*. Ridderkerk: Ridderprint.

Nagar, G., Vandermeer, B., Campbell, S., & Kumar, M. (2013). Reliability of transcutaneous bilirubin devices in preterm infants: a systematic review. Pediatrics, *132*(5), 871-881.

NDF Zorgstandaard diabetes (2013). Op 23 januari 2016 geraadpleegd via: www.zorgstandaarddiabetes.nl/wp-content/uploads/2015/08/ NDF -Zorgstandaard-diabetes-type-2-Volwassenen-2015.pdf.

Neuweg, G.H. (2004). *Tacit knowing and implicit learning*. Op 26 januari 2016 geraadpleegd via: www.wipaed.jku.at/wp-content/uploads/2014/10/tacitknowing.pdf.

Nijhof, G. (2007). Levensverhalen als data in sociologisch onderzoek. In E. Bohlmeijer, L. Mies & G. Westerhof (red.), *De betekenis van levensverhalen. Theoretische beschouwingen en toepassingen in onderzoek en praktijk* (p. 145-158). Houten: Bohn Stafleu van Loghum.

OCEBM Levels of Evidence Working Group (2011). *The Oxford 2011 levels of evidence*. Op 29 december 2015 geraadpleegd via: www.cebm.net/index.aspx?o=5653.

Offringa, M., Assendelft, W.J.J., & Scholten, R.J.P.M. (2014). Inleiding. In R.J.P.M. Scholten, M. Offringa & W.J.J. Assendelft (red.), *Inleiding in evidence-based medicine. Klinisch handelen gebaseerd op bewijsmateriaal* (4e druk). Houten: Bohn Stafleu van Loghum.

Ostelo, R.W.J.G., Verhagen, A.P., & Vet, H.C.W. de (red.) (2012). *Onderwijs in wetenschap: lesbrieven voor paramedici* (3e druk). Houten/Diegem: Bohn Stafleu Van Loghum.

Pearson, A. (2002). Nursing takes the lead. Redefining what counts as evidence in Australian health care. *Reflections on Nursing,* 4e kwartaal, 18-21.

Praktijkrichtlijn Artrose heup-knie (2010). Op 26 maart 2016 geraadpleegd via: //www.fysionet-evidencebased.nl/index.php/richtlijnen/richtlijnen/artrose-heup-knie-2010/praktijkrichtlijn.

Pols, J. (2005). Het patiëntenperspectief in sociaal wetenschappelijk onderzoek: van perspectief naar praktijk. *Huisarts en Wetenschap, 48*(10), 504-508.

Pols, J. (2012). *Care at a distance. On closeness of technology.* Amsterdam: Amsterdam University Press.

Pols, J. (2013). Participatie in wat? Over de kennis van clinici, wetenschappers en patiënten. In C. Dedding & M. Slager (red.), *De rafels van participatie in de gezondheidszorg. Van participerende patiënt naar participerende omgeving* (p. 116-126). Den Haag: Boom Lemma uitgevers.

Pomey, M.P., Ghadiri, D.P., Karazivan, P., Fernandez, N., & Clavel, N. (2015). Patients as Partners: A Qualitative Study of Patients' Engagement in Their Health Care. *PLoS ONE, 10*(4).

Pool, A. (2001). Cliëntgericht communiceren en samenwerken. In C. Kuiper & M. Balm (red.), *Paramedisch handelen. Het ontwikkelen van beroepsattitudes* (p. 152-181). Utrecht: Lemma.

Proot, I.M. (2000). *Changing autonomy. New perspectives on the care for stroke patients in nursing homes.* Maastricht: University Press.

Proot, I.M., Meulen, R.H.J. ter, Huijer Abu-Saad, H., & Crebolder, H.F.J.M. (2007). Supporting stroke patients' autonomy during rehabilitation. *Nursing Ethics, 14*(2), 229-241.

Putters, K. (2014). *De hogeschool als 'kennis-hub' in de participatiesamenleving* (Strategieproject #hbo2025). Den Haag: Vereniging Hogescholen.

Raak, A. van (1998). *Zorgvernieuwing: een kwestie van routine. Een studie naar de vorming van interorganisationele netwerken en naar systeemveranderingen in de thuiszorg vanuit interactionistisch perspectief.* Maastricht: Universiteit Maastricht.

Regieraad voor kwaliteitszorg (2012). *Richtlijn voor Richtlijnen.* Op 22 februari 2016 geraadpleegd via: www.ha-ring.nl/download/literatuur/Richtlijn_voor_Richtlijnen_derde_herziene_versie.pdf.

Romme, M., Escher, S., Dillon, J., Corstens, D., & Morris, M. (2012). *Leven met stemmen. 50 verhalen over herstel.*

Rycroft-Malone, J., Seers, K., Titchen, A., Harvey, G., Kitson, A., & McCormack, B. (2004). What counts as evidence in evidence-based practice? *Journal of Advanced Nursing, 47*(1), 81-90.

Sacks, O. (1985). *Een been om op te staan. Ervaringen van een arts als patiënt.* Amsterdam: Meulenhof.

Schipper, K. (2012). *Patient Participation & Knowledge* (diss. VU Amsterdam). Te raadplegen via: http://dare.ubvu.vu.nl/handle/1871/32661.

Schoot, T., Proot, I., Meulen, R. ter, & Witte, L. de (2005). Recognition of client values as a basis for tailored care: the view of Dutch expert patients and family caregivers. *Scandinavian Journal of Caring Sciences, 19,* 169-176.

Schroots, J.J.F. (2007). *LIM. Lifeline Interview Method. Manual. (version 2007).* Amsterdam: Stichting ERGO.

Schuurmans, M.J. (2001). *Early recognition of delirium.* Gent: Academia Press.

Schuurmans, M., Lambregt, J., Projectgroep V&V 2020, Grotendorst, A., (2012). Beroepsprofiel verpleegkundige. Verpleegkundige en Verzorgenden 2020 deel 3. Utrec

Silverman, D. (2000). *Doing naturalistic inquiry. A practical handbook.* Londen: Sage.

Smeijsters, H. (2006). Vakmanschap is meesterschap. *De professional als middelpunt van management en onderzoek.* Te raadplegen via: https://hbo-kennisbank.nl/record/oai:repository.samenmaken.nl:smpid:11807.

Smeijsters, H. (2007). *Onderzoek in en door de praktijk en practice based evidence in de lerende organisatie: voorbeelden van onderzoek door kenniskringen van hogescholen.* Te raadplegen via: https://hbo-kennisbank.nl/record/oai:repository.samenmaken.nl:smpid:11744.

SpecialArts (2008). *Kunstmagazine pArt.* Op 31 december 2015 geraadpleegd via: www.specialarts.nl/21713/part.html.

Spencer, L.M., Schooley, M.W., Anderson, L.A., Kochtitzky, C.S., DeGroff, A.S., Devlin, H.M., & Mercer, S.L. (2013). Seeking Best Practices: A Conceptual Framework for Planning and Improving Evidence-Based Practices. *Prev Chron Dis, 10,* E207.

Srinivas, G.L., Cuff, C.D., Ebeling, M.D., & Mcelligott, J.T. (2015). Transcutaneous bilirubinometry is a reliably conservative method of assessing neonatal jaundice. J Matern Fetal Neonatal Med, *20,* 1-5.

Steultjens, E.M.J., Cup, E.H.C., Zajec, J., & Hees, S. van (2013). *Ergotherapierichtlijn CVA.* Nijmegen/Utrecht: Hogeschool van Arnhem en Nijmegen/Ergotherapie Nederland.

Strauss, A., & Corbin, J. (1998). *Basics of qualitative research. Techniques and procedures for developing grounded theory.* Thousand Oaks, CA: Sage.

Sturkenboom, I.H.W.M., Thijssen, M.C.E., Gons-van de Elsacker, J.J., Jansen, I.J.H., Maasdam, A., Schulten, M., ... Munneke, M. (2008). *Ergotherapie bij de ziekte van Parkinson, een richtlijn van Ergotherapie Nederland.* Utrecht/Den Haag: Ergotherapie Nederland/Boom Lemma uitgevers. Te raadplegen via: www.parkinsonnet.nl/media/5351/ergotherapie-bij-parkinson.pdf.

Sools, A.M., (2007). *Hoe Marokkaanse ouderen zoeken naar gezond leven in Nederland.* In Bohlmeijer, E., Mies, L. Westerhof, G. (Red.), De betekenis van levensverhalen. Theoretische beschouwingen en toepassingen in onderzoek en praktijk pp. 233-244). Houten: Bohn, Stafleu en van Loghum.

Swisher, A.K. (2010). Practice-Based Evidence. Cardiopulm Phys Ther J, *21*(2), 4.

Taylor, M.C. (2000). *Evidence-based practice for occupational therapists.* Oxford: Blackwell Science.

TEDtalks (2009). *Aimee Mullins en haar 12 paar benen.* TED. Te raadplegen via: www.ted.com/talks/aimee_mullins_prosthetic_aesthetics?language=nl.

TEDtalks (2013). *Sue Austin: Deep sea diving ... in a wheelchair.* Op 31 december geraadpleegd via: www.youtube.com/watch?v=PCWIGN3181U.

The, A.M. (1999). *Palliatieve behandeling en communicatie. Een onderzoek naar het optimisme op herstel van longkankerpatiënten.* Houten/Diegem: Bohn Stafleu Van Loghum.

Timmer, H., & Plooy, A. (2009). *Weten over leven. Ervaringskennis van mensen met langdurige psychische problemen.* Amsterdam: SWP.

Titchen, A. (2000). *Professional craft knowledge in patient-centered nursing and the facilitation of its development* (diss.). Oxford: University of Oxford.

Titchen, A., & McGinley, M. (2003). Facilitating practitioner-research through critical companionship. *Nursing Times Research, 8*(2), 115-131.

University_of_California (2010). *The Disability Rights and Independent Living Movement.* Op 31 december 2015 geraadpleegd via: http://vm136.lib.berkeley.edu/BANC/collections/drilm/.

Vanstone, M., Giacomini, M., Smith, A., Brundisini, F., DeJean, D., & Winsor, S. (2013). How Diet Modification Challenges Are Magnified in Vulnerable or Marginalized People With Diabetes and Heart Disease: A Systematic Review and Qualitative Meta-Synthesis. *Ontario Health Technology Assessment Series, 13*(14), 1-40.

Verhoef, J., & Lazonder, A. (2001). Wetenschappelijk redeneren: de paramedicus als academicus? In C. Kuiper & M. Balm (red.), *Paramedisch handelen. Het ontwikkelen van beroepsattitudes.* Utrecht: Lemma.
Vilans (2015). *Handreiking Patiëntenparticipatie.* Op 31 december 2015geraadpleegd via: www.invoorzorg.nl/docs/ivz/professionals/handreikingpatientenparticipatie.pdf.
Visser, E., & Wams, R. (1998). Positief advies over richtlijnontwikkeling aan bestuur nvom. *Tijdschrift voor Oefentherapie-Mensendieck, 4,* 15-16.
Voogt, L. (2009). *De ervaringswereld van patiënten met chronische pijn. Een empirisch-fenomenologisch onderzoek* (diss.). Den Haag: Boom Lemma uitgevers.
Vorstenbosch, J. (2015). Kunst raakt mensen op een ander niveau. Kennismaking met Jacqueline Kool. *Kunstmagazine pArt, 1,* 3-6.
Voskes, Y.,(2014). *No effect without ethics, Reduction of seclusion in psychiatry from a care ethics perspective,* Ridderkerk: Ridderprint.
Wagemans, A. (2013). *The process of end-of-life decisions regarding people with intellectual disabilities.* Maastricht: University Press.
Wang, C. (1999). Photovoice: A participatory action research strategy applied to women's health. *Journal of Women's Health, 8*(2), 185-192.
Wang, C., & Burris, M.A. (1997). Photovoice: Concept, methodology, and use for participatory needs assessment. *Health Education and Behaviour, 24*(3), 369-387.
Wengraf, T. (2001). *Qualitative Research Interviewing: Biographic Narrative and Semi-Structured Methods.* Thousand Oaks, CA/Londen/New Delhi: Sage.
Wester, F., Smaling, A., & Mulder, L. (2000). *Praktijkgericht kwalitatief onderzoek.* Bussum: Coutinho.
Wetenschappelijke Raad voor het Regeringsbeleid (2014). Naar een lerende economie: Investeren in het verdienvermogen van Nederland. Te raadplegen via: www.wrr.nl/publicaties/samenvattingen/naar-een-lerende-economie/.
Yperen, T.A. van, & Veerman, J. (2008). *Handboek voor praktijkgestuurd effectonderzoek in de jeugdzorg.* Delft: Eburon
ZonMw (2013). *Een 10 voor patiëntenparticipatie.* Op 31 december 2015, geraadpleegd via: www.zonmw.nl/uploads/tx_vipublicaties/Een_10_voor_patientenparticipatie.pdf.
Zorginstituut Nederland (z.j.). *Zorgstandaarden.* Op 22 februari 2016 geraadpleegd via: www.zorginstituutnederland.nl/kwaliteit/zorginzicht/zorgstandaarden.

Websites:

http://netherlands.cochrane.org: beoordelingsformulieren systematische reviews, geraadpleegd op 15 december 2015.
http://srs-mcmaster.ca/research/evidence-based-practice-research-group/: McMaster CriticalReview forms, geraadpleegd op 22 februari 2016.
www.diliguide.nl/document/1038/parkinson.html: Richtlijnen Parkinson 2010.
www.diliguide.nl/document/992/multiple-sclerose.html: MS richtlijn 2013.
www.diliguide.nl/document/230/beroerte-diagnostiek-behandeling-en-zorg-voor-patienten-met-een-beroerte.html: Richtlijn Beroerte 2009.

Deel III
In de praktijk

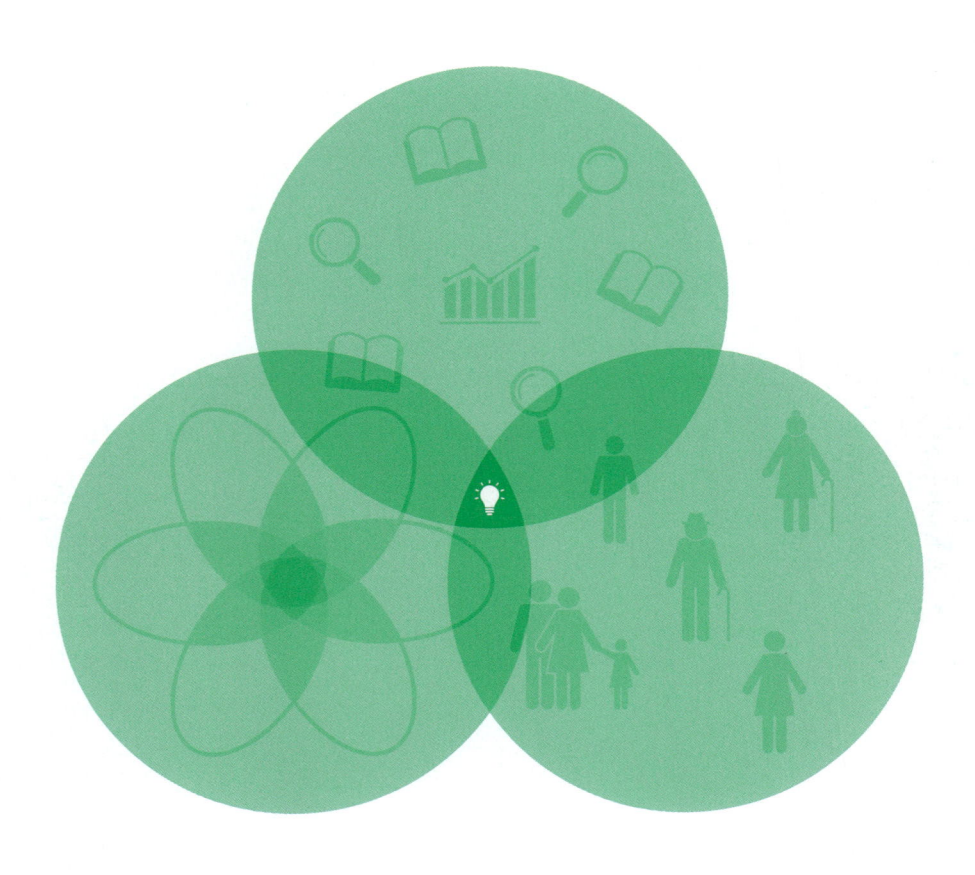

GUUS MUNTEN, JOAN VERHOEF & CHRIS KUIPER

EBP gebruiken in de dagelijkse praktijk. Maak het waar!

11

Kernpunten
- Evidence-based werken is een gedragsverandering die niet zo gemakkelijk in de praktijk te brengen is, maar er zijn wel maatregelen die hierbij helpen.
- De toepassing en implementatie van evidence-based practice in de dagelijkse praktijk vraagt een planmatige aanpak, waarbij op basis van de kenmerken van de verandering en de kenmerken van de context de meest geschikte strategieën bepaald worden om EBP te implementeren.
- Het is verstandig om bij het invoeren van EBP gebruik te maken van algemene kennis die er is met betrekking tot het implementeren, en om daarnaast strategieën te gebruiken die zijn gericht op de professional en de context waarin deze werkzaam is.
- Het gebruiken van EBP in de praktijk is vaak een teamaangelegenheid die vraagt om een multidisciplinaire aanpak en ondersteuning van het management.
- Strategieën die behulpzaam zijn bij het gebruik van EBP in de dagelijkse praktijk zijn: richtlijnen, reflectie, scholing, journal clubs, dossierbespreking en het gezamenlijk ontwikkelen van een cultuur waar leren en werken hand in hand gaan.

Casus 1

Frans Hazeldonk is verpleegkundige op de intensive care en heeft een bijzondere interesse in de 'beademde patiënt'. Hij leest en hoort steeds meer over evidence-based practice. Hoewel hij aanvankelijk wat sceptisch was over deze ontwikkeling, lijkt het hem nu een goede methode om zijn handelen te onderbouwen en op de hoogte te blijven van de ontwikkelingen in zijn vakgebied. Hij wil daarom evidence-based practice gaan toepassen, maar vraagt zich af waar hij de tijd vandaan moet halen en wie dat bekostigt.

Casus 2

Jolanda Matthijssen is wijkverpleegkundige en komt bij de indicatie regelmatig oudere mensen tegen die last hebben van urine-incontinentie en daar vaak op hun eigen manier oplossingen voor gevonden hebben. Jolanda vindt die creativiteit bewonderenswaardig, maar vraagt zich ook af of er evidence-based interventies mogelijk zijn die de incontinentie zelf, of de gevolgen die daarmee verbonden zijn, kunnen verminderen. Bij een eerste zoektocht naar een antwoord op haar vraag vindt ze de richtlijn met de daarbij behorende praktijkkaart 'Urine-incontinentie bij kwetsbare ouderen'.

> **Casus 3**
>
> Berno Goossens werkt als verpleegkundige in een multidisciplinair team dat cliënten begeleidt die last hebben van ernstige psychische aandoeningen (EPA). De meeste cliënten hebben overgewicht, hoge bloeddruk en een ongezonde leefstijl. Tijdens het congres dat hij laatst bijwoonde, nam hij deel aan een workshop over het inzetten van leefstijlinterventies voor de groep cliënten met EPA. Als Berno met dit verhaal terugkomt bij zijn team, dat bestaat uit mensen met veel praktijkervaring, wordt er koeltjes gereageerd. Als je de cliënten ook nog het roken afneemt, ontneem je hun een van de weinig plezierige activiteiten, is een veel gemaakte opmerking.

11.1 Inleiding

Deze voorbeelden beschrijven verschillende professionals die in verschillende werksituaties evidence-based practice (EBP) willen toepassen. Bij de toepassing en implementatie van evidence-based practice gaat het erom dat de praktijk profiteert van de uitkomsten van wetenschappelijk onderzoek of beschikbare evidence. Dit vraagt van verpleegkundigen dat zij hun handelen baseren op inzichten en resultaten van bewijsmateriaal, en dit handelen zo nodig veranderen. Of zij dat doen, hangt af van de validiteit, het belang en de toepasbaarheid van het bewijsmateriaal. Hoe dit beoordeeld kan worden, is beschreven in deel II van dit boek. Een van de uitdagingen van evidence-based practice is nieuwe relevante inzichten, gebaseerd op bewijs of evidence, toe te passen bij cliënten die daar baat bij hebben, en behandelingen waarvan bewezen is dat zij ineffectief zijn, niet langer toe te passen. Hierbij weegt de cliënt samen met de professional de verschillende mogelijkheden af en beslissen zij gezamenlijk welke mogelijkheid de voorkeur heeft.

Implementatie is een procesmatige en planmatige invoering van vernieuwingen of veranderingen van bewezen waarde (Grol & Wensing, 2011). Bij de implementatie van evidence-based practice gaat het per definitie om veranderingen van bewezen waarde, aangezien bewijs de onderbouwing vormt voor de verandering. De implementatie van evidence-based practice is tweeledig. Enerzijds gaat het om het toepassen van de methodiek – dat wil zeggen: het stelselmatig betrekken van extern bewijs bij klinische beslissingen. Anderzijds betreft implementatie de praktische integratie van het gevonden resultaat. Dit leidt niet altijd tot zichtbare veranderingen in het handelen van de professional; het verschil kan ook liggen in het achterliggende denkproces. Als het gevonden bewijs de tot dan toe toegepaste interventies ondersteunt, leidt het bewijs niet tot een verandering in het handelen, maar wel tot een (andere) onderbouwing en verantwoording van dat handelen. Taylor (2000) stelt dat een evidence-based werkwijze in de meeste gevallen niet leidt tot een andere beslissing ten aanzien van een interventie, maar het geeft de beroepsbeoefenaar wel de middelen om die interventie aan de cliënt, collega's, het management en de verzekeraar te verantwoorden.

Van iedere zorgprofessional in de gezondheidszorg wordt verwacht dat hij zijn vakkennis bijhoudt en deze kennis toepast in de zorg voor cliënten of in het bevorderen van de deskundigheid van collega's. Kernbegrippen hierbij zijn: levenslang leren, bijdragen aan innovatie, en reflectie op de eigen praktijkvoering. Hierbij horen vragen als (zie ook tabel 11.1): Hoe heb ik mijn handelen afgestemd met de cliënt? Wat is het resultaat van het handelen voor de cliënt? Had ik andere keuzes kunnen maken en wat betekent dat voor de volgende keer als ik in een soortgelijke situatie moet handelen?

Vragen die alles te maken hebben met EBP, waar het immers draait om het maken van zo goed mogelijke gezamenlijke keuzes.

Tabel 11.1   Reflectieve vragen om EBP toe te passen

> De volgende vragen kunnen helpen dit reflectieve proces te gebruiken om evidence-based practice in het handelen te implementeren (Taylor, 2000).
> - Is er bewijs om de beslissingen ten aanzien van interventies die ik in deze situatie heb genomen, te onderbouwen?
> - Heb ik gezocht naar bewijs om deze interventie(s) te onderbouwen?
> - Gebruik ik bewijs om beslissingen die ik heb genomen, in deze situatie te onderbouwen?
> - Heb ik dit bewijs kritisch beoordeeld?
> - Zijn er professionele richtlijnen of lokale standaarden die relevant zijn voor deze interventie en situatie?
> - Heb ik deze informatie kritisch beoordeeld?
> - Betrek ik de cliënt in de beslissingen over de interventie(s)?
> - Informeer ik de cliënt over het aanwezige bewijs voor deze interventie(s)?
> - Actualiseer ik mijn kennis regelmatig?
> - Communiceer en verspreid ik het bewijs dat ik heb verzameld?

Evidence-based practice draagt daarmee bij aan het verbeteren van de kwaliteit van de zorg, het kunnen verantwoorden van die zorg en het nemen van zorgvuldige beslissingen, bij voorkeur samen met de cliënt of met zijn naasten. Als goed beroepsbeoefenaar kun je EBP dus met goed fatsoen niet meer naast je neer leggen. Vluchten kan niet meer! Het is dan ook zaak om aan de slag te gaan en het waar te maken.

De samenleving vraagt van zorgprofessionals dat zij kwalitatief goede zorg bieden en bereid zijn verantwoording af te leggen over de geleverde zorg, zoals vastgelegd in de Wet op de beroepen in de individuele gezondheidszorg. Deze werkwijze past ook goed in het nieuwe ABCD-zorgmodel (Kaljouw & van Vliet, 2015), waarin zeker van professionals bij laagcomplexe (C) en complexe zorg (D) wordt verwacht dat interventies (ook preventief) worden verantwoord en met zorg worden afgestemd op de verwachtingen van de groeiende groep cliënten met complexe gezondheidsproblemen.

Het is ook niet voor niets dat kwalitatief goede zorg in de Kwaliteitswet zorginstellingen wordt omschreven als zorg die tegemoetkomt aan de reële wensen en behoeften van de patiënt en die doeltreffend, doelmatig en cliëntgericht wordt verleend. Het behoort tot de verantwoordelijkheid van de individuele zorgprofessional om bereid te zijn verantwoording af te leggen tegenover de cliënt, beroepsgenoten en de samenleving over genomen besluiten en de geleverde

zorg. Die cliëntgerichtheid zal ongetwijfeld versterkt worden door deze keuzes gezamenlijk met de cliënt te maken, zoals in de Salzburgverklaring (zie hoofdstuk 3) is vastgelegd. Daarbij is de individuele beroepsbeoefenaar volgens de Wet op de geneeskundige behandelingsovereenkomst verplicht informatie te verstrekken over onder andere onderzoek, behandeling, eventuele alternatieven, en de gevolgen van onderzoek en behandeling. Een werkwijze die zowel de cliëntgerichtheid als de gezamenlijke besluitvorming ten goede zal komen.
Het toepassen van EBP kan, gecombineerd met gezamenlijke besluitvorming, voor zowel professionals als cliënten betekenen dat zij beter geïnformeerd zijn over behandelmogelijkheden en alternatieven (Taylor, 1997) en dat de communicatie tussen beiden over de keuzes en alternatieven verbetert.
Ondanks de hiervoor beschreven voordelen is EBP in de verpleegkundige en paramedische praktijk nog geen vanzelfsprekendheid. In de volgende paragrafen gaan we in op de belemmeringen die er zijn in het evidence based werken en schetsen we maatregelen om evidence-based werken te vergemakkelijken.

11.2 Hoe kan EBP vergemakkelijkt worden?

Er is veel bewijs dat de verpleegkundige en paramedische praktijkvoering niet evidence-based is, waarmee meestal wordt bedoeld 'niet gebaseerd op onderzoeksresultaten'. Eigenlijk is dat opmerkelijk, omdat EBP juist gaat over de integratie of combinatie van onderzoeksresultaten met de kennis van de verpleegkundige en de waarden en ervaringskennis van de cliënt. Blijkbaar wordt (tot dusver) aan de onderzoeksresultaten een groter belang toegekend dan aan de andere twee kennisbronnen. Als de zorg in onvoldoende mate cliëntgericht is, spreken we immers zelden van zorg die niet evidence-based is.
De afgelopen jaren is er veel onderzoek verricht naar waarom het zo moeilijk is onderzoeksresultaten te laten doordringen in de professionele praktijkvoering. In het eerste hoofdstuk van dit boek is daar ook al aandacht op gevestigd en in figuur 11.1 wordt getoond dat het beschikbare bewijs uit onderzoek maar beperkt bij de cliënt komt en gedurende het proces 'weglekt' (Glasziou & Haynes, 2005).

Hoe is dat te verklaren?
Allereerst wordt van de professional gevraagd dat hij zich bewust is van de belangrijke en relevante onderzoeksresultaten. Door de steeds groter wordende hoeveelheid bewijs in richtlijnen, systematische reviews, samenvattingen en onderzoeksartikelen vraagt dit veel, en soms nieuwe vaardigheden, van toch al drukke professionals (bewustzijn).
Als de professional heeft gelezen over of gehoord van het bestaan of de voordelen van een nieuwe richtlijn, behandeling of diagnostisch instrument (of van de nadelen van bestaande en toegepaste zorg of behandeling), moet hij er eerst van overtuigd raken dat er een behoefte is om deze zorg of behandeling toe te (gaan)

passen, wil hij zijn handelen veranderen (acceptatie). In deze fase kunnen ook verwachtingen of sociale druk van collega's, teamleden of cliënten een rol spelen om alles bij het oude te laten. Vervolgens moet de professional de cliënten of situaties herkennen waarvoor de nieuwe test, behandeling of zorg geschikt is, om deze aan de goede doelgroep aan te bieden (toepasbaar).

Sommige richtlijnen, interventies of testprocedures vereisen nieuwe kennis en vaardigheden van de professional. Dit kan betekenen dat hij handleidingen of instructies moet doornemen of scholing moet volgen voor hij in staat is het beschikbare bewijsmateriaal in zijn dagelijkse praktijk toe te passen en de zorg of behandeling aan te bieden (competent). En ook als de professional zich bewust is van een richtlijn of behandelprogramma, overtuigd is van het nut hiervan, het toepasbaar is voor de cliënt(en) die hij ziet, en hij in staat is om de zorg of behandeling te bieden, zal het inspanning en alertheid vragen om in alle situaties volgens de nieuwe inzichten te handelen (dat blijven doen). Zeker in het begin is de kans groot dat hij het af en toe vergeet, of doet wat hij gewend is en vervalt in zijn oude gewoonten of routines.

De laatste twee stappen (toestemmen en therapietrouw) hebben betrekking op de acceptatie en toepassing van bewijsmateriaal door cliënten in gezamenlijke besluitvorming: ook cliënten moeten toestemmen en hun gedrag vaker aanpassen. Zeggen dat je minder gaat roken en meer bewegen is immers nog iets anders dan het daadwerkelijk doen (Glasziou & Haynes, 2005; McCluskey, 2013).

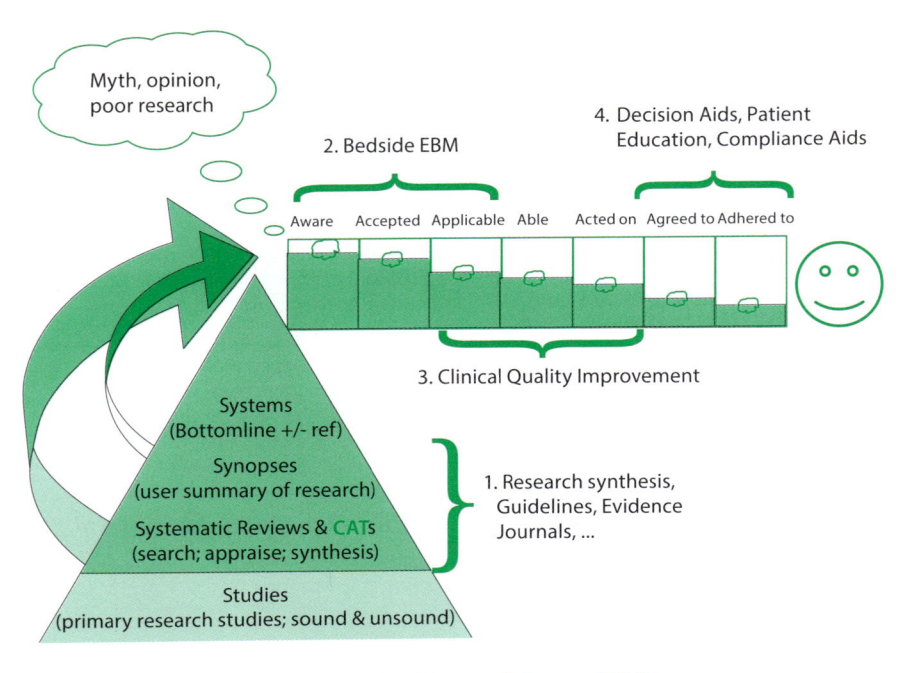

Figuur 11.1 De lekkende bewijspijplijn (Glasziou & Haynes, 2005)

Als we nu weten welke factoren meespelen in het beperkt gebruiken van bewijs in de praktijk, is het raadzaam gerichte strategieën te kiezen die zorgen dat het 'lekken' beperkt blijft (zie tabel 11.2).

Tabel 11.2   Strategieën per fase (o.a. gebaseerd op Glasziou & Haynes, 2005; McCluskey, 2013)

Fase	Beschrijving	Strategieën
Bewustzijn	Individuele professional is zich bewust van het beschikbare (relevante) bewijsmateriaal.	• Gebruik maken van meldingen (alerts) van professionele databases, vaktijdschriften, beroepsvereniging e.d. • Verspreiden bewijsmateriaal door beroepsverenigingen • Meest relevante richtlijnen onder aandacht brengen • Databanken en richtlijnen toegankelijk maken in organisaties • Journalclub • Gedeelde visie op EBP ontwikkelen • Reflectiebijeenkomsten, intervisie
Acceptatie	Individuele professional is overtuigd van de behoefte dat resultaat uit bewijsmateriaal aan cliënten moet worden aangeboden (wil zijn handelen veranderen).	• Feedback op handelen • Dialoog voor- en nadelen huidige werkwijze en innovatie • Journal club • Gezamenlijk ontwikkelen, aanpassen innovatie • Gedeelde visie ontwikkelen en vergelijken met huidige werkwijze
Toepasbaar	Individuele professional herkent situaties (doelgroepen) waarbij bewijsmateriaal toepasbaar is in zijn dagelijkse praktijk.	• Innovatie zo nodig aanpassen aan context • Innovatie eenvoudig en aantrekkelijk presenteren • Uitproberen innovatie op kleine schaal • Journal club
In staat	Individuele professional kan resultaat uit bewijsmateriaal toepassen in zijn praktijk (bezit benodigde kennis en vaardigheden).	• Scholing of (vaardigheids)training • Rolmodellen inzetten • Werkoverleg, refereerbijeenkomsten • Ondersteuning op werkvloer bieden • Intervisie
Doen	Individuele professional past resultaat uit bewijs toe in zijn dagelijkse praktijk. Dat wil zeggen dat hij er aan denkt, en zijn routines verandert.	• Feedback op nieuwe handelen • Reminders (geheugensteuntjes) • Opnemen in werkproces, zorgplan • Reflectiebijeenkomsten, intervisie, coaching • Teambesprekingen, implementatie of ander plan met concrete doelen • Werkafspraken of 'support'systeem met collega's • Duidelijke taken en verantwoordelijkheden

Toestemmen	Om toe te stemmen met een behandeling of zorg moet individuele cliënt zich bewust zijn van de mogelijkheden, overtuigd zijn dat een goede behandeling wordt aanbevolen, in staat zijn deze te volgen, etc. (vanaf fase 1).	• Communicatie, bespreken van bewijsmateriaal met de cliënt • Het gebruik van keuzehulpen of beslishulpen (keuzehulpmiddelen) • Gezamenlijke afspraken/beleid met collega's • Ontwikkelen van informatiemateriaal voor cliënten (flyers, brochures, informatie op website, e.d.) over zorg of behandeling (belasting, duur, risico, e.d.)
Blijven doen/ therapie-trouw	Individuele cliënt die heeft toegestemd met zorg of behandeling moet deze ook volhouden (bijv.: oefeningen doen, medicijnen innemen, leefstijl veranderen, e.d.).	• Goede, realistische informatie (aan cliënten) over de zorg of behandeling (belasting, duur, risico, e.d.) • Informatie over het belang van therapietrouw of het opvolgen van adviezen e.d. • Ondersteuning in de vorm van adviezen voor praktische uitvoering, herinnering in agenda, beloning, organiseren van steun van familie of sociale netwerk, e.d. • Lotgenoten gebruiken • Feedback op nieuwe handelen • Terugkoppelen resultaten • Audit

Een kritiekpunt op de lekkende pijplijn is de dominante rol die aan de professional wordt toegekend voor het weglekken van bewijs, zodat dit maar in beperkte mate bij de cliënt terechtkomt. De professional lijkt bijvoorbeeld onvoldoende bewust, in staat of gemotiveerd te zijn om dat bewijs toe te passen. Met dit beeld wordt de professional tekortgedaan en het probleem geïndividualiseerd, aangezien het in beperkte mate gebruikmaken van bewijs in de praktijk zeker ook veroorzaakt wordt door de context waarin de professional werkt (Kajermo et al., 2010). Als er in die werkomgeving immers weinig tijd is om na te denken en om op zoek te gaan naar alternatieve interventies en daarnaast weinig inhoudelijke steun wordt ervaren om werkwijzen te veranderen of je zelf weinig autoriteit daarvoor ervaart, is het toepassen van evidence-based practice niet zo eenvoudig. Die laatste factoren spelen een minder sterke rol naarmate de professional meer autonoom en minder afhankelijk van anderen kan handelen. Om het voor de professional makkelijker te maken om evidence-based te werken moet er dus zowel aandacht zijn voor factoren die gericht zijn op de professional en zijn competenties, als voor de context waarin deze professional werkzaam is. Daarnaast moet er aandacht zijn voor de verandering, want sommige veranderingen zijn gemakkelijker of sneller te implementeren dan andere. Dat lijkt logisch, maar toch is implementatie van EBP, hoe gek het ook klinkt, vaak niet evidence-based. Dat heeft ongetwijfeld te maken met het gegeven dat er bij de implementatie van EBP gekozen wordt voor de factor die het makkelijkste te beïnvloeden is: de professional. Hierbij gaat dan veel aandacht uit naar het vergroten van de kennis en vaardigheden van de individuele beroepsoefenaar door scholing te bieden in het stellen van zoekvragen en het efficiënt zoeken en leren beoordelen van onderzoeksartikelen met diverse onderzoeksdesigns. Hierdoor zullen de kennis en vaardigheden toenemen, maar is het nog maar de vraag of deze nieuwe bagage meegenomen wordt naar de context waarin de evidence-based besluiten moeten worden genomen. Het evidence-based gaan werken is voor veel professionals immers een gedragsverandering die met het vergroten van de individuele kennis alleen niet wordt bereikt.

In de volgende paragraaf worden aanvullende maatregelen beschreven die bruikbaar zijn om verdere stappen te zetten op het gebied van EBP in de praktijk. Om evidence-based practice in je eigen handelen toe te passen en waar te maken helpt het als je op pad gaat met een goed gevulde rugzak met kennis, vaardigheden, (hulp)middelen en materialen. Hierbij gaan we allereerst in op kenmerken van de verandering, vervolgens op zinvolle strategieën die bij elke implementatie (dus ook die van EBP) behulpzaam zijn, om daarna over te gaan op strategieën gericht op de individuele professional en op de context waarin deze werkzaam is.

11.3 Kenmerken van de verandering

Verbeteringen in de zorg worden vaak gestimuleerd door de constatering dat het handelen niet tot het gewenste effect leidt, dat er fouten worden gemaakt, dat patiënten ontevreden zijn of dat inefficiënte werkwijzen worden gehanteerd (Wensing et al., 2000). De waarde van de verbeteringen moet bij voorkeur zijn aangetoond in goed opgezet onderzoek of zorgvuldig gebundelde ervaringskennis. Evidence-based practice draagt bij aan het invoeren van veranderingen van bewezen waarde. Nieuw beschikbaar bewijs of nieuwe evidence kan worden gezien als aanleiding voor een verandering of innovatie. Kenmerken van innovaties die de invoering kunnen belemmeren of bevorderen, staan weergegeven in tabel 11.3 (Grol & Wensing, 2011; Rogers, 1995). Veranderingen of innovaties die goed onderbouwd zijn, goed geformuleerd, geloofwaardig, aangepast aan de behoeften van de praktijk, passend bij bestaande normen en waarden, worden vaak relatief gemakkelijk ingevoerd. Daarnaast bepaalt de manier waarop de vernieuwing (bijvoorbeeld een mictiedagboek in het voorbeeld van Jolanda Matthijssen) geïntroduceerd wordt en als aantrekkelijk wordt gezien, ook mede het succes waarmee de vernieuwing deel gaat uitmaken van het dagelijks handelen. Daarnaast is het behulpzaam als op kleine schaal met de vernieuwing geëxperimenteerd kan worden (Grol & Wensing, 2011). Dit geeft de collega's die als eerste enthousiast zijn (de voorlopers), de mogelijkheid er al ervaring mee op te doen en de vernieuwing op basis daarvan zo nodig verder aan passen.

Tabel 11.3 Kenmerken van innovaties die implementatie kunnen bevorderen of belemmeren

Relatief voordeel (*relative advantage*)	De mate waarin een innovatie als een verbetering van de bestaande praktijk wordt gezien.
Passendheid (*compatibility*)	De mate waarin de vernieuwing past bij bestaande opvattingen, behoeften, waarden en normen en routines.
Complexiteit (*complexity*)	De mate waarin een richtlijn of nieuwe werkwijze wordt gezien als eenvoudig te begrijpen en te gebruiken.
Probeerbaarheid (*triability*)	De mate waarin men de vernieuwing (op kleine schaal) kan proberen, zonder meteen vast te zitten aan allerlei gevolgen die men niet meer terug kan draaien.
Zichtbaarheid (*observability*)	De mate waarin de resultaten van een nieuwe werkwijze zichtbaar zijn.

De verandering bij het implementeren van evidence-based practice is tweeledig: enerzijds gaat het om het – structureel – toepassen van de methodiek van evidence-based practice, en anderzijds gaat het om het toepassen van het gevonden bewijsmateriaal. De genoemde kenmerken van veranderingen die implementatie kunnen belemmeren of bevorderen – relatief voordeel, passendheid, complexiteit, probeerbaarheid en zichtbaarheid –, moeten zowel op het toepassen van de methodiek als op het toepassen van het gevonden resultaat worden beschouwd.

De verandering die het toepassen van het gevonden bewijs van de individuele beroepsbeoefenaar vraagt, is afhankelijk van dit bewijs. Je kunt bewijs vinden dat je huidige handelen ondersteunt, maar je kunt ook bewijs vinden dat stelt dat de interventies die je toepast niet effectief zijn of niet de meest effectieve zijn. In deze laatste gevallen zal dat aanleiding zijn je handelen te veranderen. Als voor de daadwerkelijke toepassing van het bewijs aanvullende vaardigheden of middelen nodig zijn, kan de verandering pas na enige tijd worden toegepast.

Casus 2, vervolg

Voor Jolanda Matthijsen betekent het eerder genoemde dat ze bij cliënten en collega's de mogelijkheid van het bijhouden van een mictiedagboek bespreekt omdat dit beter zicht geeft op de mate van incontinentie en de soort incontinentie. Op grond daarvan kunnen er betere adviezen gegeven worden die waarschijnlijk beter aansluiten bij de klachten van de cliënten. Het invullen van een dagboek wordt niet gezien als een grote belasting, zeker niet voor cliënten die daar makkelijk over praten (relatief voordeel). Collega's vinden het prima om met cliënten die last hebben van incontinentie de mogelijkheid van een dagboek te bespreken, aangezien zij zeker gemotiveerd zijn om goede zorg te leveren (passendheid).

Met enthousiaste collega's en ook zeker met cliënten (zij moeten de dagboeken immers gaan invullen) kijkt Jolanda naar de verschillende mictiedagboeken die er beschikbaar zijn. Een snelle zoektocht levert meerdere voorbeelden, op die door collega's worden beoordeeld op praktische bruikbaarheid (lay-out, duidelijkheid van instructie, grootte van de schrijfmogelijkheid, gebruiksgemak enzovoort), waarna de twee meest geschikt bevonden dagboeken voorgelegd worden aan cliënten (complexiteit). Het dagboek dat door de cliënten gekozen wordt, wordt een tijdje bij meerdere cliënten zonder cognitieve problemen uitgeprobeerd, zodat zicht ontstaat op de mate en soort van incontinentie en interventies op grond hiervan worden aangepast (zichtbaarheid). Van het dagboek wordt een foto gemaakt, die gemakkelijk aan het elektronisch zorgdossier toegevoegd kan worden.

Inzicht in de kenmerken van de verandering, zoals bijvoorbeeld de invoering van de methodiek of van nieuw bewijsmateriaal, is belangrijk voor de keuze voor een geschikte strategie of maatregel om de verandering in te voeren in de praktijk. In de volgende paragrafen beschrijven we algemene strategieën om veranderingen in te voeren, die we vervolgens aanvullen met strategieën gericht op de professional en de context waarin die professional werkzaam is.

11.4 Algemene behulpzame strategieën bij het toepassen van EBP

Geplande veranderingen (de term zegt het al) komen niet zomaar tot stand. Dat geldt ook voor het evidence-based werken. Het is vaak al ingewikkeld genoeg om je eigen gedrag te veranderen, laat staan de werkwijze van een heel team. Wat daarbij behulpzaam is, is het creëren van de urgentie of noodzaak om te veranderen, zodat duidelijk wordt dat er verbetering mogelijk en gewenst is. Dit kan bijvoorbeeld gebeuren door gebruik te maken van cliëntverhalen of uitkomsten van cliëntonderzoek waaruit ontevredenheid blijkt, of te focussen op een veelvoorkomende interventie waarover twijfels bestaan. Zo kan Berno Goossens zijn collega's attenderen op de tekst uit de Multidisciplinaire richtlijn schizofrenie (Nederlandse Vereniging voor Psychiatrie, 2005), waarin vermeld staat dat interventies voor leefstijl, diëtetiek en stoppen met roken van betekenis zijn voor cliënten met EPA, mits deze interventies voldoende duur en intensiteit hebben. Mogelijk is het echter veel effectiever om een collega-verpleegkundige en een cliënt uit te nodigen die ervaring hebben met de leefstijltraining.

Een andere manier om bewustzijn te creëren dat er een verandering nodig is, is het ontwikkelen van een gezamenlijke visie op zorg, op EBP of op gezamenlijke besluitvorming, waarmee de huidige werkwijze vergeleken kan worden (Vermeulen & Tiemens, 2015; Munten et al., 2013). Organisaties en teams die werken vanuit een duidelijke gezamenlijke visie zijn vaak succesvoller dan teams waarbij dat niet het geval is. Aangezien de zorg meestal multidisciplinair wordt verleend en verpleegkundigen artsen regelmatig ervaren als belemmering bij het implementeren van EBP (Kajermo et al., 2010), is het verstandig de implementatie multidisciplinair aan te pakken. Deze aanpak staat echter haaks op een andere regelmatig aanbevolen maatregel om klein te beginnen (Vermeulen & Tiemens, 2015).

Er zijn internationaal verschillende modellen (bijvoorbeeld Iowa, Stettler, ACE Star) en raamwerken (bijvoorbeeld PARIHS) ontwikkeld die behulpzaam zijn bij het implementeren van EBP in de praktijk. Deze modellen bieden houvast voor de factoren die van belang zijn bij een implementatie en/of zijn daarnaast richtinggevend voor de te volgen stappen bij het veranderen van de werkwijze. Schaffer et al. (2013) concluderen op grond van onderzoek naar de bruikbaarheid van deze modellen dat deze onder meer afhangt van de doelgroep die er mee werkt. Zo lijken sommige modellen bruikbaarder voor het onderwijs (John Hopkins-model en ACE Star), terwijl andere modellen of raamwerken (PARIHS, Iowa en ARCC) bruikbaarder lijken te zijn voor organisaties die meer nadruk leggen op een teamgerichte besluitvorming (Schaffer et al., 2013). Het is dus zaak een model te kiezen dat past bij de context en het doel, zodat je de invoering systematisch aanpakt en rekening houdt met de verschillende beïnvloedende factoren.

In Nederland wordt bij de implementatie van EBP of richtlijnen veel gebruikgemaakt van het stapsgewijze model van Grol en Wensing (2011). Het model bevat de volgende stappen:
1. Ontwikkel een concreet voorstel voor verandering, waardoor de zorg verbeterd wordt.
2. Breng de feitelijke zorg in kaart, zodat je zicht krijgt op hoe de zorg afwijkt van datgene wat je beoogt.
3. Analyseer de doelgroep en de setting, zodat je zicht krijgt op bevorderende en belemmerende factoren waar je bij de implementatie rekening mee dient te houden.
4. Kies implementatiestrategieën die effectief zijn en passen bij de uitkomsten van de analyse.
5. Ontwikkel de vernieuwing, test en voer de gekozen activiteiten uit.
6. Integreer de veranderingen in de dagelijkse routines.
7. Evalueer voortdurend en stel het plan zo nodig bij.

De eerste stap betreft het ontwikkelen van een concreet voorstel voor verandering. Wat moet er aangepast worden? Wil je je gaan richten op het verbeteren van het handelen rondom een specifiek afgebakend probleem zoals acute verwardheid, of wil je proberen verbetering te brengen in het op een betere manier samenwerken met de cliënt zodat er meer zicht ontstaat op zijn ervaringskennis en waarden? Bij elk onderwerp is het van belang steun te zoeken bij het management, aangezien dat verantwoordelijk is voor tijd en middelen en bovendien de implementatie kan opnemen in beleidsplannen. Implementatie is immers een gezamenlijke verantwoordelijkheid van professionals en het management (Vermeulen & Tiemens, 2015), zodat beide partijen aan te spreken zijn op hun verantwoordelijkheid. Het is immers niet redelijk van een professional te verwachten dat deze evidence-based werkt als de context daar onvoldoende mogelijkheden voor biedt. Houd bij het formuleren van het voorstel rekening met de middelen (tijd, geld, apparatuur) die ter beschikking staan, zodat frustratie kan worden voorkomen (Munten et al., 2012) en een haalbaar doel kan worden geformuleerd. Aangezien de beperkt beschikbare tijd vaak genoemd wordt als belemmerende factor (Kajermo et al., 2010), is het van belang te zoeken naar beschermde tijd waarin gezamenlijk gewerkt kan worden aan de implementatie. Veranderingen komen vaak bijzonder moeizaam tot stand komt als er geen ondersteuning of facilitering geboden wordt (Munten et al., 2013), zodat het wezenlijk is deze ondersteuning te organiseren, waarbij het van belang is dat deze persoon (facilitator) regelmatig aanwezig is, geloofwaardig is voor de doelgroep en het management, en in staat is collega's te coachen en te motiveren.

In de volgende twee stappen worden de context, doelgroep en huidige werkwijze geanalyseerd, waardoor zicht ontstaat op hoeveel er moet veranderen en wat de belemmerende en bevorderende factoren zijn waarmee tijdens de implementatie rekening dient te worden gehouden. Hierdoor wordt zichtbaar hoe dingen gedaan worden in een team (de cultuur) en zal vaak blijken dat teamleden op een verschillende manier op geplande veranderingen reageren. Omdat veranderingen vaak bewerkstelligd worden door sociale processen, is het van belang zicht te krijgen wie de voorlopers en kartrekkers in een team zijn en in welke fase van gedragsverandering de verschillende teamleden zich bevinden. Rogers (1983) maakt in dit verband onderscheid tussen vijf typen (vernieuwer, *early adopter*, vroege meerderheid, late meerderheid of conservatief) waaruit een team vaak is opgebouwd. Het onderscheid tot welke type iemand behoort, is afhankelijk van hoe snel iemand zijn gedrag verandert als reactie op een nieuw idee of een verandering. Berno Goossens, die al enthousiast een workshop volgde over leefstijlinterventies voor cliënten met EPA, behoort eerder tot de vernieuwers dan zijn collega's, die nog niet warm lopen voor een project om de leefstijl van cliënten met evidence-based practice te verbeteren.
De inzet van vernieuwers kan sterk bijdragen aan een effectieve implementatie, zodat het zinvol is de meeste energie te besteden aan een gedragsverandering van de eerste 25% van de groep. Als die de verandering eenmaal toepassen, volgt de rest gemakkelijker. In een team kan daarom goed worden gestart met de implementatie van EBP door een kleine enthousiaste groep verpleegkundigen – bijvoorbeeld de vernieuwers en *early adopters*. Als evidence-based practice zich bij deze groep 'bewezen' heeft, volgt de (vroege en late) meerderheid. De conservatieven zullen de verandering in veel gevallen niet, of pas zeer laat, toepassen.
Of je nu vernieuwer bent of tot de late meerderheid behoort, voor elke gedragsverandering geldt dat dit een proces is dat (net als de eerder gepresenteerde pijplijn) vaak in opeenvolgende fasen verloopt.
Dit geldt uiteraard ook voor het evidence-based werken.
Je moet op de eerste plaats nieuwsgierig zijn en openstaan om eventueel op een andere manier te werk te gaan. Het is daarom ook niet verwonderlijk dat de eerste stap bij EBP (zie hoofdstuk 1) het formuleren van een vraag is. Om je gedrag te kunnen veranderen heb je informatie nodig over alternatieve interventies en heb je kennis en vaardigheden nodig om die interventies uit te voeren. Als die

eigen gemaakt zijn, kun je de nieuwe interventies in de praktijk uitvoeren en probeer je (als de resultaten goed zijn) ze te integreren in je dagelijks handelen. Inzicht krijgen in deze fase van gedragsverandering is van belang voor de te kiezen implementatiestrategie. Als een aantal collega's bereid is te veranderen maar de vaardigheid nog niet bezit, zal de implementatiestrategie (bijvoorbeeld vaardigheidstraining) immers anders zijn dan wanneer er nog nauwelijks noodzaak wordt gezien om ander gedrag te vertonen. In dat laatste geval is het wellicht verstandig om te kiezen voor strategieën als: feedback op het handelen, of het terugkoppelen van cliëntverhalen, waardoor teamleden wél in beweging komen.

11.5 Strategieën op individueel niveau om het toepassen van EBP te vergemakkelijken

Zoals we al eerder beschreven, heeft een aantal belemmeringen die professionals ervaren in het toepassen van EBP te maken met de eerste drie stappen die in evidence-based werken worden onderscheiden: het formuleren van zoekvragen, het zoeken in databanken en het beoordelen van onderzoekspublicaties met de nodige statistische struikelblokken. Het ligt dan ook voor de hand dat dit vaak de onderwerpen zijn die bij EBP-scholingen aan de orde komen. Inleidende cursussen zijn hiervoor geschikt, maar ook minder formele opleidingsvormen als symposia en conferenties kunnen voor dit doel worden gebruikt. Ook is zelfstudie mogelijk met behulp van boeken of websites die relevante informatie bieden over het zoeken van bewijs (<http://libguides.vu.nl/c.php?g=414824&p=2833283>) en het toepassen van EBP. Via <https://ebp-academie.nl/> zijn korte informatieve animatiefilms over EBP te bekijken die willen stimuleren kleine stappen te zetten om EBP in je dagelijkse werkzaamheden te verweven.

Naast individuele scholing van één of meer leden van een team, gelijktijdig of gefaseerd, kan ook besloten worden tot gezamenlijke scholing van een team door middel van een incompanytraining of training on the job. Deze vorm van scholing draagt bij aan integratie van evidence-based practice in de dagelijkse praktijk (Coppoolse et al., 2002) doordat je elkaar kunt ondersteunen. Deze scholing kan worden verzorgd door één of meer leden van het team die al deskundig zijn op het gebied van EBP. Ook kunnen enkele collega's een cursus volgen en de opgedane kennis via peer tutoring met de andere collega's delen, bijvoorbeeld in interactieve studiegroepen of in werkoverleg (Grol & Wensing, 2011). Bij zeer kleine teams van twee of drie personen heeft persoonlijke instructie of training door deskundigen, individuele consultatie door experts of persoonlijk contact tussen collega's de voorkeur.

Hoewel scholing veel wordt toegepast bij de bevordering van het evidence-based werken, laten de uitkomsten van onderzoek naar deze interventie een gemengd beeld zien. Thompson et al. (2007) vinden geen bewijs dat scholing alleen helpt in het meer gebruikmaken van onderzoeksresultaten in de praktijk, zodat ze een combinatie van scholing met andere strategieën (zoals een lokale opinieleider) aanbevelen, terwijl Yost et al. (2015) voorzichtig positiever zijn over het effect van scholing.

Behalve scholing op het gebied van EBP kan (vervolg)scholing ook in latere fasen wenselijk zijn, omdat de beroepsbeoefenaar bij toepassing van EBP behoefte kan hebben aan nieuwe vaardigheden of verdere verdieping van zijn kennis. Vaak gaat het hierbij om (meer) specialistische kennis of vaardigheden binnen de vierde stap van EBP: het toepassen van bewijs. Om dit bewijs te kunnen toepassen kunnen bijvoorbeeld een cursus NDT, counseling of 'interpreteren van loops en curves', motiverende gespreksvoering, gezamenlijke besluitvorming, cognitieve gedragstherapie en dergelijke nodig of wenselijk zijn.

Aangezien 'tijd' een vaak genoemde belemmering vormt in het evidence-based werken (Kajermo et al., 2010), is het zaak daar zo efficiënt mogelijk mee om te gaan. De klassieke EBP-werkwijze – zoeken in databanken, het lezen en beoordelen van onderzoekspublicaties – ligt dan minder voor de hand, zodat er gekeken moet worden naar tijdbesparende alternatieven. Een recente, goed ontwikkelde richtlijn kan in dat geval uitkomst bieden.

In hoofdstuk 6 van dit boek lieten we al zien dat een richtlijn een document is met aanbevelingen en afwegingen, die zijn samengesteld op basis van de verschillende kennisbronnen die bij EBP van belang zijn: systematische samenvattingen van wetenschappelijk onderzoek, gecombineerd met de expertise van cliënten en professionals. Het gebruikmaken van goed ontwikkelde richtlijnen is dan ook een efficiënte manier om evidence-based handelen in de beroepspraktijk te implementeren. Hierbij is het wél van belang dat de richtlijn systematisch ontwikkeld en actueel is. Om het de professional makkelijker te maken en efficiënt met de belangrijkste conclusies uit de richtlijn te kunnen werken, zijn veel richtlijnen voorzien van compacte kernaanbevelingen. Dit spaart alvast flink wat tijd en leeswerk uit.

In de richtlijn Urine-incontinentie bij kwetsbare ouderen (Landelijk Expertisecentrum Verpleging & Verzorging, 2010) vindt Jolanda Matthijsen bijvoorbeeld naast het mictiedagboek ook aanbevelingen voor het zorg dragen voor een goede toilethouding, toiletgang na attendering en bekkenbodemspiertraining bij stressincontinentie.

Je kunt het jezelf en je collega's verder makkelijker maken door te beginnen met een richtlijn van een groep cliënten die je vaak in de praktijk tegenkomt. Van deze richtlijn bespreek je de kernaanbevelingen en vergelijkt die met de werkwijze in het team. Dit zorgt er in ieder geval voor dat jullie bewust zijn van het beschikbare bewijs (zie de lekkende pijplijn), waarna je in gesprek kunt gaan wat dat bewijs betekent voor het handelen in het team.

Uiteraard betekent een aanbeveling uit een richtlijn niet dat deze klakkeloos opgevolgd dient te worden. Ook hier geldt dat een aanbeveling met de cliënt besproken dient te worden, zodat een geïnformeerde afweging kan worden gemaakt. De samenvattingen van de richtlijn die voor cliënten zijn geschreven, zijn daar bruikbare hulpmiddelen bij. Een tijdbesparend advies bij het toepassen van EBP in de dagelijkse praktijk is dan ook: pak in eerste instantie eens een goed opgestelde recente richtlijn. Dat scheelt je in elk geval een hoop zoeken, lezen en beoordelen en biedt behoorlijk veel mogelijkheden om je handelen evidence-based mee te onderbouwen.

Hierbij dien je je wél bewust te zijn dat de aanbevelingen uit die richtlijn mogelijk niet gebaseerd zijn op de allerlaatste wetenschappelijke inzichten. Het opstellen en actualiseren van een richtlijn is immers een tijdrovend proces, zodat tegen de tijd dat de richtlijn geformuleerd is er al weer nieuwe kennis beschikbaar is, die pas bij het actualiseren van de richtlijn wordt meegenomen. Het implementeren van richtlijnen in het team vereist meer dan alleen individuele inzet en betrokkenheid bij verandering. Een teambenadering is bij de invoering noodzakelijk, omdat richtlijnen in veel gevallen de beroepsuitoefening van meerdere disciplines betreffen. Dit is ook terug te zien in de implementatieparagraaf, die elke goed ontwikkelde richtlijn bevat. In deze paragraaf vind je verder veel behulpzame strategieën terug die ook in de volgende paragraaf worden beschreven.

11.6 Strategieën op contextueel niveau bij het toepassen van EBP

Meestal maak je als verpleegkundige of paramedicus deel uit van een team, zodat je EBP met het hele team kunt gaan toepassen. De kans op een succesvolle implementatie wordt groter wanneer de leidinggevende de verandering steunt en faciliteert. Als het hele team de methodiek van EBP gaat toepassen, zijn eerder beschreven strategieën als scholing en het toepassen van richtlijnen door het team uiteraard geschikt. Door taken te verdelen in een team kan een aantal belemmeringen als ontbrekende tijd en vaardigheden ondervangen worden. Eén of enkele collega's kunnen bijvoorbeeld tijd vrijmaken om bewijsmateriaal te zoeken of te beoordelen, en het resultaat inbrengen in het team, of verschillende collega's kunnen bewijsmateriaal zoeken voor verschillende diagnosegroepen. Doordat een team uit meerdere professionals bestaat die verschillen in kennis en vaardigheden op het gebied van evidence-based practice en het veranderen van gewoonten, kan hiervan gebruik worden gemaakt bij de implementatie van evidence-based practice.

Een strategie die regelmatig wordt gebruikt om EBP in de dagelijkse praktijk in te voeren is de journal club. Een journal club is een groep mensen die regelmatig bij elkaar komt om één of meer onderzoeksartikelen te bespreken in relatie tot hun beroepspraktijk. Zulke artikelbesprekingen zijn een bruikbare strategie om een evidence-based klimaat te ontwikkelen: het dwingt je als deelnemer als het ware om artikelen te zoeken en te beoordelen, en de vraag te beantwoorden of de resultaten bruikbaar zijn voor je eigen praktijk.

Journal clubs zijn bij uitstek geschikt om EBP, of een verandering, in te voeren en te behouden. Artikelbesprekingen kunnen een grote steun zijn bij het (leren) beoordelen van onderzoeksartikelen en -resultaten, en de gezamenlijke bespreking kan ook leuk zijn. Door de vaste afspraken en het intercollegiale overleg zijn journal clubs een geschikte strategie als er sprake is van weinig tijd, gebrek aan kennis en vaardigheden, of bewijs dat moeilijk te beoordelen of moeilijk toepasbaar is. Naast het vergroten van de vaardigheid in het beoordelen van artikelen kunnen journal clubs ook bijdragen aan het reflecteren op de huidige beroepsuitoefening en het verbeteren ervan.

Een effectieve manier om een journal club te organiseren is door per bijeenkomst één artikel te beoordelen dat direct gerelateerd is aan de beroepspraktijk. Tijdens een bijeenkomst kunnen ook verschillende artikelen over hetzelfde onderwerp worden besproken. Dit vergt meestal meer tijd, maar heeft als voordeel dat het onderwerp vanuit verschillende invalshoeken kan worden beschouwd.
Als je als team een journal club vormt, kan dit bijdragen aan het toepassen van evidence-based practice bij zowel jezelf als je collega's.
Taylor (2000) adviseert om een journal club uit drie tot tien mensen te laten bestaan. Afhankelijk van de werkomgeving kan deze groep mono- of multidisciplinair zijn samengesteld. Om een journal club goed te laten lopen zijn een goede organisatie en planning vereist. Zo moet de club regelmatig bijeenkomen (zes tot twaalf keer per jaar) en moeten alle leden zich inzetten voor het succes van de groep. Het gebruik van een beoordelingslijst kan structuur bieden aan de bespreking. Verdere aanwijzingen vind je in tabel 11.4.
Zulke artikelbesprekingen zijn een bruikbare strategie om een evidence-based klimaat te ontwikkelen: het dwingt je als professional als het ware om artikelen te zoeken en te beoordelen, en hier tijd voor te reserveren en te kijken of de resultaten bruikbaar zijn voor de eigen praktijk. Journal clubs zijn bij uitstek geschikt om een verandering in te voeren en te behouden. Door dit op vaste tijden gestructureerd in intercollegiaal te doen, zijn journal clubs een geschikte strategie als er sprake is van weinig tijd, gebrek aan kennis en vaardigheden, of bewijs dat moeilijk te beoordelen of moeilijk toepasbaar is. Naast het vergroten van de vaardigheid in het beoordelen van artikelen kunnen journal clubs ook bijdragen aan het reflecteren op de huidige beroepsuitoefening. De beroepsvereniging kan het toepassen van EBP door de beroepsbeoefenaars stimuleren door (regionale) journal clubs op te zetten en te faciliteren.
Harris et al. (2011) laten in een review naar de effecten van een journal club op het evidence-based werken zien dat er hierdoor vaker en meer vakliteratuur wordt gelezen en het vertrouwen en de kennis toenemen om literatuur op een kritische manier te beoordelen. Of een journal club daadwerkelijk bijdraagt aan meer evidence-based werken in de praktijk kan de review echter niet beantwoorden, met name vanwege een beperkt aantal onderzoeken in de review, die ook nog eens uitsluitend gebruikmaken van zelfrapportage, waardoor de kans op vertekening groot is.

11 EBP gebruiken in de dagelijkse praktijk. Maak het waar!

Tabel 11.4 Aandachtspunten voor het opzetten van een journal club

Aandachtspunten bij het opzetten van een journal club (naar Taylor, 2000)

Planning
- *Leiderschap:* er moet een algemene leider of voorzitter zijn die bijeenkomsten plant en leidt, hoewel elke bijeenkomst kan worden geleid door een andere deelnemer.
- *Deelnemerschap:* de groep moet bestaan uit drie tot tien personen die zich inzetten voor de journal club.
- *Regelmatige bijeenkomsten:* plan bijeenkomsten (ruim) vooraf en spreek een vaste dag en tijd af.
- *Locatie:* bepaal een geschikte, informele, locatie waar de groep ongestoord bijeen kan komen.
- *Thema's of onderwerpen:* selecteer thema's en onderwerpen; dit kan tijdens een eerste bijeenkomst. Kies voor duidelijke evidence-based vragen met duidelijke patiënten (problemen), interventies en resultaten, volgens de pico-regel. Besluit wie verantwoordelijk is voor het organiseren en leiden van elke bijeenkomst.
- *Relevante artikelen:* als de onderwerpen zijn bepaald, moet elke leider van een bijeenkomst relevante artikelen vinden om te bespreken. Werk hiervoor samen met een bibliothecaris.
- *Verspreiding artikelen:* zorg dat alle deelnemers minimaal een week van tevoren de artikelen hebben die besproken worden.

De bijeenkomst
- Gebruik een gevalideerde en gestructureerde beoordelingslijst.
- Maak duidelijke tijdsafspraken: besteed het grootste deel van de tijd aan het bespreken van de artikelen, maar reserveer tijd aan het eind om de implicaties voor de praktijk/de afdeling te bespreken en een actieplan te maken voor eventuele veranderingen.
- Benader het de bespreking van het onderzoek kritisch maar vooral constructief: elk onderzoek heeft gebreken, maar veel onderzoek is bruikbaar.
- Voorkom vastraken in getallen: richt je op de belangrijkste resultaten en niet zozeer op de vraag of een t-test wel de meest geschikte analyse is.
- Zorg dat iedereen kan deelnemen aan de discussie.
- Creëer een open en veilig klimaat, waar elke bijdrage geaccepteerd en gerespecteerd wordt.
- Zorg dat het leuk is en heb plezier in de discussies.

Follow-up
- Zorg dat actieplannen, reflecties en ideeën voor verandering bij de juiste personen terechtkomen.
- Maak aantekeningen van besproken onderwerpen en uitkomsten/resultaten.

Casus 1, vervolg

Frans Hazeldonk ervaart als belangrijkste belemmeringen gebrek aan tijd en gebrek aan steun van collega's, aangezien hij fulltime werkt in een hectische omgeving, en de tijd dat hij bewijs zoekt en beoordeelt geen onderdeel van zijn functie is. Daarnaast heeft hij behoefte aan kennis en vaardigheden om bewijs te zoeken en te beoordelen.
Om zijn kennis en vaardigheden uit te breiden geeft Frans zich op voor een cursus van drie dagdelen. Daarnaast besluit hij één uur per week te reserveren voor het zoeken naar bewijs en prioriteiten te stellen door eerst bewijs te zoeken voor de beademde patiënt. Hij vraagt bij zijn beroepsvereniging en het LEVV na of er richtlijnen zijn, en zoekt samenwerking en steun bij een regionale werkgroep en bij collega's in de directe omgeving. Deelname aan een journal club lijkt hem op termijn wenselijk om zijn vaardigheden in het beoordelen van artikelen te vergroten en zichzelf te dwingen (blijvend) aandacht te besteden aan het implementeren van evidence-based practice in zijn handelen.

Een andere laagdrempelige manier om EBP in de praktijk te introduceren is de dossierbespreking (<www.youtube.com/watch?v=YUz_cNdYrSA>).
Deze bespreking heeft als doel professionals EBP-vaardigheden aan te leren door inzicht te krijgen in de verpleegkundige besluitvorming (Vermeulen et al., 2009). De basis van de bespreking, die regelmatig plaatsvindt, wordt gevormd door kritische vragen over concrete interventies die geregeld voorkomen en waarover twijfel bestaat. Voorbeelden hiervan zijn: haren wassen na een craniotomie en het nut van inbakeren bij huilbaby's. Op grond van deze interventies wordt de professionele kennis uitgewisseld, die aangevuld wordt met wetenschappelijke kennis die op grond van een gezamenlijk geformuleerde zoekvraag wordt gezocht en beoordeeld. De bevindingen van deze beoordeling worden in een volgende bespreking teruggekoppeld, waarna bepaald wordt of het beleid moet worden aangepast en wat daar dan voor nodig is. Zoals je ziet een hele praktische invulling van de vijf EBP-stappen waar dit boek ook mee begint. Om deze dossierbespreking te laten slagen is een aantal implementatietips geformuleerd. Voorbeelden hiervan zijn: gebruik een vaste structuur, kijk de kunst af bij teams die hier al ervaring mee hebben, maak een planning voor de langere termijn, en wijs EBP-experts aan die als kartrekkers kunnen fungeren (Vermeulen et al., 2009).

Andere strategieën om evidence-based werken te vergemakkelijken op team- of organisatieniveau zijn voor een individuele professional moeilijker te treffen, aangezien deze met name zitten in het bevorderen van een cultuur die past bij een lerende organisatie. Dit is dan ook veel meer een teamaangelegenheid waarin inhoudelijke leiders en leidinggevenden ook een belangrijke rol hebben. Kenmerken van een lerende organisaties zijn onder meer: een gemeenschappelijk gedragen visie, grote autonomie van de professional, een cultuur waarin geleerd en ontwikkeld mag worden door middel van het werk, en het aangaan van verbintenissen (Senge, 1990). Leren en werken zijn in deze organisaties geen gescheiden processen, maar onlosmakelijk met elkaar verbonden. Intervisie, casusbijeenkomsten en reflectiebijeenkomsten passen dan ook prima in een dergelijke cultuur en zijn daarom uitstekende werkwijzen om EBP op teamniveau in de praktijk te brengen. Bij al deze processen speelt overleg met collega's immers een sleutelrol.
De meeste verpleegkundigen zijn gewend te reflecteren op hun beroepsmatig handelen en kritisch te beoordelen wat ze doen. Reflectie, intervisie en supervisie bieden de mogelijkheid de eigen beroepsuitoefening vanuit een evidence-based perspectief te beschouwen (Taylor, 2000). Bij reflecteren wordt een situatie binnen de beroepsuitoefening beschreven, en vervolgens wordt de besluitvorming beschouwd, evenals het redeneerproces dat het handelen in deze situatie onderbouwt. Deze reflecties kunnen als uitgangspunt dienen voor intervisie of supervisie, of voor intercollegiale discussie of toetsing. Deze strategie is geschikt als gewoonten moeilijk te veranderen zijn, als bewijs moeilijk toepasbaar is, of als de toepassing en implementatie van EBP beperkt ondersteund worden door collega's en/of management. Reflecties zijn tevens een hulpmiddel

om de noodzaak tot verandering met behulp van evidence-based practice te signaleren, de toepassing van evidence-based practice te evalueren, en de evaluatie te sturen.

In het algemeen verdient het aanbeveling zo veel mogelijk bestaande (overleg) structuren en procedures te benutten, zoals teambesprekingen, refereerbijeenkomsten en intercollegiale toetsingsprocedures. Deze bijeenkomsten zijn voor de deelnemers bekend en het organiseren vraagt zodoende minder tijd en inspanning. De inhoud van de bijeenkomsten zal echter wel veranderen.

Tabel 11.5

> De volgende vragen kunnen helpen dit reflectieve proces te gebruiken om evidence-based practice in het handelen te implementeren (Taylor, 2000).
> - Is er bewijs om de beslissingen ten aanzien van interventies die ik in deze situatie heb genomen, te onderbouwen?
> - Heb ik gezocht naar bewijs om deze interventie(s) te onderbouwen?
> - Gebruik ik bewijs om beslissingen die ik heb genomen in deze situatie te onderbouwen?
> - Heb ik dit bewijs kritisch beoordeeld?
> - Zijn er professionele of lokale standaarden of richtlijnen die relevant zijn voor deze interventie en situatie?
> - Heb ik deze informatie kritisch beoordeeld?
> - Betrek ik de patiënt in de beslissingen over de interventie(s)?
> - Informeer ik de patiënt over het aanwezige bewijs voor deze interventie(s)?
> - Actualiseer ik mijn kennis regelmatig?
> - Communiceer en verspreid ik het bewijs dat ik heb verzameld?

Bij het toepassen van EBP op teamniveau is de ondersteuning die een leidinggevende geeft erg bepalend voor het implementeren van EBP (Yost et al., 2015). Behulpzame gedragingen van leidinggevenden zijn onder andere het bieden van daadwerkelijke ondersteuning, zoals het beschikbaar stellen van middelen en tijd en het verminderen van de werklast tijdens de implementatie of zelf een rolmodel zijn in het evidence-based werken. Professionals die te maken hebben met leidinggevenden die het toepassen van EBP niet steunen of faciliteren, doen er goed aan zich eerst te richten op het creëren van draagvlak bij management en collega's. Behalve management en collega's wordt ook de niet-coöperatieve opstelling van artsen ten aanzien van de implementatie van onderzoeksresultaten als barrière genoemd (Kajermo et al., 2010), zodat het op grond daarvan ook zinvol is draagvlak te zoeken bij deze beroepsgroep.

Behalve aandacht te hebben voor het beperkte gebruik van wetenschappelijke kennis is het ook verstandig aandacht te hebben voor de mate waarin er gebruik wordt gemaakt van de professionele expertise (zie hoofdstuk 5) en de voorkeuren van degene waar het om draait, de cliënt (zie hoofdstuk 4). In de eerdere hoofdstukken van dit boek vind je daar hulpmiddelen voor. Uit onderzoek naar de manier waarop gezamenlijke besluitvorming in de praktijk plaatsvindt, blijkt dat professionals de voorkeursinterventie veel vaker met cliënten bespreken dan de alternatieve mogelijkheden (Knops, geciteerd in Faber et al., 2013) en dat de voordelen van de voorkeursinterventie vaker worden benadrukt dan de nadelen ervan (Pieterse et al., geciteerd in Faber et al., 2013). Een probleem met betrekking tot het daadwerkelijk nemen van gezamenlijke besluiten is de onbewuste onbekwaamheid van professionals, die vaak al ten onrechte menen aan gezamenlijke besluitvorming te doen (Smits & Jukema, 2016), zodat het zaak is eerst bewustzijn te creëren dat er 'iets aan de hand' is en vervolgens professionals te scholen in het gezamenlijke besluitvormingsproces (Faber et al., 2013). In het derde hoofdstuk van dit boek worden verdere concrete hulpmiddelen aangereikt om het gesprek met de cliënt te voeren en daarbij gebruik te maken van de beschikbare instrumenten om de gezamenlijke keuze te vergemakkelijken. De vindbaarheid en het praktisch gemak van die keuzehulpen zou verbeterd kunnen worden door deze te koppelen aan professionele richtlijnen of standaarden, zoals bij een aantal standaarden van de huisartsen het geval is (Faber et al., 2013). Daarnaast zou de rol van de cliënt versterkt kunnen worden door (indien mogelijk) voorafgaand aan het contact de keuze-informatie al beschikbaar te stellen. Dit biedt immers de mogelijkheid om in eigen omgeving de informatie door te nemen, zodat er ook echt sprake is van een geïnformeerde beslissing.

11.7 Beschouwing

Een bekende misvatting en mogelijke barrière ten aanzien van evidence-based practice is dat elke (be)handeling bewezen effectief moet zijn. Dit is niet zo; het ideaal is bij elke (be)handeling op de hoogte te zijn van het beschikbare bewijs en evidence, maar er kunnen goede redenen zijn om de bijbehorende aanbevelingen te negeren. Beargumenteerd afwijken is ook EBP (Knepper, 2001). Het toepassen van evidence-based practice vereist in alle gevallen een professionele beoordeling en professioneel redeneren op basis van gegronde argumenten. Een professionele verpleegkundige die evidence-based practice toepast, bespreekt keuzes en mogelijke alternatieven binnen de behandeling met de cliënt, en informeert deze over het beschikbare bewijs en evidence. Het is niet zo dat bewijs en evidence worden toegevoegd als ingrediënt aan een recept voor besluitvorming. Het verbeteren en verantwoorden van de kwaliteit van de verpleegkundige zorg en het onderbouwen van beslissingen over beroepsmatig handelen met beschikbaar bewijs vragen meer dan toegang tot nieuwe kennis en inzichten: het vereist de vaardigheid in professioneel redeneren om die nieuwe kennis te integreren in aanwezige kennis, en te weten wanneer en hoe die kennis te gebruiken. In de dagelijkse beroepspraktijk doen zich situaties voor waarin beperkt of tegenstrijdig bewijs aanwezig is, en situaties waarin de voorkeur van de patiënt in tegenspraak is met het beschikbare bewijs. Dan zijn vakkundigheid en een professioneel oordeel vereist, verworven door klinische ervaring, om gebruik te maken van het best beschikbare bewijs of de best beschikbare evidence. In het volgende hoofdstuk wordt hier dieper op ingegaan.

Een laatste opmerking die in dit hoofdstuk niet mag ontbreken, is dat het bij EBP (te?) vaak gaat over het wat, dat wil zeggen de interventie die de professional (weliswaar in overleg met de cliënt) moet uitvoeren, maar minder over het 'hoe'. Het gevolg hiervan is dat het proces, of de relatie tussen de cliënt, naasten en professional, daardoor grotendeels buiten beeld blijft, terwijl we inmiddels uit zowel eigen ervaring als uit onderzoek (Kaptchuk et al., 2008) weten dat de manier waarop die interactie verloopt ook zeker effect heeft op de wijze waarop het contact wordt ervaren en daarnaast op de uitkomsten bij de cliënt (Koszycki et al., 2010). Het is dan ook zaak om bij het evidence-based handelen in de praktijk niet alleen te focussen op de interventie, maar ook zeker aandacht te hebben voor de inhoud en kwaliteit van de relatie. De werkwijze die we in dit boek voorstaan door gezamenlijke besluitvorming en de ervaringskennis en waarden van de cliënt een centrale plaats te geven, biedt daar zeker mogelijkheden voor.

JOAN VERHOEF, CHRIS KUIPER & GUUS MUNTEN

Gezamenlijke geïnformeerde besluitvorming

12

Kernpunten
- Binnen de besluitvorming informeren de verschillende vormen van bewijsmateriaal de beslissing: evidence van de cliënt, evidence van de zorgprofessional en bewijs vanuit onderzoek.
- Elke beslissing waarbij een afweging tussen de drie perspectieven plaatsvindt, wordt genomen in een context en kan daar niet los van worden gezien.
- Het toepassen van EBP kan bijdragen aan een gezamenlijke geïnformeerde besluitvorming, waarbij keuzes en mogelijke alternatieven vanuit verschillende perspectieven zorgvuldig afgewogen en besproken worden.
- Cliënten hebben verschillende voorkeuren en rollen in het proces van gezamenlijke besluitvorming, en hun behoefte aan actieve deelname in de besluitvorming kan ook per fase verschillen.
- Het proces van besluitvorming kent vier fasen: (1) activering, (2) evaluatie, (3) verkennen van de mogelijkheden, en (4) beslissing.
- Bewijsmateriaal levert (feitelijke) informatie over de te nemen beslissing en mogelijke alternatieven, zodat de cliënt samen met de zorgprofessional komt tot de beste beslissing in de context. Dan wordt gesproken van gezamenlijke geïnformeerde besluitvorming.

Casus 1

Meneer Hermes, een man die sinds kort bekend is met multiple sclerose (MS), komt bij de praktijkondersteuner met een uitdraai van Google in zijn handen. Na een uitzending van RTL Late night, waarin een vrouw met MS vertelde dat zij het ziekenhuis uit kon lopen, heeft hij gezocht op 'doorbraak behandeling MS'.

> Ongeveer 26.400 resultaten (0,36 seconden)
>
> **Zoekresultaten**
> 'Grote doorbraak in onderzoek MS–behandeling'
> <www.nationaalmsfonds.nl> › Nieuws › Nieuws algemeen
> Grote **doorbraak** in onderzoek **MS-behandeling**. In een vroege fase klinische trial is bij **MS**-patiënten aangetoond dat opnieuw instellen van het …
>
> 'MS-doorbraak: Vitamine D stopt direct productie ziekteveroorzakend …'
> <www.msweb.nl> › MSweb forum › Lijf & Leden › MS anders bekeken
> 23 september 2011 – 34 berichten – 14 auteurs

> Mechanisme suggereert een potentiële nieuwe richting van farmaceutische **behandeling** van **MS**, evenals therapieën voor andere …
>
> 'Stamceltherapie (AHSCT) nog geen doorbraak bij MS | MS …'
> <*msresearch.nl/stamceltherapie-ahsct-nog-geen-doorbraak-bij-ms*>
> 19 januari 2016 – In deze documentaire komen mensen met **MS** aan het woord die succesvol **behandeld** zijn met een vorm van stamceltherapie AHSCT.
>
> 'Doorbraak in behandeling multiple sclerose' – RTL-nieuws
> <*www.rtlnieuws.nl/nieuws*/doorbraak-behandeling-multiple-sclerose>
> 8 februari 2013 – Zenuwen van **MS**-patiënten geven slecht of geen prikkels meer door. Dat komt omdat het isolerende laagje rond zenuwcellen is beschadigd …

De stamceltherapie wordt in Nederland nog niet toegepast, omdat er ook grote risico's aan kleven en de resultaten gebaseerd zijn op experimenteel onderzoek. Nieuwe onderzoeken vinden plaats in Engeland, Brazilië, Zweden en de Verenigde Staten. Meneer Hermes vraagt hoe hij in aanmerking kan komen voor stamceltherapie en eist in elk geval vitamine D-supplementen.

Casus 2

Wilma Trap, een 45-jarige vrouw is geopereerd aan een hersentumor en heeft daar een hersenbeschadiging aan overgehouden. Ze is erg gesteld op privacy en woont zelfstandig. Eén keer per week mag er iemand van de woonbegeleiding binnen, die haar financiën mag bijwerken. Eigenlijk wil ze helemaal geen begeleiding. Enige bemoeienis wordt héél duidelijk afgewezen.
Alles bewaart ze om te kunnen hergebruiken, tot en met de theezakjes en lunchresten van anderen van het dagcentrum. Overal waar iets te eten valt te halen staat ze vooraan. Hygiëne lijkt bij haar niet van belang.
Daarbij is ze achterdochtig tegenover iedereen die bij haar in de buurt komt, inclusief haar moeder en zus. Ze zegt dat ze wordt bestolen, afgeluisterd, gestalkt, dreigtelefoontjes krijgt, enzovoort. Om de paar weken neemt ze een nieuw telefoonnummer. Twee dagen per week komt ze op een dagcentrum met een paar grote tassen, waarin al haar waardevolle spullen zitten (dan worden ze niet gestolen).
Je vindt dat Wilma achterdochtiger wordt en steeds meer vervuild raakt. Wilma zegt zichzelf te kunnen redden.
(Bron: <www.mijnvakbond.nl/Pub/Autonomie/Casus_Ik_bepaal_zelf_hoe_ik_leef.html>)

Casus 3

Toen Pia de Jong en haar man Robbert Dijkgraaf hoorden dat hun baby een zeldzame vorm van leukemie had, kozen ze juist níet voor chemotherapie. Dat bleek uiteindelijk de redding van hun nu 15-jarige dochter te zijn. 'Omdat dokters niet machteloos kunnen toekijken, wilden ze graag beginnen met chemotherapie. Ik dacht meteen: dat gaan we niet doen. Je wordt er ziek van, maar bij zo'n kindje maakt het ook nog van alles stuk. Als ze toch doodgaat, dacht ik, laten we haar dan niet belasten met akelige behandelingen. We namen haar mee en deden niets, behalve heel veel van haar houden. Het wonderbaarlijke is: dat is achteraf haar redding geweest. Na een halfjaar werd ze steeds levendiger en na een jaar bleek ze spontaan in remissie te zijn gekomen. In dit soort zeldzame gevallen is het inmiddels protocol geworden om niet in te grijpen.'
(Bron: Algemeen Dagblad 29 januari 2016)

12.1 Inleiding

Van overheidswege wordt benadrukt dat burgers zelf meer verantwoordelijkheid moeten nemen voor hun gezondheid en dat de overheid terughoudend wil zijn met voor te schrijven wat wel en niet mag. Het wordt van burgers verwacht om bewuste keuzes te maken voor hun gezondheid. Zoals in dit boek benadrukt wordt, is het de cliënt die kiest voor zorg, behandeling, (preventief) medisch onderzoek, of voor niet behandelen. Dit past in een algemene maatschappelijke trend naar meer autonomie en eigen verantwoordelijkheid (Dekker & Den Ridder, 2011; Veldheer et al., 2012). Van een passieve ontvanger van zorg wordt de burger een actieve meebeslisser over zijn gezondheid en eventuele zorg die daarbij nodig is. Van de burger wordt verwacht dat hij een geïnformeerde keuze maakt over zijn gezondheid. Dat betekent dat hij een eigen rol en verantwoordelijkheid heeft om te zorgen dat hij gezond blijft of wordt, maar ook dat hij bewust keuzes maakt om ziektes in een vroeg stadium te signaleren en te laten behandelen (Timmermans, 2013).

De toename in de hoeveelheid en toegankelijkheid van informatie door internet stelt ons in staat meer zeggenschap te krijgen over en verantwoordelijkheid te nemen voor de eigen gezondheid. De hedendaagse cliënt kan immers veel informatie vinden en heeft zo meer mogelijkheden om de regie over de eigen gezondheid en zorg te nemen. Maar dat geldt niet voor iedereen en zeker niet op elk moment. Als een burger (cliënt) gezondheidsproblemen krijgt en naar een professional gaat, is het de taak van de professional om de cliënt te informeren en na te gaan welke informatie de cliënt al heeft gekregen of gevonden en welke vragen hij nog heeft. Mensen moeten een weloverwogen beslissing voor deelname aan een behandeling kunnen maken. Dit heet een 'geïnformeerde keuze'. Zij hebben informatie nodig om voor zichzelf de voor- en nadelen van een behandeling tegen elkaar te kunnen afwegen. De uiteindelijke beslissing om wel of niet deel te nemen moet overeenkomen met hun normen en waarden. Goede informatie is hierbij cruciaal om een goede beslissing te kunnen nemen (Ministerie van VWS, 2013).

Onderdeel van evidence-based practice is samen met cliënten beslissen over interventies betreffende hun ziekte, zorg en gezondheid. Bij gezamenlijke besluitvorming komt de zorgprofessional samen met de cliënt tot een beslissing op basis van beschikbaar bewijs of evidence, de professionele kennis en ervaring van de zorgverlener en de waarden en ervaringskennis van de cliënt. Gezamenlijke besluitvorming is een tussenvorm van paternalisme, waarbij de professional bepaalt en beslist, en consumentisme, waarbij de zorgprofessional slechts de leverancier is van zorg, en de zorgconsument beslist (Godolphin, 2009; Stiggelbout et al., 2012).
Uit wetenschappelijk onderzoek blijkt dat het goed inrichten en ondersteunen van het besluitvormingsproces de cliënten helpt. Ze zijn beter geïnformeerd, ze zijn zich meer bewust van de voor- en nadelen van bepaalde keuzes, ze voelen

zich vaker tevreden en twijfelen minder over hun genomen beslissing (Stacey et al., 2014; Coulter & Collins, 2011). De meeste cliënten (70%) willen actief betrokken worden bij het nemen van belangrijke medische beslissingen; het overig deel (30%) laat de beslissing liever aan de zorgverlener over (Van Staveren, 2011). Gezamenlijke besluitvorming levert meer cliënttevredenheid en een betere kwaliteit van leven op, en draagt bij aan een betere zorgverlener-cliëntrelatie. Cliënten die zelf beslissen, maken doorgaans een weloverwogen en medisch gezien verstandige keuze.

Maar zoals uit de casussen uit het begin van dit hoofdstuk spreekt, is er een spanning voelbaar tussen de autonomie en een meer zorgethisch perspectief waar aandacht is voor zorg voor elkaar en wederkerigheid van relaties. Niet iedereen bezit immers de capaciteiten om op basis van een veelheid van complexe informatie afgewogen eigen keuzes te maken en alle (mogelijke) consequenties van keuzes te overzien. Maar ook een competente burger is niet altijd even gemotiveerd en geïnformeerd, kan maar een beperkte hoeveelheid informatie verwerken, begrijpt niet altijd alle informatie en bezit niet altijd adequate keuzevaardigheden. Soms heb je de capaciteiten wel, maar ben je tijdelijk niet in staat om informatie te verwerken en een keuze te maken. Bijvoorbeeld omdat je te moe bent, beroerd bent of in paniek, of veel pijn hebt, cognitieve beperkingen hebt of een verminderd bewustzijn. Of je bent in een omgeving, bijvoorbeeld in een instelling, waar het lastiger is te kiezen. En soms ontbreken simpelweg informatie en bewijs, zoals in de derde casus.
In dit hoofdstuk gaan we daarom in op het proces van gezamenlijke besluitvorming, de rol van de cliënt in de gezamenlijke besluitvorming en de wijze waarop de verpleegkundige gezamenlijke geïnformeerde besluitvorming kan faciliteren in de verschillende fasen van het besluitvormingsproces.

12.2 Voorkeuren en rollen van cliënten in gezamenlijke besluitvorming

In de praktijk kan het per persoon en per situatie verschillen welke rol de cliënt vervult tijdens de besluitvorming over behandelkeuzes. De ene cliënt is mondiger dan de andere, sommige cliënten weten precies wat zij willen, andere leggen bij voorkeur de regie bij de verpleegkundige en vragen 'wat lijkt u het beste?' als zij betrokken worden bij de besluitvorming over zorg. In andere generaties (bijvoorbeeld ouderen) of culturen kan een verpleegkundige professional veel autoriteit hebben, en wordt verwacht dat deze weet – en doet – wat het beste is. De mate waarin mensen participeren in de besluitvorming heeft invloed op de therapietrouw. Die is hoger als mensen zelf betrokken zijn geweest bij de keuze voor een behandeling. Dit speelt een belangrijke rol bij cliënten met een chronische aandoening, die hun zorgverlener meestal af en toe zien en er een groot deel van de tijd zelf voor staan, samen met hun familie (RVZ, 2013). In situaties waarin gezamenlijke besluitvorming niet mogelijk is, bijvoorbeeld omdat direct handelen vereist is of een cliënt niet bij bewustzijn is of niet kan communiceren, kan een cliënt op de zorgverlener vertrouwen, die vanuit zijn kennis en expertise de regie neemt. Zorgverleners willen in de allereerste plaats de beste zorg bieden. Dat betekent tegenwoordig dat de zorgverlener streeft naar gezamenlijke geïnformeerde besluitvorming en dat hij zijn handelen daarbij – in alle fasen – afstemt op de voorkeur van de cliënt om in dit besluitvormingsproces een meer of minder actieve rol in te nemen.

Bij het onderzoeken van de keuzeprocessen van verschillende langdurig zieken blijkt dat er twee basishoudingen bestaan: een 'in controle consumentenhouding', waarbij cliënten zich vooral focussen op de uitkomst van het zorgproces, en een 'afhankelijke, passieve houding', waarbij cliënten zich vooral richten op het vertrouwen in de zorgverlener (Groenewoud, 2008). Uit vervolgonderzoek is gebleken dat deze voorkeurspatronen ook per aandoening verschillen. Dit heeft vooral te maken met het toekomstbeeld en het stadium waarin de aandoening zich bevindt. Naarmate de aandoening zich verder heeft ontwikkeld, worden bijvoorbeeld de persoonlijke aanpak en het vertrouwen in de zorgverlener belangrijker dan de uitkomsten (Groenewoud, 2008).

Flynn et al. (2006) stellen dat het classificeren van cliënten als 'actief' of 'passief' in de besluitvorming misleidend is, omdat cliënten verschillen in de behoeften ten aanzien van de verschillende fasen van het besluitvormingsproces. Cliënten verschillen in de mate waarin zij zelfstandig willen beslissen en in de mate waarin zij informatie wensen over de keuzemogelijkheden. Uit onderzoek bleek dat 57% van de cliënten zelfstandig wilde beslissen en persoonlijke controle wilde houden over belangrijke medische beslissingen ('autonomen'); 39% wilde dat hun arts of zorgverlener belangrijke medische beslissingen nam ('delegeerders'). Van de 'autonomen' wenste 81% behandelopties te bespreken met hun arts of zorgverlener; van de delegeerders wenste 41% de behandelopties te bespreken (geïnformeerd) (Flynn et al., 2006).

Op basis van deze verschillen kunnen vier typen cliënten worden onderscheiden:
1. De niet-geïnformeerde delegeerders (23%): hebben behoefte aan weinig informatie en overleg over behandelmogelijkheden en laten de beslissing over de behandeling of zorg over aan de professional. Mannen, cliënten met een lager opleidingsniveau, met een slechtere (zelfbeoordeelde) gezondheid en/of een langer durende relatie met een behandelaar of zorgverlener, behoorden vaker tot dit type.
2. De geïnformeerde delegeerders (16%): hebben behoefte aan veel informatie en overleg over behandelmogelijkheden en laten de beslissing over aan de professional.
3. De niet-geïnformeerde autonomen (11%): hebben behoefte aan weinig informatie en overleg over behandelmogelijkheden en willen zelfstandig beslissen over behandeling of zorg.
4. De geïnformeerde autonomen (46%): hebben behoefte aan veel informatie en overleg over behandelmogelijkheden en willen zelfstandig beslissen.

Hoogopgeleide cliënten, vrouwen, veelal met een goede (zelfbeoordeelde) gezondheid, weinig voorgeschreven medicatie en een kortdurende relatie met de behandelaar, behoorden vaker tot de geïnformeerde autonomen.

Van de ouderen wilde een meerderheid de behandelmogelijkheden te horen krijgen, maar er waren aanzienlijke verschillen in hoe zij betrokken wilden zijn bij het bespreken en kiezen van de behandeling of zorg (Flynn et al., 2006). De verschillende typeringen en hun voorkeur ten aanzien van betrokkenheid in de besluitvorming zijn weergegeven in tabel 12.1.

Tabel 12.1 Typologie van voorkeuren van participatie in besluitvorming over zorg en gezondheid

	Intensieve afweging en bespreking van mogelijkheden		
Zorgverlener beslist	Geïnformeerde delegeerder	Geïnformeerde autonoom	Cliënt beslist
	Niet-geïnformeerde delegeerder	Niet-geïnformeerde autonoom	
	Geen afweging en bespreking van mogelijkheden		

De Raad voor de Volksgezondheid en Zorg (RVZ, 2013) beschrijft in *Samen beter kiezen* vier veelvoorkomende 'rollen' die cliënten kunnen innemen in het keuzeproces: 'meegaande' cliënt, 'meedenkende' cliënt, cliënt als 'meebeslisser' en cliënt als 'meedoener'. Deze rollen komen niet geheel overeen met de hiervoor beschreven typen, maar zijn in een aantal aspecten wel vergelijkbaar.

Klassieke patiënt
Een 'meegaande' cliënt die de regie volledig bij de behandelaar of zorgverlener legt. Deze patiënt:
- volgt instructies op, vertrouwt volledig op behandelaar/zorgverlener;
- heeft behoefte aan informatie op maat;
- stelt prijs op één aanspreekpunt (vaak een belangrijke rol toegekend aan arts).

Cliënt
Een 'meedenkende' cliënt die de behandelaar of zorgverlener consulteert en met hem overlegt. Deze rol kenmerkt zich door:
- behoefte aan een behandelaar die informatie verstrekt;
- informed consent, in onderling overleg het zorgtraject vaststellen;
- alternatieven bespreken en doorvragen.

Regisseur
De cliënt als 'meebeslisser' en regisseur van het behandel- of zorgproces. Deze rol kenmerkt zich door:

- eigen initiatief, actieve informatieverzameling;
- eigen keuzes;
- gebruik van E-health.

Coproducent
De cliënt als 'meedoener' of coproducent. De ervaringsdeskundige, met name bij chronisch zieken. Deze rol kenmerkt zich door:
- inhoudelijke verbetering van de zorg;
- waarden registreren, zelfmonitoring van het ziekteproces;
- zelf acteren op signalen, interventies gedeeltelijk zelf uitvoeren (zelfmanagement).

Cliënten die bij voorkeur een rol van coproducent of regisseur op zich nemen, zullen vanaf de eerste fase actief betrokken zijn bij gezamenlijke besluitvorming. Cliënten die een rol van cliënt of klassieke patiënt vervullen, zullen meer ondersteuning van de behandelaar kunnen gebruiken in het keuzeproces. Dit kan specifieke en/of nieuwe vaardigheden en competenties van behandelaars of zorgverleners vragen om hun rol in de gezamenlijke besluitvorming te kunnen vervullen. Het onderscheiden en begrijpen van verschillende typen of rollen die de voorkeur van cliënten kunnen hebben in het proces van gezamenlijke besluitvorming, kan de zorgverlener ondersteunen bij het faciliteren van dit proces. In de eerste fase is het belangrijk goed in kaart te brengen of de cliënt goed op de hoogte is van zijn ziekte, of hij zijn eigen lichaam kent, mondig is en of hij de wereld en structuur van de gezondheidszorg kent en welke 'rol' hij bij voorkeur inneemt.

12.3 Een model voor gezamenlijke geïnformeerde besluitvorming

Het besluitvormingsproces kan beschreven worden als het verwerken van informatie en het evalueren van verschillende opties, resulterend in de keuze voor één optie. De kiezer verwerkt informatie van verschillende bronnen, zowel over de keuzeopties als over zijn eigen voorkeuren. Hij kan verwachtingen formuleren over toekomstige gevolgen van verschillende keuzes en beoordeelt deze in overeenstemming met zijn persoonlijke waarden en preferenties. Een kiezer moet dus voldoende geïnformeerd zijn en voldoende hebben nagedacht. Beslissen is een cognitief proces dat beschreven kan worden op de dimensies 'gecontroleerd of bewust versus automatisch of onbewust' en 'analytisch versus intuïtief' (Timmermans, 2013).

Bij gezamenlijke geïnformeerde besluitvorming zijn in elk geval de professional en de cliënt nauw betrokken. Ook naasten spelen echter vaak een belangrijke rol in het nemen van beslissingen over zorg en behandeling, zoals bijvoorbeeld bij dementerende ouderen of mensen met cognitieve of verstandelijke beperkingen

(Stacey et al., 2014). Ducharme et al. (2012) en Wolfs et al. (2012) hebben een procesmodel ontwikkeld dat zich richt op het keuzeproces betreffende zorg voor mensen met psychogeriatrische problematiek, waarbij ook de rol van de naasten wordt erkend. Dit procesmodel is breder toepasbaar voor keuzeprocessen waarbij gezamenlijke besluitvorming wordt toegepast. Het keuzeproces verloopt in dit model volgens vier fasen: (1) activering, (2) evaluatie, (3) verkennen van de mogelijkheden, en (4) beslissing.

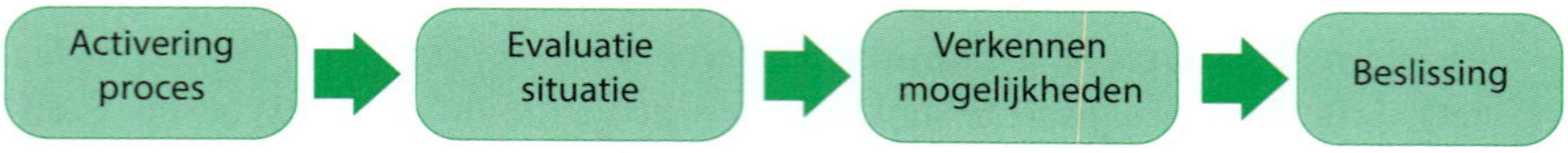

Activering proces → Evaluatie situatie → Verkennen mogelijkheden → Beslissing

Figuur 12.2   Model keuzeproces

- De eerste fase is de activering van het proces als gevolg van gezondheidsproblemen of achteruitgang van de gezondheid (van zichzelf of een familielid), of van de suggestie van professionals om tot behandeling of opname over te gaan.
- In de tweede fase vinden de evaluatie van de situatie en het vaststellen van de individuele behoefte plaats: de professional en/of de cliënt (of familie) evalueert de huidige situatie (gezondheid, woon-/leefsituatie, ervaren problemen, mogelijke risico's, aanwezige hulp) door in gesprek te gaan. De behoeften van de cliënt en zijn naasten zijn afhankelijk van de problemen waar hij en zijn omgeving tegenaan lopen en van de individuele voorkeuren.
- In de derde fase vindt het verkennen van de mogelijkheden plaats. Hier zijn verschillende manieren voor, waarbij de eerder beschreven stappen van gezamenlijke besluitvorming gevolgd kunnen worden. Hierbij is allereerst van belang dat de cliënt zich bewust wordt van het feit dat er niet één beste (behandel)optie is en dat hij kan meedenken. De verpleegkundige kan de cliënt en zijn naasten duidelijk informeren over de mogelijke opties en de voor- en nadelen van de verschillende opties. Waar mogelijk kan hij de cliënt gepersonaliseerde (op maat) informatie bieden. Cliënten of hun familieleden kunnen ook zelf informatie verzamelen of in gesprek gaan met 'lotgenoten' of ervaringsdeskundigen om een goed beeld te krijgen van de mogelijkheden.
- In de laatste fase vindt de afweging plaats en wordt een keuze gemaakt: de cliënt weegt, samen met de zorgverlener(s) en/of familie of naasten, de verschillende mogelijkheden af en beslist in overleg met de professional welke mogelijkheid de voorkeur heeft. Daarbij spelen de persoonlijke voorkeuren en waarden van de cliënt en de naasten een belangrijke rol. Zowel de cliënt en zijn naasten als zorgprofessionals zouden betrokken moeten zijn bij de keuze. De cliënt kan er ook voor kiezen de keuze aan de professional over te laten of (vooralsnog) niets te doen (Visser & De Jong, 2014; Van Veenendaal et al., 2013).

Activering proces	Evaluatie situatie	Verkennen mogelijkheden	Beslissing
Moet er een beslissing genomen worden (over zorg, opname, e.d.)?	Wat is situatie nu? Welke behoefte heeft de cliënt? Hoe schat professional de situatie in? Wat zegt de wetenschap?	Welke mogelijkheden zijn er t.a.v. zorg, behandeling, opname (e.d.)?	Welke mogelijkheid heeft de voorkeur?

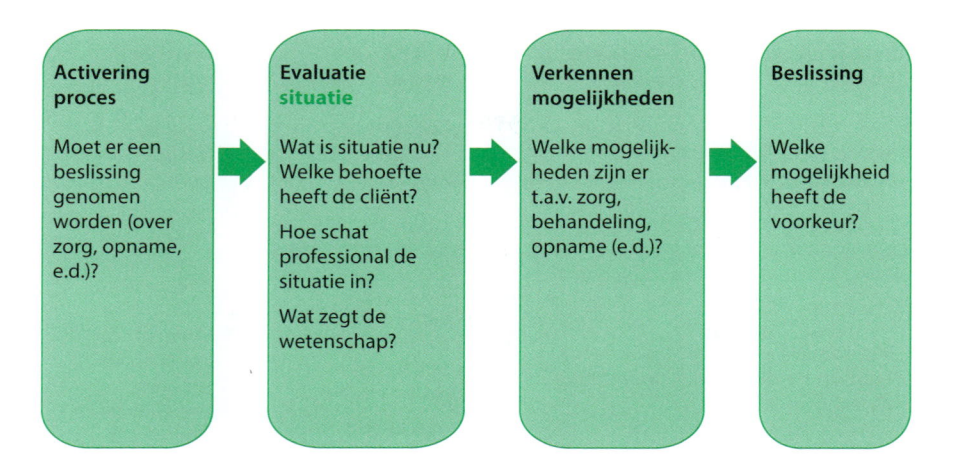

Figuur 12.3   Model keuzeproces, voorbeeld

Naar een model voor gezamenlijke geïnformeerde besluitvorming

Om besluiten te nemen in partnerschap met cliënten is een brede definitie van evidence nodig, zoals we gebruiken in dit boek. Gezamenlijke geïnformeerde besluitvorming is een veelzijdig en complex proces (Salzburg, 2011; Barber, 2012). In veel besluitvormingsmodellen wordt geen rekening gehouden met het feit dat de voorkeur van de cliënt ten aanzien van (actieve) participatie bij de besluitvorming per cliënt kan verschillen. Bovendien kan de voorkeur voor actieve participatie in de besluitvorming anders zijn bij verschillende aandoeningen of beperkingen (bijvoorbeeld acute aandoeningen of chronische aandoeningen), of kan de voorkeur veranderen in de loop van de tijd als een aandoening voortduurt of verergert. Daarnaast gaan de modellen vaak uit van twee betrokkenen in de besluitvorming (de cliënt en de zorgverlener), terwijl in de praktijk meerdere betrokkenen en (contextuele) factoren een rol spelen (Groenewoud, 2008).

Om met die complexiteit om te gaan hebben professionals een model voor besluitvorming nodig dat hen helpt alle beschikbare feiten te combineren en robuuste, juiste en onderbouwde beslissingen te nemen die gebaseerd zijn op uitgangspunten van cliëntgecentreerde zorg. Met een robuuste beslissing wordt bedoeld dat er sprake is van weinig onzekerheid, zodat het zeer waarschijnlijk is dat de beslissing leidt tot een goede uitkomst, bij verschillende (mogelijke) scenario's.

Om evidence vanuit verschillende bronnen (cliënt, professional en bewijsmateriaal) te organiseren in een bruikbaar model is in figuur 12.3 een model voor gezamenlijke geïnformeerde besluitvorming opgesteld.

Activering proces	Evaluatie situatie	Verkennen mogelijkheden	Beslissing
Moet er een beslissing genomen worden (over zorg, behandeling, opname, e.d.)? **Wat gebeurt er wanneer de cliënt afwacht?** – Nagaan van vaardigheden van cliënt (en naasten) om informatie over gezondheid te lezen. – Communicatieve vaardigheden nagaan. – Vaardigheden/ competentie nagaan om beslissing te nemen en daarvan consequenties te overzien. – In kaart brengen van betrokkenen waarmee je het besluitvormings- proces doorloopt.	Wat is situatie nu? Welke behoefte heeft de cliënt? Hoe schat de professional de situatie in? Wat zegt de wetenschap? –Verzamelen en evalueren van de evidence van de cliënt. – Verzamelen en evalueren van de evidence van de professional. – Verzamelen en evalueren van het beschikbare bewijs.	Welke mogelijk- heden zijn er t.a.v. zorg, behande- ling, opname (e.d.)? – Verzamelen en evalueren van de informatie van en over beschikbare andere bronnen. – Verzamelen en evalueren van informatie over de omgeving waarin we leven en werken. – Bespreken van de mogelijkheden in het licht van het evaluatieproces. – Wat zijn de voor- en nadelen van deze opties? – Hoe wegen deze voor- en nadelen voor déze cliënt? – Heeft de cliënt genoeg infor- matie om een keuze te kunnen maken?	Welke mogelijk- heid heeft de voorkeur? – Zo nodig faciliteren van kennisuitwisseling in het netwerk van de professio- nals en van de direct betrokke- nen, zodat perspectieven en verschillen in perspectieven helder worden. – Afstemmen op basishouding en keuzestijl. – Afstemmen van het tempo van beslissen op dat van de cliënt en diens naasten. – Beslissing nemen. – Terugkijken.

Figuur 12.4   Model gezamenlijke geïnformeerde besluitvorming

12.4 Activering van het proces

In de situatie van Wilma Trap staat de activering van het proces centraal. Wilma zelf benoemt geen problemen, maar anderen (familie, bezoekers van het dagcentrum, professionals) maken zich zorgen en signaleren achteruitgang. Hier speelt de vraag of er een beslissing genomen moet worden over zorg of behandeling, op suggestie van familie en professionals. In de eerder beschreven voorkeuren en rollen van cliënten kan zij het best getypeerd worden als een niet-geïnformeerde autonoom. Zij treedt graag op als regisseur van haar eigen leven en zorg, maar gaat daarbij niet op eigen initiatief op zoek naar informatie over gezondheid of zorg.

Nutbeam (2000) en Kickbusch (2001) introduceerden het begrip 'health literacy', dat in Nederland wel wordt aangeduid met gezondheidsvaardigheden. Met gezondheidsvaardigheden worden de cognitieve en sociale vaardigheden bedoeld die de motivatie en het vermogen van personen bepalen om informatie te verkrijgen, te begrijpen en te gebruiken om een goede gezondheid te behouden of te verkrijgen. Het niveau van gezondheidsvaardigheden van een persoon bepaalt in hun visie mede zijn gezondheid. Zij benoemden drie typen domeinen binnen gezondheidsvaardigheden: (1) lezen van gezondheidsinformatie, (2) communiceren binnen de gezondheidszorg, en (3) kritisch omgaan met gezondheidsinformatie. De ideale cliënt in de gezondheidszorg kan goed uit de voeten in alle drie de domeinen. Dit is in de laatste casus aan het begin van dit hoofdstuk het geval, maar bij de tweede casus is dit anders en bij de eerste is het niet duidelijk.

Om in diverse situaties gezamenlijke besluitvorming toe te kunnen passen, moet nagegaan worden wat deze verschillen in 'health literacy' of gezondheidsvaardigheden betekenen voor het proces van activering. Bij Wilma lijkt het geven van informatie (of feedback) niet voldoende om een dialoog te starten of er wel of geen (extra) zorg geboden moet worden (het onderwerp is niet eens bespreekbaar). De suggestie om een beslissing te nemen over zorg of behandeling komt van familie en professionals. Wanneer de communicatie een probleem blijkt, kom je dan tot activering of moet je eerst waarborgen dat er vertrouwen en contact mogelijk is? Wellicht kun je als zorgverlener de informatie aan de cliënt in het proces van activering verbeteren door het zoeken van (voor de cliënt) begrijpelijke informatie, waarbij ook gedacht kan worden aan andere vormen dan schriftelijke (talige) informatie, zoals beeldmateriaal, het betrekken van naasten die over betere gezondheidsvaardigheden beschikken of het uittrekken van meer tijd voor communicatie om deze fase van het besluitvormingsproces zo goed mogelijk te doorlopen. Als verpleegkundige kun je nagaan hoe je kunt bijdragen aan het verbeteren van de gezondheidsvaardigheden van een cliënt – het kritisch lezen en verwerken van gezondheidsinformatie, communiceren –, zodat de cliënt, of zijn naasten, zo actief mogelijk betrokken wordt in deze eerste fase van het beslissingsproces.

Vanuit het uitgangspunt dat gezamenlijke besluitvorming gebaseerd is op een opvatting van autonomie als een na te streven ideaal, is het streven om vanaf de activeringsfase het vermogen van een cliënt te benutten of te vergroten om eigen (autonome) beslissingen te nemen en het leven zo veel mogelijk naar eigen inzicht vorm te geven. De cliënt en diens visie op wat een goed en waardevol leven is, informeren de beslissing (Struijs & Jongsma, 2013). Dit veronderstelt dat mensen voor zichzelf weten wat voor hen een goed en waardevol leven inhoudt. Een autonome keuze wordt gekenmerkt door vier aspecten: de keuze is (1) aanwijsbaar, (2) geïnformeerd, (3) vrijwillig en (4) zelfstandig (Van Willigenburg et al., 1993; Kuiper, 2001).

Het principe van respect voor autonomie houdt in dat autonome keuzes gerespecteerd moeten worden. Dit vraagt van de verpleegkundige dat hij cliënten vrijlaat om zelf hun keuzes te maken, ook als die anders uitvallen dan hij zou willen. Respect voor autonomie brengt daarnaast de plicht met zich mee om iets te doen, bijvoorbeeld belemmeringen voor een autonome keuze wegnemen (Bolt et al., 2010). Het kan ook betekenen dat de zorgverlener de cliënt ondersteunt bij het verhelderen van zijn beeld van een goed en waardevol leven.

In de eerste fase van het besluitvormingsproces is het belangrijk goed in kaart te brengen of de cliënt goed op de hoogte is van zijn ziekte, of hij zijn eigen lichaam kent, mondig is, de wereld en structuur van de gezondheidszorg kent en welke 'patiëntenrol' hij in deze fase, of bij voorkeur, inneemt (meegaand, meedenkend, meebeslissend of coproducent). Daarnaast is belangrijk na te gaan welke voorkeur of behoefte de cliënt heeft aan informatie en aan het nemen van zelfstandige, autonome, beslissingen. Inzicht hierin kan verhelderen hoe de zorgverlener in deze fase zo goed mogelijk aan kan sluiten bij de behoeften en mogelijkheden van de cliënt om het proces van gezamenlijke besluitvorming naar beider tevredenheid vorm te geven.

12.5 Evaluatie van de situatie

In deze tweede fase vindt de evaluatie van de situatie plaats. De verpleegkundige en de cliënt (of familie) evalueren de huidige situatie (gezondheid, woon-/leefsituatie, ervaren problemen, mogelijke risico's, aanwezige hulp) door in gesprek te gaan. Ook wordt in deze fase de individuele behoefte van de cliënt en zijn naasten aan behandeling of zorg vastgesteld. Deze behoeften zullen afhankelijk zijn van de problemen waar hij en zijn omgeving tegenaan lopen en van de individuele voorkeuren. Zoals door dit hele boek beschreven is, wordt daarbij informatie verzameld en geëvalueerd uit drie bronnen: de cliënt, de professional en bewijsmateriaal.

Individuele kennis en ervaring van de cliënt is het startpunt voor hoog kwalitatieve zorg (persoonsgerichte zorg). Informatie over de situatie van de cliënt ontstaat vanuit luisteren naar de cliënt en het opbouwen van een beeld van zijn lichamelijke, psychologische en sociale gezondheid. In de evaluatie worden ook zijn ervaringen, ervaren problemen in het dagelijks functioneren en in participatie, wensen en verwachtingen, en zijn omgeving betrokken. Zoals in hoofdstuk 4 is beschreven, wordt de evidence van de cliënt verzameld met vragen naar levensloopverhalen en/of ziektegeschiedenis, observatie, cliëntgebonden onderzoek (interview, tests, lichamelijk onderzoek). Het verzamelen van evidence vindt plaats in de geest van gelijkwaardig partnerschap. Het opbouwen van een vertrouwensrelatie is essentieel voor het verkrijgen van kwalitatief goede informatie. Deze kennis kan worden aangevuld met ervaringskennis van groepen cliënten op meer collectief niveau.

Evidence van de cliënt:
- ervaringskennis van de cliënt, *kennis en inzichten die ontwikkeld zijn op basis van reflectie op en analyse van geëxpliciteerde, concrete ervaren beperkingen, opgedaan door de persoon zelf en door anderen*;
- individuele behoeften en voorkeuren;
- overtuigingen, waarden en verwachtingen;
- gezondheidsproblemen;
- sociale, culturele en familieomstandigheden;
- steun van netwerk;
- evidence van de cliëntengroepen (gezamenlijke en collectieve kennis).

Naar Menage (2016).

Evidence van de professional als element in dit model heeft betrekking op betrouwbare, expliciete en veelal collectieve kennis vanuit verschillende bronnen. Daarbij beschouwt de professional zichzelf en zijn rol in het partnerschap met de cliënt, en reflecteert op zijn kennis en vaardigheden – inclusief mogelijke ontbrekende kennis en vaardigheden. Op deze manier kan hij vaststellen in welke situaties hij kan vertrouwen op zijn kennis, vaardigheden en ervaring en in welke situaties een andere benadering of aanvullende kennis nodig kan zijn. Als de verpleegkundige constateert dat aanvullende kennis en vaardigheden nodig (kunnen) zijn, kan hij op zoek gaan naar professionele netwerken, communities, experts, casestudies of best practices (zie ook hoofdstuk 5). Zelfbewustzijn speelt een belangrijke rol in dit proces en maakt deel uit van voortdurende professionele ontwikkeling. Een model dat evidence van de professional integreert, zal betere besluitvorming ondersteunen en de professional versterken (empoweren) (Menage, 2016).

Evidence van de professional:
- professionele kennis vanuit verschillende bronnen, waaronder praktijktheorieën, en praktijkervaring, die gedeeld wordt met collega-zorgprofessionals en die getoetst is en betrouwbaar is bevonden;
- best practices;
- geëxpliciteerde professionele kennis, ontstaan vanuit (collectieve) praktijkervaring;
- 'algemeen aanvaard handelen', mening van expert(s);
- professioneel netwerk;
- professionele evidence, geleid door codes en richtlijnen.

Bewijs uit wetenschappelijk onderzoek wordt in dit model afgewogen met evidence vanuit andere domeinen. Bewijs is afkomstig vanuit (kwalitatief goed) kwantitatief en kwalitatief onderzoek en moet altijd beoordeeld worden op kwaliteit, betrouwbaarheid en validiteit (zie deel II van dit boek). Het is niet realistisch te verwachten dat professionals zich bewust zijn van al het beschikbare bewijs, maar (evidence-based) richtlijnen waarin beschikbaar bewijs is samengevat en toegepast helpen professionals bij besluitvorming voor specifieke situaties. Als evidence-based richtlijnen zijn opgesteld volgens een onbevooroordeeld en transparant proces van systematische beoordeling van het beschikbare bewijs, kunnen zij de resultaten van zorg verbeteren en bijdragen aan een constante kwaliteit (duurzaamheid) van zorg (zie ook: Kirkpatrick & Burkman, 2010). Daarnaast spelen peer reviewed tijdschriften een belangrijke rol bij het informeren van professionals over nieuw onderzoek en nieuwe inzichten.

Bewijs uit onderzoek:
- evidence-based richtlijnen;
- resultaten van kwalitatief en kwantitatief onderzoek;
- landelijke en lokale statistieken;
- resultaten van audits en inspectiebezoeken, en van incidenten- en klachtenmeldingen.

Naar Menage (2016).

Met behulp van de informatie vanuit de verschillende bronnen wordt de huidige situatie van de cliënt (en zijn naasten) zorgvuldig geëvalueerd. In een dialoog tussen de verpleegkundige en de cliënt worden de gezondheid van de cliënt, zijn woon- en leefsituatie, de ervaren problemen in het dagelijks functioneren en in participatie, mogelijke risico's en aanwezige hulp nagegaan. Ook wordt de individuele behoefte vastgesteld; dit betreft zowel de behoefte van de cliënt aan behandeling of zorg als de behoefte aan betrokkenheid in het besluitvormingsproces. Omdat de behoefte aan actieve deelname in gezamenlijke besluitvorming per fase kan verschillen, is het ook in deze tweede fase van het besluitvormingsproces het belangrijk na te gaan welke voorkeur of behoefte de cliënt heeft aan informatie en aan het nemen van zelfstandige, autonome, beslissingen en welke 'patiëntenrol' de cliënt in deze fase, of bij voorkeur, inneemt: legt hij de regie bij voorkeur bij de verpleegkundige (meegaand), wil hij overleggen en meedenken (meedenkend), gaat hij actief op zoek naar informatie en wil hij eigen keuzes maken (meebeslissend), of is hij een ervaringsdeskundige die zijn eigen gezondheid in de gaten houdt (coproducent). Op deze manier kan de zorgverlener ook in deze fase zo goed mogelijk aansluiten bij de behoeften en mogelijkheden van de cliënt om het proces van gezamenlijke besluitvorming naar beider tevredenheid vorm te geven.

12.6 Verkennen van mogelijkheden

In de derde fase van het besluitvormingsproces worden de mogelijkheden verkend. Bij verpleegkundige zorg is het belangrijk dat in deze fase eerst gezamenlijk een doel wordt vastgesteld. Vanuit het gezamenlijk vastgestelde doel worden de mogelijkheden verkend. Deze fase heeft betrekking op de eerste twee stappen van het proces van gezamenlijke besluitvorming zoals dit beschreven is in hoofdstuk 3: het duidelijk maken of bewust maken dat er iets te kiezen valt (keuzegesprek), en het bespreken van de verschillende mogelijkheden (opties) en hun voor- en nadelen (optiegesprek).

Het is in deze fase allereerst van belang dat de cliënt zich bewust wordt van het feit dat er niet één beste (behandel)optie is en dat hij kan meedenken over de verschillende mogelijkheden. Bij het streven naar gezamenlijke geïnformeerde besluitvorming staat in deze fase het informeren van de cliënt over de verschillende mogelijkheden, de voor- en nadelen en de mogelijke consequenties centraal. Om een gezamenlijke geïnformeerde beslissing te kunnen nemen moet de cliënt op de hoogte zijn van de informatie die hij nodig heeft om een weloverwogen beslissing te kunnen nemen.

De verpleegkundige kan de cliënt, en zijn naasten, in deze fase ondersteunen door hem te voorzien van de informatie die hij wenst of nodig heeft over de mogelijkheden voor diagnostiek, behandeling, begeleiding of zorg, de voor- en nadelen van de verschillende mogelijkheden en de mogelijke gevolgen – zowel op korte als op lange termijn. Ook in deze fase is het belangrijk dat de verpleegkundige de informatie zo veel en zo goed mogelijk afstemt op de informatiebehoefte, het tempo en de gezondheidsvaardigheden (health literacy) van de cliënt en op de behoefte aan eigen regie van de cliënt bij het zoeken naar informatie.

Dit betekent dat de verpleegkundige duidelijke informatie geeft over de mogelijke opties, dat hij de voor- en nadelen van de verschillende opties begrijpelijk presenteert en voorziet van concrete (eventueel ook gevisualiseerde) informatie over de verwachtingen en mogelijke gevolgen. Waar mogelijk kan hij de cliënt gepersonaliseerde (op maat) informatie bieden. Cliënten of hun familieleden kunnen ook zelf informatie verzamelen of in gesprek gaan met 'lotgenoten' of ervaringsdeskundigen om een goed beeld te krijgen van de mogelijkheden.

Zoals in hoofdstuk 3 is beschreven, staan bij het verkennen en bespreken van de mogelijkheden de volgende vragen centraal:
- Welke mogelijkheden zijn er voor onderzoek, behandeling of zorg?
- Wat zijn de voor- en nadelen van deze mogelijkheden (zowel voor korte als lange termijn)?
- Hoe wegen deze voor- en nadelen van de verschillende opties voor déze cliënt?
- Heeft de cliënt genoeg informatie om een keuze te kunnen maken?

(Bron: Hoffmann et al., 2014)

Bij het verkennen van de mogelijkheden geeft de context de kaders aan waarbinnen de oplossingsmogelijkheden gezocht moeten worden. Elke beslissing wordt immers genomen in een context en kan daar niet los van worden gezien. De afweging tussen evidence vanuit de drie perspectieven (cliënt, professional, bewijsmateriaal), zoals eerder beschreven, vindt daarom altijd plaats in een context.

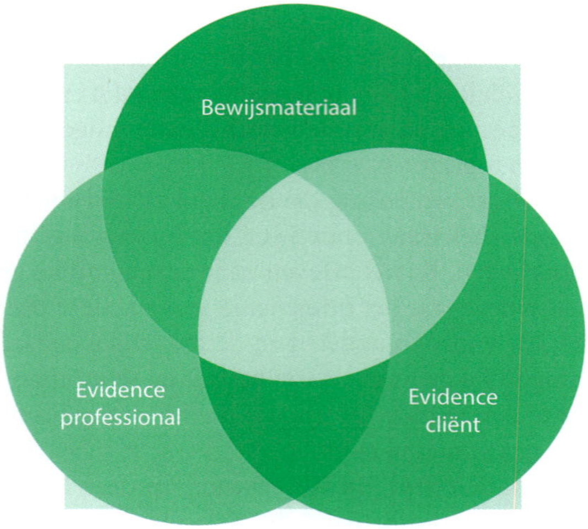

Figuur 12.5 Niet alle mogelijkheden zijn realiseerbaar in de context

De invloed van de context of de omgeving van de cliënt heeft met name betrekking op de sociale omgeving van de cliënt. Naasten of betrokkenen in de sociale omgeving van de cliënt zijn bijvoorbeeld belangrijk voor (emotionele) steun, maar ook voor praktische hulp. Stel dat er bewijs is dat cliënten met een collumfractuur het best thuis kunnen revalideren, dan bepaalt de context van de (individuele) cliënt of er voldoende steun aanwezig is en of de benodigde zorg thuis kan worden geleverd. De geïnformeerde keuze wordt verder gevormd of beperkt door factoren uit de omgeving, zoals sociale normen, sociale druk, reclame en andere beïnvloedingsmechanismen. Informatie die op een eenzijdige of dwingende manier wordt aangeboden, bevordert een vrije keuze niet. De fysische omgeving is uiteraard ook bepalend. Drempels kunnen letterlijk te hoog zijn, maar ook (te hoge) verwachtingen kunnen als een drempel werken.

De invloed van de context van de professional in zeer strikte zin heeft betrekking op aanwezige ruimte(n), materialen en middelen, en kennis. Als voor het toepassen van een effectieve interventie een extra scholing nodig is (bijvoorbeeld elementen van cognitieve gedragstherapie), kan de cliënt mogelijk niet terecht bij iedere verpleegkundige. Daarnaast is het mogelijk dat nieuwe interventies slechts in een beperkt aantal instellingen (pilotcontexten) aangeboden wordt, zoals bijvoorbeeld Gezond Actief Ouder Worden (Heijsman et al., 2011, 2012) en een programma dat jongvolwassenen met lichamelijke beperkingen ondersteunt bij het vinden van passend werk en daarbij revalidatie en re-integratie combineert (Verhoef et al., 2013, 2015). Maar in ruimere zin zijn er bronnen van kennis in de context aanwezig die geraadpleegd kunnen worden, zoals leden van een multidisciplinair team (Menage, 2016). Informatie van en over de beschikbare bronnen kan besluitvorming en zorg verbeteren. Kennis over het team, de vaardigheden van de teamleden, de verwijsprocedures, communicatielijnen, verschillende diensten en faciliteiten spelen een belangrijke rol in kwalitatief goede zorg. Ten slotte moet de beschikbare tijd ook beschouwd worden in een realistisch besluitvormingsproces.

Maar ook op macro- en mesoniveau speelt de context een rol bij beslissingen: wet- en regelgeving, professionele richtlijnen en standaarden, politieke invloeden op landelijk en lokaal (gemeentelijk) beleid (zoals decentralisatie, de invoering van de Participatiewet), het beleid van de organisatie waar de cliënt woont, leeft, behandeld of verzorgd wordt, en algemene normen en waarden beïnvloeden de keuzemogelijkheden en de besluitvorming (Menage, 2016). Beslissingen ten aanzien van diagnostiek of interventies dienen te passen binnen de landelijke of regionale afspraken.

Context op macro- en mesoniveau	
wet- en andere regelgeving professionele richtlijnen en standaarden technologie, cultuur, normen en waarden	
• mogelijkheden afdeling • competenties professionals • ervaring en attituden van het multidisciplinair behandelteam • ondersteuning in bredere zin (van management).	• sociale netwerk • fysische omgeving cliënt
Context professional	Context cliënt

Figuur 12.6 De context

Ook in deze derde fase is het belangrijk de behoefte van de cliënt aan actieve deelname in de gezamenlijke besluitvorming na te gaan, omdat deze behoefte per fase kan verschillen. Dus ook bij het verkennen van de mogelijkheden dient de verpleegkundige aan te sluiten bij de voorkeur of behoefte van de cliënt aan informatie en aan het nemen van zelfstandige, autonome, beslissingen, en zijn handelen af te stemmen op de rol die de cliënt in deze fase inneemt: legt hij de regie bij voorkeur bij de verpleegkundige (meegaand), wil hij overleggen en meedenken (meedenkend), gaat hij actief op zoek naar informatie en wil hij eigen keuzes maken (meebeslissend), of is hij een ervaringsdeskundige die zijn eigen gezondheid in de gaten houdt (coproducent). Om zo goed mogelijk aan te sluiten bij de behoeften en mogelijkheden van de cliënt en het proces van gezamenlijke besluitvorming naar beider tevredenheid vorm te geven, geven we een aantal praktische mogelijkheden voor wat de cliënt kan doen, wat de professional kan doen of wat de professional en cliënt samen kunnen doen om de mogelijkheden te verkennen en kennisuitwisseling in het netwerk van de professionals en van de direct betrokkenen te faciliteren, zodat perspectieven en verschillen in perspectieven verhelderd worden.

Wat kan de cliënt doen of wat kun je de cliënt aanraden te doen?
De cliënt kan (aangeraden worden) een *keuzehulp* (te) gebruiken (zie ook hoofdstuk 3).
Maar er kunnen ook allerlei personen als extra informatiebron ingeschakeld worden:
- *Casemanager.* Een casemanager is een gespecialiseerde verpleegkundige die als taak heeft om een cliënt te ondersteunen bij het zoeken van het best passende zorgtraject.
- *Keuzecoach.* Keuzes maken doe je elke dag. Steeds vaker bieden professionele keuzehulpen of coaches hun diensten aan. Het gaat om keuzes met betrekking tot opleiding, maar langzamerhand ook met betrekking tot essentiële dingen in het leven, zoals keuze rond zorg en gezondheid.
- *Netwerkberaad.* In het netwerkberaad wordt geprobeerd alle relevante informatie met de cliënt boven tafel te krijgen. Er wordt een inschatting gemaakt van wat het perspectief van de cliënt is. Op basis daarvan worden procedurele afspraken gemaakt (wie doet wat wanneer).
- *Eigen-krachtconferentie* Iedereen kan een eigen-krachtconferentie aanvragen, voor zichzelf of voor een ander. In de praktijk is het vaak een professional (maatschappelijk werker, gezinsvoogd, docent, huisarts enzovoort) die deze opening biedt (<www.movisie.nl/sites/default/files/alfresco_files/Methodebeschrijving%20Eigen%20Kracht-conferentie%20[MOV-180129-0.2].pdf>).
- *Cliëntenplatform,* Niet alleen kunnen cliënten informatie van het internet halen, maar zij kunnen ook informatie delen met anderen via sociale media en online communities.

Wat kun je als professional doen?
Als professional kun je beginnen met vragen stellen aan een andere professional (een collega, een lid van het multidisciplinaire team, een oproep via de beroepsvereniging, een wiki-vraag). Maar ook kun je aspecten van het besluitvormingsproces agenderen op bijeenkomsten en dergelijke:
- *Werkoverleg.* Met betrekking tot de context is het mogelijk in het werkoverleg aspecten ter sprake te brengen. Werkoverleggen zijn bijeenkomsten van teamleden ten behoeve van de taakverdeling en het maken van afspraken over de aanpak van organisatorische knelpunten op de afdeling.
- *Intercollegiale toetsing.* Dit zijn bijeenkomsten waarin een groep hulpverleners stapsgewijs elkaars functioneren toetst aan hiervoor opgestelde richtlijnen. Vervolgens worden veranderingen aangebracht die systematisch worden geëvalueerd.
- *Beleidsdagen.* Tijdens deze beleidsvormende overleggen worden beleidsplannen ontwikkeld, schriftelijk vastgelegd en periodiek geëvalueerd. Verpleegkundigen en/of paramedici kunnen hierin participeren.

Soms kan een andere wijze van gespreksvoering een opening bieden. Motivational interviewing of motiverende gespreksvoering is een doelgerichte gespreksmethode waarbij de persoonlijke motivatie om te veranderen wordt versterkt door het verkennen en verminderen van ambivalentie ten aanzien van verandering. De focus ligt op het willen begrijpen van de cliënt en het aansluiten op het referentiekader van de cliënt in relatie tot een bepaald probleem en het bijbehorende gedrag. Samenwerking, versterken van de motivatie en autonomie staan centraal.

Daarnaast kan een consult aangevraagd worden bij een gespecialiseerde professional of organisatie, zoals het Centrum voor Consultatie en Expertise, dat zich richt op de meest complexe zorgvragen. Onder consultatie wordt het beantwoorden van een concrete vraag betreffende een specifieke cliënt verstaan. Afhankelijk van de vraag kan dit telefonisch, of wordt de cliënt eenmalig voor een onderzoek gezien. Doelstelling is een ondersteuning, zodat doorverwijzing in principe niet nodig is. Tijdens het consultatieproces blijft de verpleegkundige als consultvrager de behandelverantwoordelijke.

Wat kun je samen doen?

Gezamenlijk kun je besluiten om extra steun in te roepen om de dialoog te verbeteren of onzekerheid te verminderen:

- *Moreel beraad.* Een moreel beraad is een gestructureerd en methodisch groepsgesprek over een morele vraag naar aanleiding van een concrete ervaring. Gespreksmethodieken zijn erop gericht te stimuleren dat er een vruchtbaar gesprek plaatsvindt, zodat er een dialoog ontstaat. De kwaliteit (met betrekking tot onder andere methode, gesprekshouding, participatie, proces en uitkomst) en voortgang van het moreel beraad worden bewaakt door een daartoe opgeleide gespreksleider die de dialoog over en het onderzoek naar de morele vraag begeleidt en bevordert (<www.ceg.nl/werk/bekijk/moreel-beraad>).
- *Second opinion in de zorg*? Een second opinion is een oordeel van een andere zorgprofessional dan degene die behandelt of verpleegt en verzorgt. Wanneer de cliënt en/of professional meer zekerheid willen hebben, kan een second opinion aanvragen een optie zijn (<www.rijksoverheid.nl/onderwerpen/patientenrecht-en-clientenrecht/vraag-en-antwoord/wat-is-een-second-opinion-in-de-zorg>).

Naast de hiervoor genoemde praktische tips om de mogelijkheden om kennisuitwisseling (en de dialoog) te verkennen, die met name een beroep doen op verbale en cognitieve vaardigheden, kunnen de mogelijkheden ook via tal van andere technieken (verder) verkend worden. Gebruik van moodboards, mindmaps, tekenen en dergelijke is ook mogelijk. Hierbij kunnen specifieke werkvormenboeken gebruikt worden, naast de vak- en domeinspecifieke literatuur te vinden bij bijvoorbeeld de vaktherapieën, gehandicaptenzorg en ouderenzorg.

12.7 Beslissing

In de vierde en laatste fase vindt de afweging plaats en wordt een beslissing genomen: de cliënt weegt, samen met de zorgverlener(s) en/of familie of naasten en op basis van de verzamelde evidence uit verschillende bronnen, de verschillende mogelijkheden af en beslist in overleg met de professional welke mogelijkheid de voorkeur heeft. Daarbij spelen de persoonlijke voorkeuren en waarden van de cliënt en de naasten een belangrijke rol. Zowel de cliënt en zijn naasten als de zorgprofessional zouden betrokken moeten zijn bij de keuze. De cliënt kan er ook voor kiezen (vooralsnog) niets te doen (Visser & de Jong, 2014; Van Veenendaal et al., 2013).

Zoals in alle eerdere fasen is beschreven, is het ook in deze fase belangrijk de behoefte van de cliënt aan actieve deelname in de gezamenlijke besluitvorming na te gaan, en aan te sluiten bij de voorkeur of behoefte van de cliënt aan informatie en aan het nemen van zelfstandige, autonome, beslissingen. Ook nu dient de verpleegkundige zijn handelen af te stemmen op de rol die de cliënt in deze fase inneemt: legt hij de regie bij voorkeur bij de professional, wil hij overleggen en meedenken, gaat hij actief op zoek naar informatie en wil hij meebeslissen, of is hij een ervaringsdeskundige die een rol inneemt van coproducent.

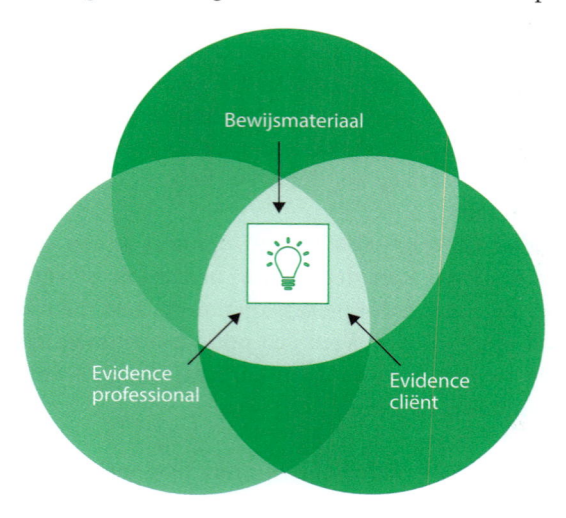

Figuur 12.7   Een gezamenlijk geïnformeerd besluit

Een geïnformeerd besluit

Als iemand op basis van de huidige beschikbare relevante kennis (bewijs, evidence van cliënt en evidence van professional) een autonoom besluit neemt, is er sprake van een geïnformeerd besluit. Iemand kan op basis van deze kennis kiezen om wel of geen zorg te ontvangen en mede de vorm van die zorg bepalen

(Timmermans, 2013). Een impliciete aanname hierbij is dat mensen met eventueel wat ondersteuning in staat zijn een dergelijke geïnformeerde en weloverwogen keuze te maken.

Over het algemeen hebben mensen een beperkte aandacht en een beperkte capaciteit om informatie te verwerken. Veel keuzes zijn dan ook gebaseerd op een selectie van informatie, en slechts een deel van de voordelen en nadelen van een deel van de opties wordt overwogen. Om verschillende redenen worden gezondheidskeuzes in de praktijk dan ook niet altijd weloverwogen gemaakt:
- De informatie nodig voor het maken van een weloverwogen keuze blijkt onvolledig, te complex, niet duidelijk of sluit niet goed aan bij de belevingswereld van de burger.
- Een goed begrip van de risico's is belangrijk, maar voor veel mensen is de betekenis van een individueel risico niet duidelijk. Het is voor velen moeilijk om zich het eigen risico goed voor te stellen en te begrijpen wat dit betekent voor het maken van gezondheidskeuzes.
- Niet alle mensen zijn voldoende gemotiveerd of vinden het te veel moeite om relevante informatie te zoeken en verwerken en een weloverwogen keuze te maken.
- Niet iedereen heeft voldoende vaardigheden om relevante informatie te verkrijgen en te verwerken en om een weloverwogen keuze te maken.
- Burgers vertrouwen erop dat een ander, zoals de professional of de overheid, een goede afweging heeft gemaakt en gaan mee in de keuze.

(Bron: Timmermans, 2013)

In deze fase is belangrijk dat de professional samen met de cliënt en de direct betrokkenen zoekt naar het juiste moment voor het nemen van een beslissing. Omdat de betrokkenen kunnen verschillen in de mate waarin ze vooruit willen kijken, is het steeds van belang om het tempo van beslissen bespreekbaar te maken en af te stemmen op de netwerkleden. Op elk moment kunnen keuzehulpen ondersteunen bij het maken van keuzes. Naast vaardigheden om informatie te verkrijgen en te verwerken zijn motivatie en emotionele gesteldheid van invloed op de manier waarop individuen keuzes maken. De verpleegkundige kan deze aspecten bespreekbaar maken en hiermee rekening houden bij het zoeken naar het juiste moment voor het nemen van een beslissing. Ook moet de professional in staat zijn om te achterhalen wanneer het nodig is om reeds genomen beslissingen bij te stellen.

Om te zorgen dat mensen een goedgeïnformeerde keuze kunnen maken moet de informatie aan hoge eisen voldoen. Deze moet actueel, eerlijk, betrouwbaar, relevant en begrijpelijk zijn. Er mag geen sprake zijn van morele druk om in een bepaalde richting te beslissen. Er wordt gesproken van goedgeïnformeerde deelname als iemand beschikt over relevante kennis, van plan is om mee te doen aan de behandeling of zorg te ontvangen (een positieve attitude heeft), en vervolgens ook daadwerkelijk deelneemt aan een behandeling of zorg ontvangt. Als iemand wel beschikt over relevante kennis maar niet van plan is om mee te doen aan de behandeling of geen zorg wenst te ontvangen en vervolgens ook daadwerkelijk afziet van zorg of een behandeling, is er sprake van goedgeïnformeerde niet-deelname. Beide besluiten voldoen aan (gezamenlijke) geïnformeerde besluitvorming.

Als iemand niet over informatie beschikt of op basis van te weinig of niet-relevante kennis een keuze maakt, is er sprake van een niet-goedgeïnformeerde keuze. Afhankelijk van de keuze die iemand maakt, is er dan sprake van een niet-goedgeïnformeerde deelname of niet-goedgeïnformeerde niet-deelname (<www.rivm.nl>). Deze situatie is niet altijd te vermijden en heeft soms de voorkeur van de cliënt. Met het in dit hoofdstuk beschreven model voor gezamenlijke geïnformeerde besluitvorming zullen niet-goedgeïnformeerde keuzes over behandeling of zorg worden beperkt of voorkomen.

Keuzestijlen

In dit boek wordt aandacht gevraagd voor gezamenlijke geïnformeerde besluitvorming. Wanneer je begint met de methodiek van evidence-based practice lijkt de nadruk te liggen op een methodisch, gecontroleerd, bewust en analytisch keuzeproces. Zoals bij het keuzeproces is beschreven, vindt in de vierde fase de afweging plaats en wordt een keuze gemaakt: de cliënt weegt, samen met de zorgverlener(s) en/of familie of naasten, de verschillende mogelijkheden af en beslist in overleg met de professional welke mogelijkheid de voorkeur heeft. Evidence-informed (shared) decision making is niet altijd en niet uitsluitend een rationeel proces: de keuze kan ook beïnvloed worden door emoties, intuïtie of eigen ervaringen. Cliënten hebben verschillende keuzestijlen en deze spelen, naast de informatie, een rol bij de besluitvorming. Sommige mensen baseren zich op de feiten en objectieve gegevens, denken veel en logisch na over de mogelijkheden, en kiezen vooral rationeel vanuit het hoofd. Anderen luisteren vooral naar hun gevoel, baseren zich bij voorkeur op subjectieve gegevens of meningen, en kiezen met hun hart. Er zijn mensen die keuzes uit blijven stellen en mensen die snel en impulsief beslissen. Sommige mensen denken dat ze altijd en overal een keuze hebben, andere vinden dat veel wordt bepaald door de mensen en gebeurtenissen om hen heen. Juist die individuele verschillen maken dat er in de praktijk spanningen in het keuzeproces kunnen ontstaan en dat het een uitdaging is voor de professional om dit keuzeproces in verschillende situaties zo goed mogelijk te faciliteren.

12.8 Dilemma's in het proces van gezamenlijke geïnformeerde besluitvorming

Gezamenlijke besluitvorming is met name geschikt in situaties waarin er meerdere, gelijkwaardige behandelingen bestaan, de voor- en nadelen van een behandeling in evenwicht zijn of er onvoldoende bewijs bestaat om een behandeling of zorg duidelijk aan te bevelen (Van der Weijden et al., 2010). Beslissingen die genomen (kunnen) worden, zijn in die gevallen afhankelijk van persoonlijke voorkeuren en waarden. Dit betekent ook dat de voorkeuren en waarden van de betrokkenen in het besluitvormingsproces kunnen verschillen.

In de verschillende fasen van het besluitvormingsproces kunnen dan ook spanningen of dilemma's ontstaan. Dilemma's worden wel omschreven als lastige keuzes tussen twee onaangename zaken of negatieve opties, of keuzes waarbij conflicterende belangen of waarden een rol spelen. Zo kunnen de cliënt en de professional op basis van hun inschatting van het gezondheidsprobleem en de gevolgen en risico's van een oplossing, tot een andere afweging komen. De cliënt kan willen rijden in een scootmobiel om zijn zelfstandigheid en mobiliteit te vergroten, terwijl dit volgens de ergotherapeut niet veilig is in verband met een hemi-neglect. Er zijn situaties waarin het bewijs strijdig is met de waarden van de cliënt, zoals een bloedtransfusie voor Jehova's getuigen. Zo kan een zorgprofessional een dilemma ervaren als de doelen van de organisatie niet overeenkomen met de doelen van de cliënt. Een ander dilemma kan ontstaan als de cliënt interventies wenst die volgens wetenschappelijk onderzoek geen effect hebben. Zorgverleners die met dergelijke dilemma's te maken krijgen, moeten deze zorgvuldig exploreren en zichzelf de nodige vragen stellen (Schwartzberg, 2002).

Bij de toepassing van evidence-based practice kunnen op verschillende niveaus dilemma's worden onderscheiden:
- op het niveau van beschikbaar bewijs;
- op het niveau van de professional of de cliënt;
- op het niveau van de interactie tussen verpleegkundige en cliënt;
- op het niveau van de context waarin de behandeling plaatsvindt;
- en ten slotte op het niveau van de gezamenlijke geïnformeerde besluitvorming, waarbij het dilemma zich kan voordoen in het aspect goedgeïnformeerd, maar ook in het aspect gezamenlijke besluitvorming.

Dilemma's op het niveau van bewijs kunnen bijvoorbeeld betrekking hebben op (te) veel bewijsmateriaal, verschil in methodologische kwaliteit van het beschikbare bewijsmateriaal, beschikbaar bewijsmateriaal op verschillende 'levels of evidence', geen of onvoldoende bewijs of tegenstrijdig bewijs.

Op het niveau van de cliënt of de professional kunnen (interpersoonlijke) dilemma's ontstaan tussen propositionele kennis, persoonlijke kennis en professionele kennis of ervaringskennis (patiëntenloopbaankennis). Het meest voorkomende dilemma op dit niveau is dat bewijs (propositionele kennis) niet overeenkomt met de professionele kennis van de professional of met de ervaringskennis van de cliënt. Ook kan bewijs niet overeenkomen met de waarden en normen van de professional of patiënt.

In de interactie tussen cliënt en verpleegkundige kan een dilemma ontstaan als de voorkeur van de cliënt niet overeenstemt met de kennis en ervaring van de verpleegkundige, bijvoorbeeld over het betrekken van de naasten bij een behandelplanbespreking in de geestelijke gezondheidszorg. Op het niveau van interactie tussen cliënt, behandelaar en bewijs kunnen meerdere en ook meer complexe dilemma's ontstaan. Hierbij kan sprake blijken te zijn van een 'onderliggend' dilemma dat meespeelt, bijvoorbeeld dat bewijs of evidence strijdig is of dat bewijs of evidence niet overeenkomt met de professionele kennis en ervaring van de verpleegkundige of met de patiëntenloopbaankennis. Om deze reden is het op dit niveau belangrijk het dilemma goed te analyseren en met elkaar te bespreken, zodat eventuele onderliggende dilemma's ook duidelijk kunnen worden.

Op het niveau van de context is een belangrijk dilemma dat bewijs niet toepasbaar is in de context. Redenen hiervoor kunnen zijn dat de interventie niet toegepast wordt in deze context, niet vergoed wordt in deze context, of dat benodigde middelen, kennis en ervaring niet aanwezig zijn. Vragen die de professional zich kan stellen bij zo'n dilemma zijn bijvoorbeeld:
- Is de interventie toepasbaar in deze organisatie?
- Wordt de interventie vergoed voor deze patiënt, in deze organisatie?
- Hoelang blijft de cliënt op deze afdeling of in deze organisatie?
- Waar gaat de cliënt heen na ontslag – naar huis of naar een andere omgeving?
- Welke professionals bezitten de kennis en vaardigheden om de behandeling toe te passen?
- Welke ruimte, materialen en middelen zijn beschikbaar voor behandeling?

Naast deze dilemma's kunnen ook dilemma's optreden in de gezamenlijke goedgeïnformeerde besluitvorming. Deze kunnen betrekking hebben op zowel het aspect goedgeïnformeerd als op het aspect gezamenlijk.

Goedgeïnformeerde besluitvorming dient gebaseerd te zijn op informatie die actueel, eerlijk, betrouwbaar, relevant, neutraal en begrijpelijk is (<www.rivm.nl>). Dilemma's in de goedgeïnformeerde besluitvorming kunnen bijvoorbeeld betrekking hebben op de volgende zaken:
- De hoeveelheid informatie die volgens de behandelaar en cliënt wenselijk of nodig is om een goedgeïnformeerde beslissing te kunnen nemen. Hierbij kunnen vragen spelen over wanneer je als professional te veel of te weinig informatie geeft aan een cliënt. Tevens kan er sprake zijn van een spanningsveld tussen betrouwbare informatie en begrijpelijke informatie: als je de informatie genuanceerd wilt bespreken, kan de informatie zo uitgebreid zijn dat de cliënt deze niet meer begrijpt of kan verwerken.
- De eerlijkheid van de informatie. Geef je bijvoorbeeld informatie over behandelingen die bewezen niet effectief zijn of niet in de context toegepast (kunnen) worden?
- De relevantie van de informatie. Wie bepaalt wat relevant is? Geef je gedetailleerde informatie of beperk je je tot de hoofdlijnen, bespreek je alle alternatieven of slechts de mogelijkheden die voor deze cliënt van toepassing zijn? Hierbij kan een spanningsveld optreden tussen eerlijkheid en relevantie, omdat niet alle informatie die je als behandelaar hebt relevant hoeft te zijn voor de cliënt.

- Het geven van informatie op maat aan een 'klassieke patiënt', zodat dit aansluit bij zijn wensen, maar op gespannen voet staat met eerlijkheid, betrouwbaarheid en neutrale informatie.
- Geïnformeerde besluitvorming toepassen bij de eerdergenoemde 'niet-geinformeerde delegeerders' of niet-geïnformeerde autonomen, die behoefte hebben aan weinig informatie en overleg over de behandelmogelijkheden. Bij deze cliënten kan geïnformeerde besluitvorming niet aansluiten bij de voorkeur of wensen van de cliënt.

In hoofdstuk 3 werd nadrukkelijk gewezen op het belang van goede afstemming van de informatie op wat de verschillende betrokkenen aankunnen op een bepaald moment. Mensen staan niet op elk moment in een behandeltraject open voor alle mogelijk relevante informatie, omdat ze de werkelijkheid anders ervaren. Ook professionals staan niet altijd open voor de informatie van cliënten. Omdat de betrokkenen kunnen verschillen in de mate waarin ze vooruit willen kijken, of voorzien of accepteren dat verder herstel niet te verwachten is, is het steeds van belang om het tempo van beslissen bespreekbaar te maken en af te stemmen op de betrokkenen. Ook moet de professional in staat zijn om te achterhalen wanneer het nodig is om reeds genomen beslissingen bij te stellen.

Gezamenlijke besluitvorming is gebaseerd op autonomie, zeggenschap, gelijkwaardigheid en actieve participatie (RVZ, 2013). Dilemma's in de gezamenlijke besluitvorming kunnen bijvoorbeeld betrekking hebben op de volgende zaken:
- Een ervaren spanningsveld tussen het bevorderen van gezamenlijke besluitvorming als een ideaal en het ruimte bieden voor individuele voorkeuren van cliënten voor actieve participatie in besluitvorming, met name als de cliënt ervoor kiest niet zelf te beslissen.
- De cliënt die de rol van regisseur of coproducent op zich neemt en daarbij de professional niet wil betrekken in de besluitvorming, maar de verpleegkundige slechts vraagt zijn beslissing uit te voeren.
- Andere weging van voordelen, nadelen en verschillende risico's door cliënten dan door zorgprofessionals. Het continu dragen van een immobiliserende spalk bij pijnklachten als gevolg van een complex regionaal pijnsyndroom is immers een te verdedigen keuze, ook al is een functioneel ondersteunende spalk met draaginstructies volgens de multidisciplinaire richtlijn de beste optie. Een cliënt moet ook de mogelijkheid hebben een keuze te maken waarin niet gezondheidswinst vooropstaat, maar de kwaliteit van leven, en hij kan een keuze maken die niet overeenkomt met de beste keuze volgens de zorgprofessional.
- Gezamenlijke besluitvorming toepassen bij de eerder beschreven geïnformeerde delegeerders of geïnformeerde autonomen, die behoefte hebben aan veel informatie en overleg over behandelmogelijkheden, maar de beslissing bij voorkeur overlaten aan de professional. Bij deze cliënten kan gezamenlijke besluitvorming niet aansluiten bij de voorkeur of wensen van de cliënt.

Juist als een dilemma ontstaat, is besluitvorming complex en kan toepassing van zowel (gedegen) professioneel redeneren als bewijs of evidence bijdragen aan het nemen van een zorgvuldige beslissing en het oplossen van het dilemma. Voor een goede toepassing van evidence-based practice in de dagelijkse praktijk is (bewust) professioneel of klinisch redeneren essentieel. Professioneel redeneren wordt omschreven als het proces van systematische besluitvorming, gebaseerd op een aanwijsbaar professioneel referentiekader, waarbij gebruikgemaakt wordt van subjectieve en objectieve gegevens (Daniels & Verhoef, 2012). Als de objectieve gegevens bestaan uit bewijs of evidence, legt dit een relatie tussen professioneel redeneren en evidence-based practice. De methode evidence-based practice voegt een aspect toe aan het professioneel redeneren, namelijk het betrekken van objectief bewijsmateriaal bij een beslissing (Verhoef & Lazonder, 2012). Dit redeneren vormt de basis van het handelen van paramedici. Het vindt vooraf, tijdens en na het handelen plaats en is gericht op het (professioneel) denken over en het verantwoorden van beslissingen in de zorg voor cliënten. De verschillende paramedische beroepen hebben hun eigen professionele redeneerproces, dat plaatsvindt vanuit hun eigen professionele, beroepsspecifieke referentiekader.

Professioneel (of klinisch) redeneren ondersteunt het toepassen van EBP in de dagelijkse praktijk. Het vraagt namelijk zorgvuldig en ervaren professioneel redeneren om de kwaliteit van het bewijsmateriaal te beoordelen, het bewijsmateriaal toe te passen in een gegeven situatie en in relatie tot de voorkeur van de cliënt, en om te gaan met situaties waarin geen bewijs beschikbaar is. Daarnaast is vaardig professioneel redeneren nodig om de nieuwe kennis vanuit bewijsmateriaal te integreren in aanwezige kennis (Jones & Higgs, 2000). Bij de toepassing van evidence-based practice bepalen de cliënt en de zorgverlener samen of beschikbaar bewijsmateriaal in de gegeven situatie valide en toepasbaar is.

In deze tijd, waarin de hoeveelheid onderzoek toeneemt en nieuwe professionele kennis steeds sneller beschikbaar is, is professioneel redeneren belangrijk om deze informatie kritisch te kunnen gebruiken.

Een specifieke vorm van professioneel redeneren is ethisch redeneren. Ethisch redeneren wordt omschreven als het redeneren om ethische beslissingen bij tegengestelde belangen te kunnen maken (Schell, 2003; Chapparo & Ranka, 2000; Schell & Cervero, 1993). Ethisch redeneren wordt vaak beschreven in relatie tot dilemma's in besluitvorming, of in relatie tot beslissingen waarbij waarden een belangrijke rol (kunnen) spelen (Turpin & Higgs, 2013). Vragen die de zorgprofessional zichzelf vanuit ethisch redeneren kan stellen (zie tabel 12.2), zijn bijvoorbeeld of deze situatie in het belang is van de cliënt, of de eigen verwachtingen gebaseerd zijn op voorgaande ervaringen en onderzoek, en welke rol de eigen persoonlijke overtuigingen en normen spelen bij dit dilemma.

Tabel 12.2 Redeneervragen bij de verschillende fasen van het proces van gezamenlijke besluitvorming

	Fase	Redeneervragen
1	Activering proces	Moet er een beslissing genomen worden (over zorg, opname, diagnostiek, behandeling, e.d.)? Wat gebeurt er wanneer de cliënt afwacht (en niets doet)? Wat zijn mogelijke risico's van het uitstellen van een beslissing? Welke rol wil en kan de cliënt spelen in het nemen van beslissingen?
2	Evaluatieproces	Wat is de situatie nu? Wat zijn belangrijke feiten of informatie? Welke behoefte(n) heeft de cliënt? Wat zijn de ervaren (gezondheids)problemen? In hoeverre zijn naasten of anderen betrokken bij de besluitvorming? Wat is de beschikbare evidence van de cliënt (en hoe is deze beoordeeld m.b.t. kwaliteit?) Wat is de beschikbare evidence van de professional (en hoe is deze beoordeeld m.b.t. kwaliteit?) Wat is het beschikbare bewijs, en hoe is dit beoordeeld? Heeft de cliënt (of de professional) meer of andere informatie nodig over het verwachte verloop? Wat zijn mogelijke risico's van behandelen of niet-behandelen en hoe worden die risico's gewogen?
3	Verkennen mogelijkheden	Welke mogelijkheden zijn er t.a.v. zorg, behandeling, opname (e.d.)? Wat zijn de voor- en nadelen van de verschillende mogelijkheden? Hoe wegen deze voor- en nadelen voor déze cliënt? Wat zijn de mogelijke risico's van de verschillende mogelijkheden? Wat is het beschikbare bewijsmateriaal (bewijs of evidence) voor de verschillende mogelijkheden? Zijn de verschillende mogelijkheden praktisch uitvoerbaar (en passend bij de context)? Welke optie doet het meeste 'goed' en levert de minste schade op? Welke optie respecteert de waarden van alle betrokkenen het meest? Welke optie komt het meest tegemoet aan de cliënt/zijn naasten/alle betrokkenen, en niet slechts aan enkele leden? Wat zijn gevolgen van de verschillende mogelijkheden voor korte en lange termijn? In hoeverre passen de mogelijkheden bij beleid, wet- en regelgeving? Heeft de cliënt genoeg informatie om een keuze te kunnen maken? Zo nee, welke informatie is nodig of gewenst om een overwogen keuze te kunnen maken?
4	Beslissing	Welke mogelijkheid heeft de voorkeur van de cliënt? In welk tempo (passend bij de cliënt) kan het besluit worden genomen en uitgevoerd? Zijn alle relevante en reële mogelijkheden betrokken in het besluit? Is het de beste oplossing onder de gegeven omstandigheden? Zijn eventuele compromissen acceptabel? Als alle opties beschouwd zijn, welk besluit doet dan het meeste recht aan alle betrokkenen?

Bij ethische dilemma's is het belangrijkste advies aan de professional om zijn redeneerproces in de verschillende fasen van besluitvorming goed te beschouwen en daarbij met name aandacht te schenken aan ethisch redeneren. Daarnaast is de dialoog met de cliënt en met anderen, zoals collega's, belangrijk om een dilemma te verhelderen en op te lossen. Dit geldt des te meer als het dilemma gecompliceerd is omdat er vele partijen en alle niveaus bij betrokken zijn. Alleen door zorgvuldige exploratie van het probleem, ondersteund door inzichten en verschillende perspectieven van anderen, kunnen in zulke situaties goede ethische keuzes gemaakt worden (Edwards et al., 2012). Bij ethisch redeneren gaat het niet zozeer om het nemen van de juiste beslissingen, maar om het nemen van een verantwoorde beslissing om de juiste redenen. En dat blijft altijd het belangrijkste doel van de verpleegkundige: om goede zorg te verlenen en daarbij de autonomie van de cliënt te respecteren.

12.9 Beschouwing

Gezamenlijke besluitvorming kan een belangrijke pijler zijn van goede zorg en het vergroten van de eigen regie van patiënten (Van Veenendaal et al., 2013). Het uitvoeren van gezamenlijke besluitvorming vraagt een andere opstelling van de professional, die vaak gewend is een advies te geven. In een beginfase kan de professional het moeilijk vinden goed in te schatten welke cliënten willen meebeslissen. Ook overschatten professionals vaak de mate waarin ze gezamenlijke besluitvorming reeds toepassen. Gezamenlijke besluitvorming draagt bij aan het vergroten van de betrokkenheid van de cliënt in zijn zorg en het stimuleren van de eigen verantwoordelijkheid van de cliënt. Het stimuleert professionals zorg te leveren die aansluit bij de waarden en voorkeuren van de individuele cliënt. Dat vraagt om een dialoog met cliënten.

Wanneer het besluit eenmaal genomen is, is de allerlaatste stap terugkijken. Naast 'reflection in action' onderscheiden we ook 'reflection on action'. Zowel tijdens het gehele proces van besluitvorming (reflection in action) als na het nemen van het besluit kunnen reflectieve vragen richting geven aan het denken. Dit terugkijken heeft een tweeledig doel. Ten eerste kijk je als professional in de laatste stap van methodisch handelen terug of je inderdaad het proces optimaal doorlopen hebt en geen steken hebt laten vallen. Zo nodig kun je deze dan mogelijk nog herstellen. Ten tweede bouw je door deze reflectie weer door aan je eigen beroepskennis en ervaring. Voor de cliënt en zijn naasten geldt hetzelfde. Eventuele rafelrandjes in het proces kunnen worden afgehecht, en ook de cliënt en zijn naasten kunnen door gericht terug te kijken betekenis geven aan het proces en de kennis toevoegen aan hun individuele kennis en ervaring.

Literatuur behorende bij deel III

Barber, K. (2012). The complexity of decision-making in midwifery: a case study. *British Journal of Midwifery, 20*(4), 289-294. doi: 10.12968/bjom.2012.20.4.289.

Bolt, L.L.E.,Verweij, M.F., & Delden, J.J.M. van (2010). *Ethiek in praktijk*. Koninklijke Van Gorcum b.v.

Chapparo, C., & Ranka, J. (2000). Clinical reasoning in occupational therapy. In J. Higgs & M. Jones (Eds.), *Clinical reasoning in the health professions* (2e druk). Oxford: Butterworth-Heinemann.

Coppoolse, R., Veen, J. van der, & Bemmel, R. van (2002). Evidence Based Practice: wat doet de fysiotherapeut ermee? In B.C.M. Smits, P. Vaes, A.P. Verhagen & G.G.M. Scholten-Peeters (red.), *Jaarboek Fysiotherapie Kinesitherapie 2003*. Houten: Bohn Stafleu Van Loghum.

Coulter, A., & Collins, A. (2011). *Making shared decision-making a reality No decision about me, without me*. Londen: The King's Fund. Te raadplegen via: www.kingsfund.org.uk/sites/files/kf/Making-shared-decision-making-a-reality-paper-Angela-Coulter-Alf-Collins-July-2011_0.pdf.

Daniëls, R., & Verhoef, J.A.C. (2012). Professioneel redeneren. In M. le Granse, M. van Hartingsveldt & A. Kinebanian (red.), *Grondslagen van de ergotherapie* (3e druk) (p. 529-546). Maarssen: Elsevier Gezondheidszorg.

Dekker, P., & Ridder, J. den (2011). Meer eigen verantwoordelijkheid? *Continu Onderzoek Burgerperspectieven*, 3. Den Haag: Sociaal en Cultureel Planbureau.

Ducharme, F., Couture, M., & Lamontagne, J. (2012). Decision-Making Process of Family Caregivers Regarding Placement of a Cognitively Impaired Elderly. *Relative Home Health Care Services Quarterly, 31*(3), 197-218.

Dwarswaard, J., & Bovenkamp, H. van de (2015). *Ethische dilemma's bij zelfmanagementondersteuning*. Rotterdam: Hogeschool Rotterdam.

Edwards, I., Kessel, G. van, Jones, M., Beckstead, J., & Swisher, L.L. (2012). The development of moral judgment and organization of ethical knowledge in final year physical therapy students. *Physical Therapy Reviews, 17*(3), 157-166.

Faber, M., Harmsen, M., Burg, S. van der, & Weijden, T. van der (2013). *Gezamenlijke besluitvorming & zelfmanagement. Een literatuuronderzoek naar de effectiviteit en naar voorwaarden voor succes*. Nijmegen.

Flynn, K.E., Smith, M.A., & Vanness, D. (2006). A typology of preferences for participation in healthcare decision making. *Soc Sci Med, 63*(5), 1158-1169.

Glasziou, P., & Haynes, B. (2005). The paths from research to improved health outcomes. *Evidence-Based Medicine, 9*(4). Te raadplegen via: http://doi.org/10.1136/ebm.9.4.100.

Godolphin, W. (2009). Shared Decision-Making. *Healthcare Quarterly, 12* (special issue), e186-e190.

Graff, M.J., Adang, E.M., Vernooij-Dassen, M.J., Dekker, J., Jönsson, L., Thijssen, M., Rikkert, M.G. et al. (2008). Community occupational therapy for older patients with dementia and their care givers: cost effectiveness study. *British Medical Journal, 336*(7636), 134-138.

Groenewoud, A.S. (2008). *It's your Choice! A Study of Search and Selection Processes, and the Use of Performance Indicators in Different Patient Groups*. Rotterdam.

Grol, R., & Wensing, M. (2011). *Implementatie. Effectieve verbetering van de patiëntenzorg.* Reed Business.

Harris, J., Kearley, K., Heneghan, C., Meats, E., Roberts, N., Perera, R., & Kearley-Shiers, K. (2011). Are journal clubs effective in supporting evidence-based decision making? A systematic review (BEME Guide nr. 16). *Medical Teacher, 33*(1), 9-23. Te raadplegen via: http://doi.org/10.3109/0142159X.2011.530321.

Heijsman, A., Opstal, S.E.M. van, Daniëls, R., Kuiper, C.H.Z., & Roelofs, P. (2012). Gezond Actief Ouder Worden (2*). Kenmerken, deelname, verwachtingen en ervaringen van deelnemers. *Wetenschappelijk Tijdschrift voor Ergotherapie, 5*(1), 4-19.

Heijsman, A., Opstal, S.E.M. van, Daniëls, R., Nes, F.A. van, Leven, N. van 't, & Kuiper, C.H.Z. (2011). Gezond Actief Ouder Worden. Toepassing en evaluatie van een preventief groepsprogramma voor thuiswonende ouderen middels actieonderzoek: leren in, van, met en door de praktijk. *Wetenschappelijk Tijdschrift voor Ergotherapie, 4*(4), 22-32.

Hoffmann, T.C., Légaré, F., Simmons, M.B., McNamara, K., McCaffery, K., Trevena, L.J., & Del Mar, C.B. (2014). Shared decision making: what do clinicians need to know and why should they bother? *The Medical Journal of Australia, 201*(1), 35–39. http://doi.org/10.5694/mja14.00002

Jones, M., & Higgs, J. (2000). Will evidence-based practice take the reasoning out of practice? In J. Higgs & M. Jones (Eds.), *Clinical reasoning in the health professions* (2e druk). Oxford: Butterworth-Heinemann.

Kajermo, K.N., Boström, A.-M., Thompson, D.S., Hutchinson, A.M., Estabrooks, C.A., & Wallin, L. (2010). The BARRIERS scale – the barriers to research utilization scale: A systematic review. *Implementation Science, 5*(1), 32. Te raadplegen via: http://doi.org/10.1186/1748-5908-5-32.

Kaljouw, M., & Vliet, K. van (2015). *Naar nieuwe zorg en zorgberoepen: de contouren.*

Kaptchuk, T.J., Kelley, J.M., Conboy, L.A., Davis, R.B., Kerr, C.E., Jacobson, E.E., Lembo, A.J. et al. (2008). Components of placebo effect: randomised controlled trial in patients with irritable bowel syndrome. *BMJ, 336*(7651), 999-1003. Te raadplegen via: http://doi.org/10.1136/bmj.39524.439618.25.

Kickbusch, I.S. (2001). Health literacy: Adressing the health and education divide. *Health Promot Int., 16*, 289-297.

Kirkpatrick, D.H., & Burkman, R.T. (2010). Does standardization of care through clinical guidelines improve outcomes and reduce medical liability? *Obstet Gynecol., 116*(5), 1022-1026. doi: 10.1097/AOG.0b013e3181f97c62.

Knepper, S. (2001). Elke spreekkamer een goudmijn. In P. Bossuyt & J. Kortenray (red.), *Schaatsen op dik ijs. Evidence based medicine in de praktijk.* Amsterdam: Boom.

Koszycki, D., Raab, K., Aldosary, F., & Bradwejn, J. (2010). A multifaith spiritually based intervention for generalized anxiety disorder: A pilot randomized trial. *Journal of Clinical Psychology, 66*(4), 430-441. Te raadplegen via: http://doi.org/10.1002/jclp.

Kuiper, C. (2001). Het paramedisch paradigma. In C. Kuiper & M. Balm (red.), *Paramedisch handelen. Het ontwikkelen van beroepsattitudes.*Utrecht: Lemma.

Landelijk Expertisecentrum Verpleging & Verzorging (2010). *Richtlijn Urine-incontinentie bij kwetsbare ouderen.* Utrecht.

McAllister, L., & Rose, M. (2000). Teaching Clinical Reasoning to Speech Pathology Students. In J. Higgs & M. Jones (Eds.), *Clinical Reasoning in the Health Professions* (2e druk) (p. 205-213). Londen: Butterworth Heinemann.

McCluskey, A. (2013). Implementing evidence into practice. In T. Hoffmann, S. Bennet & C. Del Mar (Eds.), Evidence-based practice across the health professions (2e druk) (p. 370-390). Sydney: Elsevier Australia.

Menage, D. (2016). Part 2: A model for evidence-based decision-making in midwifery care. *British Journal of Midwifery, 24*(2). doi:http://dx.doi.org/10.12968/bjom.2016.24.2.137.

Munten, G., Snoeren, M., & Cardiff, S. (2013). Als implementeren navigeren is, is een GPS wel handig. *Nederlands Tijdschrift Voor Evidence Based Practice, 4,* 16-20.

Munten, G., Vermeulen, H., & Tiemens, B. (2012). Ontbrekende middelen bij de implementatie van EBP: voorkom de frustratie. *Nederlands Tijdschrift Voor Evidence Based Practice, 10*(5), 18-20.

Nederlandse Vereniging voor Psychiatrie (2005). *Multidisciplinaire richtlijn schizofrenie.*

Nutbeam, D. (2000). Health literacy as a public health goal, a challenge for contemporary: Health Education and Communication Strategies into the 21st century. *Eur J Public Health, 15,* 259-267.

Rogers, E. (1995). *Diffusion of innovations,* vierde druk. New York: the Free Press.

Rogers, E. (1983). Lessons for guidelinesfrom the diffusion of innovation. *Journal of Quality Improvement, (21),* 324-328.

RVZ (2013). *Samen beter kiezen. Patiënt en zorgverlener als gesprekspartner* (publicatienummer 13/03). Den Haag: Raad voor de Volksgezondheid en Zorg.

Salzburg statement on shared decision making (2011). *BMJ, 342,* d1745.

Schaffer, M.A., Sandau, K.E., & Diedrick, L. (2013). Evidence-based practice models for organizational change: Overview and practical applications. *Journal of Advanced Nursing, 69*(5), 1197-1209. Te raadplegen via: http://doi.org/10.1111/j.1365-2648.2012.06122.x.

Schell, B.A. (2003). Clinical reasoning: the basis of practice. In E.B. Crepeau, E.S. Cohn & E.S.B. Schell (Eds.), *Willard & Spackman's occupational therapy.* Philadelphia: Lippincott Williams & Wilkins.

Schell, B.A., & Cervero, R.M. (1993). Clinical reasoning in occupational therapy: an integrative review. *American Journal of Occupational Therapy, 47,* 605-610.

Schwartzberg, S.L. (2002). *Interactive Reasoning in the Practice of Occupational Therapy.* Prentice Hall.

Senge, P. (1990). *The art and practice of the learning organization.* New York: Doubleday Currency.

Smits, C., & Jukema, J. (2016). *Gezamenlijke besluitvorming in zorg en welzijn.* Amsterdam: Boom.

Stacey, D., Légaré, F., Col, N.F., Bennett, C.L., Barry, M.J., Eden, K.B., &Wu, J.H. (2014). Decision aids for people facing health treatment or screening decisions. *Cochrane Database Syst Rev., 28,* 1:CD001431. doi: 10.1002/14651858.CD001431.pub4.

Staveren, R. van (2011). Gezamenlijke besluitvorming in de praktijk. *Ned Tijdschrift Geneeskunde, 155,* A3777.

Stiggelbout, A.M., Weijden, T. van der, Wit, M.P.T. de, Frosch, D., Légaré, F., Montori, V.M., et al. (2012). Shared decision making: really putting patients at the centre of healthcare. *BMJ, 344.*

Struijs, A., & Jongsma, K. (2013). *Gezamenlijke besluitvorming door zorgverlener en patiënt - normatieve achtergrond.* Achtergrondstudie Centrum voor Ethiek en Gezondheid en Raad voor Volksgezondheid en Zorg.

Taylor, M.C. (1997). What is evidence-based practice? *British Journal of Occupational Therapy, 60*(11), 470-474.

Taylor, M.C. (2000). *Evidence-based practice for occupational therapists.* Oxford: Blackwell Science.

Thompson, D., Estabrooks, C., Scott-Findlay, S., Moore, K., & Wallin, L. (2007). Interventions aimed at increasing research use in nursing: a systematic review. *Implementation Science, 2*(1), 15. Geraadpleegd via: www.implementationscience.com/content/2/1/15.

Timmermans, D. (2013). *Wat beweegt de kiezer? Over de betekenis van weloverwogen en geïnformeerde keuzes voor gezondheid en preventie.*

Turpin, M., & Higgs, J. (2013). Clinical reasoning and evidence-based practice. In T. Hoffmann, S. Bennett & C. Del Mar. *Evidence-based practice across the health professions* (2e druk) (p. 353-369).

Veenendaal, H. van, Stalmeier, P., Broek, I. van de, Baas-Thijssen, M., Drenthen, T., Hilders, C., & Otten, W. (2013). Kiezen en delen: gedeelde besluitvorming als pijler voor goede zorg. *Kwaliteit in zorg, 3,* 4-6.

Veldheer, V., Jonker, J.J., Noije, L., & Vrooman, C. (red.) (2012). *Een beroep op de burger. Minder verzorgingsstaat, meer eigen verantwoordelijkheid?* Den Haag: Sociaal en Cultureel Planbureau.

Verhoef, J., & Lazonder, A. (2012). Implementatie van EBP in het individueel handelen. In C. Kuiper, J. Verhoef, K. Cox & D. de Louw (2012). *Evidence-based practice voor paramedici. Methodiek en toepassing.* (3e druk). Den Haag: Boom Lemma uitgevers.

Verhoef, J.A.C., Miedema, H.S., Meeteren, J. van, Stam, H.J., & Roebroeck, M.E. (2013). A new intervention to improve work participation of young adults with physical disabilities: a feasibility study. *Dev Med Child Neurol., 55*(8), 722-728. doi: 10.1111/dmcn.12158.

Verhoef, J.A.C., Roebroeck, M.E., Meeteren, J. van, Floothuis, M.C.S.G., Schaardenburgh, N. van, Stam, H.J., & Miedema, H.S. (2015). Een nieuwe interventie om de arbeidsparticipatie te bevorderen van jongvolwassenen met een lichamelijke beperking: een pilotstudie. *Tijdschrift voor Bedrijfs- en Verzekeringsgeneeskunde, 9.*

Vermeulen, H., Tellingen, I. van, Maaskant, J., & Simons, R. (2009). Verpleegkundige dossierbespreking: een goed idee voor implementatie van EBP? *Nederlands Tijdschrift Voor Evidence Based Practice, 7*(4), 4-7. Te raadplegen via: http://doi.org/10.1007/BF03080103.

Vermeulen, H., & Tiemens, B. (2015). *Implementatie van evidence based practice.* Houten.

Visser, L., & Jong, J. de (2014) *Keuzeprocessen in de ouderenzorg: een verkennend onderzoek.* Hanzehogeschool Groningen, Marklinq. Te raadplegen via: http://marklinq.hanze.nl/wp-content/uploads/2014/10/Rapport-ouderenzorg_def.pdf.

VWS (2013). *Gezamenlijke agenda VWS: 'Van systemen naar mensen'.* Den Haag: Ministerie van Volksgezondheid, Welzijn en Sport.

Weijden, T. van der, Legare, F., Boivin, A., Burgers, J.S., Veenendaal, H. van, Stiggelbout, A.M., Elwyn, G. et al. (2010). *How to integrate individual patient values and preferences in clinical practice guidelines? A research protocol.* Den Haag: ZonMw.

Wensing, M., Splunteren, P. van., Hulscher, M., Grol, R. (2000). *Praktisch nieuw. Implementatie van vernieuwingen in de gezondheidszorg.* Assen: van Gorcum.

Willigenburg, T. van, Beld, A. van den, Heeger, F.R., & Verweij, M.F. (1993). *Ethiek in praktijk* (uitgave in samenwerking met het Centrum voor Bio-ethiek en Gezondheidsrecht). Assen: Van Gorcum.

Wolfs, C.A.G., Vugt, M.E. de, Verkaaik, M., Haufe, M., & Verkade, P-J. (2012). Medical Decision Making. Rational decision-making about treatment and care in dementia: A contradiction in terms? *Patient Education and Counseling, 87,* 43-48.

Yost, J., Ganann, R., Thompson, D., Aloweni, F., Newman, K., Hazzan, A., … Ciliska, D. et al. (2015). The effectiveness of knowledge translation interventions for promoting evidence-informed decision-making among nurses in tertiary care: a systematic review and meta-analysis. *Implementation Science, 10*(1), 98. Te raadplegen via: http://doi.org/10.1186/s13012-015-0286-1

ZonMw (2013). Te raadplegen via: www.zonmw.nl/fileadmin/documenten/Preventieprogramma/ZonMw_kennissynthese_GeinformeerdeKeuzes_Juni2013_DEFINITIEF.pdf.

Begrippenlijst

Achtergrondrisico   Kans (of risico) op de bestudeerde uitkomst in de referentiegroep. Ook *baseline risk* genoemd.

Audit trail   Een relatieve buitenstaander volgt als 'accountant' het onderzoek stapsgewijs. Hij heeft de mogelijkheid om (achteraf) vast te stellen of en hoe de processen tot het beoogde resultaat hebben geleid, en kan de onderzoeker daarop bevragen.

Betrouwbaarheid   Betrouwbaarheid is de mate waarin een meting onafhankelijk is van het toeval. Bij betrouwbaarheid gaat het om controleerbaarheid en reproduceerbaarheid.
Een meetinstrument is betrouwbaar als gelijke uitkomsten worden verkregen als verschillende onderzoekers onafhankelijk van elkaar (= interbeoordelaarsbetrouwbaarheid) of dezelfde onderzoeker op verschillende momenten (= intrabeoordelaarsbetrouwbaarheid) met dit meetinstrument een meting verricht. Dit wordt ook wel reproduceerbaarheid genoemd.

Betrouwbaarheids-interval   Het interval dat de waarden aangeeft waarvan met een bepaalde zekerheid (vaak 95%) mag worden aangenomen dat de onderzoeksuitkomst hierin ligt. Hoe smaller het betrouwbaarheidsinterval, des te preciezer de schatting van de waarde van de uitkomst. Een betrouwbaarheidsinterval wordt ook smaller naarmate er meer cliënten in het onderzoek zijn opgenomen.

Bias (vertekening)   Vertekening van de resultaten van een onderzoek door systematische fouten die worden veroorzaakt door de manier waarop een onderzoek is ontworpen en/of uitgevoerd.

Blindering   Onwetendheid over de toegewezen behandeling in effectonderzoek. Blindering kan betrekking hebben op: cliënten, behandelaars en onderzoekers (effectbeoordelaars) (Assendelft, Thijssen & Scholten, 2014b). Cliënt: de cliënt kan niet onderscheiden of hij de te onderzoeken (werkzame) behandeling krijgt of een controle (placebo) behandeling. Door blindering van de cliënt wordt voorkomen dat: (a) deze bewust of onbewust meer verwachtingen of een grotere motivatie voor de behandeling zal hebben, (b) de uitkomstmetingen door voorkeuren voor behandeling wordt beïnvloed. Behandelaar: door blindering van de behandelaar wordt voorkomen dat deze, omdat hij op de hoogte is van de aard van de toegewezen behandeling: (a) een bepaald enthousiasme zal uitstralen (selectieve vergroting van het placebo-effect), (b) verschillende maten van adherentie aan het onderzoeksprotocol zal hebben (door bijvoorbeeld aan de placebogroep aanvullende behandeling aan te bieden).

	Onderzoeker: door blindering van de effectbeoordelaar wordt voorkomen dat deze de effecten van interventie en controlebehandeling verschillend zal beoordelen. Indien een onderzoek als dubbelblind wordt beschreven, betreft dit meestal blindering van cliënt en effectbeoordelaar.
CAP	Een 'critically appraised paper' of CAP bestaat uit een samenvatting en beoordeling van één onderzoek.
CAT	Een 'critically appraised topic' of CAT is een korte samenvatting van beschikbaar bewijs over een bepaald onderwerp of thema, meestal gericht op een klinische vraag. Een CAT is in feite een kortere en minder diepgaande versie van een systematische review.
Context	De condities en omstandigheden die relevant zijn voor de toepassing van een interventie, bijvoorbeeld de setting (ziekenhuis, thuis), de tijd (werkdag, vakantie, 's nachts), soort praktijk (eerste-, tweede-, derdelijns- gezondheidszorg, private praktijk).
Contextualiteit	Het probleem wordt geplaatst binnen de historische en maatschappelijke context waarin het zich voordoet.
Controlegroep	In een randomized controlled trial of cohortonderzoek: een groep personen die het onderzochte werkzame gedeelte van de interventie niet ontvangen.
Controlled Clinical Trial (CCT)	Een studie waarbij één of meer interventie- of indexgroepen worden vergeleken met één of meer controlegroepen. Hoewel niet alle gecontroleerde studies gerandomiseerd zijn, zijn alle gerandomiseerde studies gecontroleerd.
Effect size	Zie effectmaat.
Effectmaat	Eenheid waarmee het effect in een groep vergeleken wordt met dat in een andere groep. Voorbeelden van effectmaten zijn de absolute risicoreductie, het relatieve risico.
Empirisch-analytisch	Stroming in wetenschappelijk onderzoek die gericht is op het verklaren van verschijnselen en uitgaat van analyseerbaarheid en wetmatigheid: men beschrijft gegevens of gebeurtenissen (variabelen) onafhankelijk van elkaar en verbindt ze in tweede instantie via wetmatige verbanden. Op grond van deze verbanden kunnen voorspellingen gedaan worden. Het uitgangspunt is dat er een eenduidige, objectieve werkelijkheid bestaat. Kwantitatief onderzoek is veelal gebaseerd op deze benadering.
Externe validiteit (of generaliseerbaarheid)	De mate waarin de resultaten van een onderzoek gegeneraliseerd kunnen worden naar andere individuen of situaties.

Fenomenologie	Stroming in wetenschappelijk onderzoek die gericht is op het begrijpen van verschijnselen. De belangrijkste kenmerken zijn: – realiteit is complex en subjectief; – het onderzoeksproces is een interactief proces waarbij de onderzoeker niet los gezien kan worden van het onderzochte; – onderzoek vindt plaats in de natuurlijke omgeving van de onderzochten
Follow-up	De meting van het resultaat van een interventie op één of meer momenten in tijd nadat de interventie is beëindigd.
Geloofwaardigheid	De mate waarin externen geloof hechten aan resultaten en conclusies van een audit of onderzoek. De geloofwaardigheid hangt af van de kwaliteit van het gevoerde onderzoek op vlak van logische samenhang, gebruikte onderzoeksmethoden en -technieken.
Generaliseerbaarheid (of externe validiteit)	De mate waarin de resultaten van een onderzoek gegeneraliseerd kunnen worden naar andere individuen of situaties.
Gouden standaard	In diagnostisch onderzoek: de test waarvan algemeen geaccepteerd wordt dat deze de werkelijke situatie (ziek of niet-ziek) het beste weergeeft, ook wel referentietest genoemd. Bij afwezigheid van een gouden standaard wordt de te bestuderen indextest vaak vergeleken met de best voorhanden zijnde referentietest of wordt het langetermijnbeloop van de aandoening als referentietest gebruikt. Uitkomsten van onderzoeken kunnen onderling verschillen omdat verschillende referentietests zijn gebruikt (Scholten, Offringa & Assendelft (red.), 2014).
Heterogeniteit	In systematische reviews: duidt op de variabiliteit of verschillen tussen studies in de schatting van effecten. Een verschil wordt soms gemaakt tussen 'statistische heterogeniteit' (verschillen in gerapporteerde effecten), 'methodologische heterogeniteit' (verschillen in onderzoeksopzet) en 'klinische heterogeniteit' (verschillen tussen studies voor sleutelkenmerken van de participanten, interventies of uitkomstmaten). Statistische testen voor heterogeniteit worden gebruikt om te bepalen of de geobserveerde variabiliteit in studieresultaten (*effect sizes*) groter is dan verwacht op basis van toeval. Deze testen hebben echter een lage statistische power. Zie ook homogeniteit.
Homogeniteit	In systematische reviews: duidt op de mate waarin de resultaten van de geïncludeerde studies overeenkomen. Klinische homogeniteit betekent dat participanten, interventies en uitkomstmaten overeenkomen of vergelijkbaar zijn. Studies worden als statistisch homogeen beschouwd als de resultaten minder variëren dan verwacht op basis van toeval. Zie ook heterogeniteit.
Hypothese	Wetenschappelijke, toetsbare bewering over de werkelijkheid.

Implementeren van evidence	Een procesmatige en planmatige invoering van evidence met als doel dat deze een structurele plaats krijgt in het (beroepsmatig) handelen, in het functioneren van organisatie(s) of in de structuur van de gezondheidszorg (Wensing et al., 2000).
Innovatie	Het invoeren van nieuwe ideeën, diensten, processen, producten of een nieuwe werkwijze in een organisatie. De verandering die door de innovatie of vernieuwing wordt nagestreefd, heeft tot doel de bestaande situatie te verbeteren.
Interne validiteit (of geldigheid)	De mate waarin de resultaten van een onderzoek kunnen worden toegeschreven aan de specifieke interventie die onderzocht en getoetst wordt.
Interpretatief paradigma	Gaat uit van de perceptie dat er geen eenduidige objetiviteit en realiteit bestaan. Er bestaan vele realiteiten die ontstaan door ervaringen van mensen. Er is dan geen sprake van een observant/onderzoeker die een objectieve wereld probeert te ontdekken. De onderzoeker kent die werkelijkheid slechts via interpretaties van mensen. Dit paradigma richt zich niet op generaliseerbaarheid. Een juiste interpretatie van bevindingen is alleen mogelijk als deze in relatie tot de context wordt gezien. Tot het interpretatieve paradigma behoren onder andere de fenomenologie, gefundeerde theorie (grounded theory), etnografie en casestudy.
Interventiegroep	In een *randomized controlled trial* of cohortonderzoek: de groep mensen die de onderzochte experimentele interventie ontvangen of hieraan blootgesteld zijn (Offringa et al., 2008). Ook indexgroep genoemd.
Kritisch paradigma	Het kritische paradigma komt deels overeen met het interpretatieve paradigma; wat het echter onderscheidt is dat het kritische paradigma bewust/intentioneel gericht is op emancipatie van mensen. Het kritische paradigma gaat verder dan alleen het interpreteren en begrijpen van sociale contexten waarin mensen zich bevinden; het wil mensen ondersteunen in het veranderen van de context die effectief handelen belemmert. Actieonderzoek behoort tot het kritische paradigma.
Kwalitatief onderzoek	Een verzamelnaam voor verschillende stromingen en tradities van onderzoek waarbij het doel is inzicht te geven in de sociale wereld, in dit geval de gezondheidszorg, zoals die zich aan ons voordoet (Creswell, 1998).
Kwantitatief onderzoek	Een verzamelnaam voor verschillende typen onderzoek waarin de bestudeerde parameter in cijfers wordt uitgedrukt (in plaats van woorden) en waar mogelijk statistisch getoetst.
Loss-to-follow-up	Het aantal patiënten dat uitvalt gedurende een onderzoek.

Member check	Het voorleggen van de onderzoeksresultaten aan een deel van de respondenten om vast te stellen of de reconstructie van de werkelijkheid door de onderzoeker voor hen herkenbaar is. De member check kan op diverse manieren worden uitgevoerd: formeel of informeel, tijdens het onderzoek of erna, individueel of in groepsverband en al dan niet aan de hand van door de onderzoeker geproduceerde stukken.
Meta-analyse	Een systematische review waarin tevens een kwantificering van de resultaten plaatsvindt. In een meta-analyse worden de afzonderlijke resultaten gecombineerd tot één overallschatting van het effect van de bestudeerde interventie (*poolen*). Een meta-analyse kan daarnaast tevens analyse van bronnen van heterogeniteit bevatten (Offringa et al., 2008).
Narratieve review	Een verhalend overzicht van (kwalitatieve) onderzoeksstudies.
Negatief voorspellende waarde (vw-)	In diagnostisch onderzoek: het deel niet-zieken onder de personen met een negatieve uitslag op de indextest. (Scholten, Offringa & Assendelft (red.), 2014).
Neutrale waarde	Waarde van de parameter onder de hypothese.
Number Needed to Treat (NNT)	Het aantal cliënten dat men met de interventie moet behandelen voordat één cliënt baat heeft bij de behandeling.
Onderzoeksgroep	Zie steekproef.
Overtuigingskracht	De mate waarin de resultaten bevestigd of ontkend kunnen worden door anderen. Er bestaan verschillende procedures: het bijhouden van methodologische logboeken, het gebruik van een co-onderzoeker als 'advocaat van de duivel', het zoeken van alternatieve tegengestelde verhalen waarbij het 'plot' omgekeerd wordt, membercheck en audit trail.
PICO-regel	Een hulpmiddel om een goed beantwoordbare vraag op te stellen, zodat de vertaling van de vraag naar een zoekstrategie betrekkelijk gemakkelijk kan verlopen. pico staat voor: *Patiënt – Interventie – Comparison – Outcome*. Het is niet altijd direct duidelijk wat wordt bedoeld met interventie. Bij bijvoorbeeld diagnostische vragen wordt hiermee een diagnostische test (indextest) bedoeld en met het item *Comparison* een alternatieve test.
Placebo	Interventie die voor de patiënt niet te onderscheiden is van de onderzochte interventie, maar het werkzame gedeelte niet bevat. Placebobehandeling wordt in een onderzoek aan deelnemers in de controle- of referentiegroep gegeven. In geval van medicatie dient de placebo dezelfde kleur, grootte, smaak en consistentie te hebben als het onderzochte middel. Ook bij niet-medicamenteuze interventies, zoals fysiotherapie, kan soms placebobehandeling worden gegeven.

Populatie	De volledige groep van alle relevante personen in wie men geïnteresseerd is, waaruit de steekproef is getrokken.
Positief voorspellende waarde (vw+)	In diagnostisch onderzoek: het deel zieken onder de personen met een positieve uitslag op de indextest (Scholten, Offringa & Assendelft (red.), 2014).
Prevalentie (*prior* kans)	De kans op de ziekte in de onderzochte patiëntengroep.
Primaire studies	Oorspronkelijk onderzoek.
Protocollen	Een protocol heeft het karakter van een voorschrift of een in de praktijk gehanteerde regel, bijvoorbeeld als afgeleide van een richtlijn. Een protocol is specifiek en gaat vooral in op de organisatorische context op de werkvloer. Richtlijnen geven aan wat, in de meeste gevallen, gedaan moet worden, protocollen beschrijven daarentegen hoe dat moet geschieden. Protocollen worden daarom ook veelal lokaal geformuleerd, rekening houdend met de mogelijkheden en beperkingen van de desbetreffende praktijk (Offringa et al., 2008).
Purposive sampling	Doelgerichte steekproeftrekking: een zorgvuldige selectie van de gevallen maken, zodanig dat daarmee zo veel mogelijk wordt geanticipeerd op argumenten die de overtuigingskracht van de data zouden kunnen ondergraven.
P-waarde	De kans op het gevonden resultaat als de nulhypothese (er is geen verschil) waar is. De p-waarde is altijd een getal tussen 0 en 1.
Randomisatie	Aselecte toewijzing (allocatie). Bij randomisatie wordt gebruikgemaakt van toeval om behandeling aan interventie- of controlegroep(en) toe te wijzen. Randomisatie houdt in dat iedere proefpersoon een gelijke kans heeft om aan een van de groepen toegewezen te worden. Een goede randomisatie maakt gebruik van bijvoorbeeld een tabel met aselecte getallen of een door een computer aangemaakte randomisatielijst.
Randomized Controlled Trial (RCT)	Onderzoek waarin het effect van een interventie wordt vergeleken met dat van een controle-interventie en waarbij aselecte toewijzing (randomisatie) van patiënten aan de interventiegroep en controlegroep wordt toegepast.
Referentiegroep	In een randomized controlled trial of cohortonderzoek: de groep personen die het onderzochte werkzame gedeelte van de interventie niet ontvangt.
Reproduceerbaarheid	Zie betrouwbaarheid.

Richtlijn	Een document met aanbevelingen, adviezen en handelingsinstructies ter ondersteuning van de dagelijkse praktijkvoering in de gezondheidszorg, berustend op de resultaten van wetenschappelijk onderzoek met daarop gebaseerde discussie en aansluitende meningsvorming, gericht op het expliciteren van goed (para)medisch handelen. Richtlijnen beogen een leidraad te geven voor de dagelijkse praktijk.
Sensitiviteit	In diagnostisch onderzoek: het deel terecht-positieven onder de zieken, ofwel het deel van een groep personen met de onderzochte ziekte die met de indextest terecht als ziek geclassificeerd wordt.
Significantie	Situatie waarin de p-waarde (overschrijdingskans) lager is dan een vooraf vastgesteld significantieniveau (doorgaans 5%) of indien het betrouwbaarheidsinterval de neutrale waarde van de bestudeerde parameter niet omvat. Als de p-waarde kleiner is dan het significantieniveau, neemt men aan dat de gevonden uitkomst niet alleen door het toeval is ontstaan. In dit geval spreekt men van statistische significantie. Als de berekende p-waarde groter is dan het significantieniveau, gaat men ervan uit dat de gevonden uitkomst op toeval berust.
Specificiteit	In diagnostisch onderzoek: de proportie terecht-negatieven onder de niet-zieken, ofwel het aandeel van een groep personen zonder de onderzochte ziekte die met de indextest terecht als niet-ziek geclassificeerd wordt (Offringa et al., 2008).
Standaarddeviatie	Meest gebruikte getal voor de spreiding van metingen. De standaarddeviatie wordt berekend door de wortel te trekken uit de variantie. Als de variantie 100 is, is de standaarddeviatie 10. Bij een kleine standaarddeviatie is de spreiding van de gevonden waarden klein.
Steekproef (of onderzoekspopulatie)	Een groep van personen getrokken uit de populatie.
Systematische review	Een overzicht van primaire onderzoeksstudies, waarbij gebruik wordt gemaakt van expliciete en reproduceerbare methoden (Offringa et al., 2008).
Thick description	Het geven van rijke, gedetailleerde omschrijvingen van omstandigheden, situaties en mechanismen (Boeije, 2005). De context en het verhaal van de respondent worden samen vermeld om zo een betere kijk te kunnen hebben op de situatie. Thick description – de term is geïntroduceerd door de antropoloog Clifford Geertz – veronderstelt bij de auteur een intieme vertrouwdheid met zijn object, waardoor hij als het ware meer 'ziet' dan de oppervlakkige waarnemer zou zien. Om daartoe in staat te zijn moet hij weten waarop hij moet letten. Een conceptueel kader van enige kernbegrippen kan hem daarbij helpen.

Triangulatie	Het gebruik van meerdere bronnen, dataverzamelings- en analysemethoden vanuit verschillende invalshoeken om te komen tot sterkere (meer bewijskrachtige) onderzoeksresultaten. Triangulatie is mogelijk via de gehanteerde technieken van gegevensverzameling (bijvoorbeeld informatie over hetzelfde verzamelen via schriftelijke vragenlijsten, documenten én interviews) en via de informatiebronnen (dezelfde informatie verifiëren bij verschillende informatiebronnen, met dezelfde of met een andere techniek van gegevensverzameling).

Validiteit	Afwezigheid van systematische fouten. Refereert naar de mate waarin een onderzoek, een procedure of een meting doet wat het dient te doen (zie ook interne validiteit en externe validiteit).

Register

A
Abstract 47, 116, 143, 164
Accuratesse 180, 185, 186
Achtergrondvraag 34, 129
Afkappunt 185
Afweging 52, 112, 120, 126, 180, 252, 264
AGREE-II-instrument 130
Analyse
    intention to treat 165
    meta- 28, 37, 41, 141, 144, 147, 149
Analyseren 140, 196, 233, 268
Audit trail 277
Autonomie 249, 255, 258, 269

B
Belang 22, 51, 132, 166, 183, 206, 224
Beoordelinglijst 47-49, 120, 201
Beslissing 264
Besluitvorming 63, 72, 247, 264
Betrokkenheid 63, 74, 90, 128, 195, 237
Betrouwbaarheid 110, 142, 145, 194, 201, 257, 269
    -(s)interval 49, 51, 146, 155, 185
    -interbeoordelaars- 184
    -intrabeoordelaars- 184
Bewijs 26, 47, 55, 226, 258
    -best beschikbare 36, 112, 113, 247
Bias 38, 51, 145, 153, 184, 203
    -selectie- 141, 165
Blinderen 49, 50, 165, 182
Body of knowledge 206
Booleaanse operator 44, 183
Bronnen 182
    -informatie- 41
    -primaire, (studie) 141, 143, 147
    -secundaire, (studie) 10
    -van kennis 23, 24

C
Case study 116, 159, 182
Casusbespreking 240
CEBM 19, 164, 172
Checklist 47-49, 120, 144, 155, 201
CINAHL 42, 143, 162, 204
Cliëntenloopbaankennis 24
Crosssectioneel onderzoek 39, 182
Cochrane
    -Collaboration 19, 41, 143, 164, 204
    -Database of Systematic Reviews 41, 143
    -Library 143, 162
Cohortonderzoek 39, 159
Complexiteit 231, 232, 253
Confounding variables 50
Context 20, 25, 53, 92, 94, 112, 124, 141, 146, 193, 194, 201, 228, 229, 233, 253, 259, 261, 267
Contextualiteit 203, 237
Controlegroep 37, 38, 50, 51, 154, 164
Controlled Clinical Trial (CCT) 37, 47, 159, 166, 169
Coproducent 251, 256
Criterium
    -exclusie- 51, 56, 108, 145, 181
    -inclusie- 51, 56, 108, 145, 181
    -validiteit 179
Critical appraisal 47
    -*paper* (CAP) 53, 54, 153, 164
    -*topic* (CAT) 31, 53, 54, 116, 153
Cultuur 234, 240, 261

D
Data
    -analyse 147, 149
    -bank 42, 46, 113, 116, 124, 228, 235
    -extractie 149
    -synthese 147, 149
Design
    -longitudinaal onderzoeks- 39
    -posttest- 39
    -pretest- 39
    -single subject- 27
Diagnose
    -instrument 194
    -verpleegkundige 176
Diagnostisch onderzoek 175
Dilemma's 266
Distantie 195
Dossierbespreking 240
Dwarsdoorsnedeonderzoek 37, 39, 40

E

Effect
- -maat 51
- -size 167

Effectiviteitsladder 121
Embase 42, 143, 162
Empirisch-analytisch
- -benadering 26, 28
- -paradigma 27, 278

Empowerment 63, 93, 96, 257
Ervaringsdeskundigheid 24, 119, 251, 252, 256, 258, 269
Ethisch redeneren 270
Evaluatie 57, 104, 123, 135, 152, 171, 187, 256
- -situatie 172

Evaluatieonderzoek 200
Evidence 22, 25, 40
- -hiërarchie van 29, 36, 55, 112, 121, 148, 159
- *-level of* 36, 41, 159, 267
- *-practice-based* 108, 111, 112, 118
- *-professionele* 109-112, 116, 122, 123, 257

Evidence-based
- *-medicine* 19
- *-nursing* 175
- *-practice* 40, 110, 158, 176, 225, 228, 250
- *-practice*, methodiek van 21, 33, 68, 162, 232, 237
- *-practice*, toepassen van 29, 57, 123, 176, 223, 234, 238, 268
- *-richtlijn* 18, 31, 37, 53, 126, 128, 131, 225, 236, 258
- *-stappen* 34

Exclusiecriterium 51, 56, 108, 145, 181
Experimenteel onderzoek 51, 159
Expliciteren van kennis 110, 118
Externe validiteit 51, 107, 164, 183, 185
Extrapolatie 52

F

FAME-schaal 150
Fenomenologie 27, 193, 197, 204, 207
Follow-up 47, 49, 50, 240
Fout
- -negatief 185
- -positief 185

G

Gecontroleerd klinisch onderzoek 39
Gedragsverandering 234, 235
Gegevensverzameling 196
Geldigheid 50, 183
Gelijkwaardigheid 63, 269
Geloofwaardigheid 101, 201, 206
Generaliseerbaarheid 52, 141, 142, 146, 168, 183, 201
Gepubliceerde kennis 100, 110, 150, 196
Gesprek
- -keuze- (*choice talk*) 64, 170
- -optie- (*option talk*) 64, 170
- -beslissings- (*decision talk*) 64, 170

Gewenste zorg 20, 62
Gezamenlijke
- -kennis 23, 111
- -besluitvorming 63, 102, 122, 170, 186
- -geïnformeerde besluitvorming 247, 254, 256, 267, 269, 271
- -visie 232

Going native 195
Goodness of fit 202, 207
Gouden standaard 179, 184
Grounded theory 149
GRADE-systeem 37, 160

H

Health literacy 64, 67, 255, 259
Heterogeniteit 147, 155
Hiërarchie van evidence 29, 36, 55, 112, 121, 148, 159
History, oral 100, 197
Holisme 194
Homogeniteit 149
Hypothese 51, 102, 104, 142, 145, 192, 195

I

Implementatie
- -van *evidence-based practice* 58, 133, 224, 229, 230, 233, 236
- -modellen 116, 233

Impliciete kennis 23, 110
Inclusiecriterium 51, 56, 108, 141, 145, 181
Individualiteit 56, 93
Individuele kennis 24
Informatiebron 162, 197, 262
Informed consent 206, 250
Innovatie 70, 187, 225, 228, 230
Instrument, AGREE-II- 130

Intention to treat analyse 165
Interbeoordelaarsbetrouwbaarheid 184
Interne validiteit 50, 51, 107, 164, 170, 183, 184
Interpretatie 26, 48, 99, 192, 202, 206
Interpretatief paradigma 27, 280
Interventie 158, 164, 225
Interviews 197
Intervisie 240
Intrabeoordelaarsbetrouwbaarheid 184
INVERT 42

J
Journal Club 228, 237-239

K
Kennis
- -bronnen van 23, 24
- -expliciteren van 110, 118
- -ervarings- 24, 89, 97, 100, 119, 250, 253, 255, 261, 269
- -gepubliceerde 100, 110, 150, 196
- -gezamenlijke 23, 111
- -impliciete 23, 110
- -individuele 24
- -ongepubliceerde 110
- -ontwikkelen van 31, 119
- -overdraagbare 102
- -persoonlijke 23, 89, 267
- -propositionele 23, 110-112, 267
- -professionele 23, 91, 109-112, 119, 268, 270
- -valideren van 206

Kenniscentrum 117
Keuze
- -(goed) geïnformeerde 247, 260, 266
- -hulp 68, 74, 129, 264
- -proces 253
- -proces activering 254, 255
- -stijl 266

Klinisch(e)
- -expertise 55, 59
- -relevantie 42, 51, 52, 167, 183
- -richtlijn 59, 94, 108, 111, 129, 150, 178, 182, 226, 233, 258
- -vraag 34, 94, 113, 129, 142, 160, 180, 204

Kritisch
- -vermogen 30
- -paradigma 27, 280

Kwalitatief onderzoek 21, 31, 37, 40, 48, 99, 146, 149, 177, 191, 193, 200, 258
Kwaliteit van leven 40, 119, 146, 248, 269
Kwantitatief onderzoek 27, 48, 145, 147, 192, 258

L
Levensverhaal 93, 97
Lectoraat 118
Level of evidence 36, 41, 159, 267
Literatuuroverzicht 37, 140, 181
Longitudinaal design 39

M
Maskeren 45
MEDLINE 42, 143, 182, 204
Member check 202, 203, 206
MeSH-term 43
Meta
- -analyse 28, 37, 41, 141, 144, 147
- -synthese 140, 148

Methodiek van evidence-based practice 21, 33, 68, 162, 232, 237
Mixed methods syntheses 140, 149
Motiverende gespreksvoering 70, 262

N
Narratief 93, 120
- -narratieve methode 97, 149

Negatief voorspellende waarde 180, 185, 187

O
Observatie 198
Ondersteuning 74, 122, 133, 228, 235, 265
Onderzoek
- -cohort- 39, 159
- -crosssectioneel 39, 182
- -diagnostisch 175
- -dwarsdoorsnede- 37, 39, 40
- -evaluatie 200
- -experimenteel 51, 159
- -gecontroleerd klinisch 39
- -interventie- 157
- -kwalitatief 21, 31, 37, 40, 48, 99, 146, 149, 177, 191, 193, 200, 258
- -kwantitatief 27, 48, 145, 147, 192, 258
- -observationeel 37
- -patiënt-controle- 39, 40

Onderzoeksdesign, longitudinaal 39
Ongepubliceerde kennis 110
Operator, Booleaanse, 44, 183
Oral history 100, 197
Overdraagbare kennis 102
Overtuigingskracht 204

P

Passendheid 230, 231
Patiënt-controleonderzoek 39, 40
Patiëntenloopbaankennis 89, 268
Peer review 54, 203, 258
Persoonlijke kennis 23, 89, 267
Persoonsgerichte zorg 63, 70, 118, 256
Perspectief
 -patiënt 91, 94
 -van betrokkenen 94
 -van insiders 96, 195, 207
 -van zorggebruiker 127, 128
 -van cliënt 94, 248
Photovoice 98
PICO-regel 35, 49, 135, 142, 180, 204, 239
Placebo 164
Plausibiliteit 101, 203
Poolen 147, 148
Populatie 52, 143, 181, 186
Positief voorspellende waarde 180, 185, 187
Posttest design 39
Practice-based evidence 108, 111, 112, 118
Precisie 51, 145, 185
Pretest design 39
Primaire bron/studie, 141, 143, 147
Probeerbaarheid 231
Professioneel redeneren 270
Professionele evidence 109-112, 116, 122, 123, 257
Professionele houding 67
Professionele kennis 23, 91, 109, 110-112, 119, 268, 270
Proof 22
Protocol 18, 41, 94, 127, 177, 182
Propositionele kennis 23, 110-112, 267
PubMed 42, 143, 182, 204
Purposive sampling 202

Q

Question prompts sheet 74
Quickscan 163

R

Random 51, 164
Randomized Controlled Trial (RCT) 19, 22, 28, 37, 47, 49, 140, 159, 166, 171
Randomiseren 38, 45, 47, 49, 165
Redeneren, professioneel 270
Reflectie 92, 225, 240, 272
Relatief voordeel 231
Relevantie 269
 -klinische 42, 51, 52, 167, 183
Reproduceerbaarheid 201
Review
 -*mixed-method* 140, 144, 149
 -narratieve 27
 -*peer* 54, 203, 258
 -*scoping* 140, 141, 149
 -systematische 19, 28, 31, 37, 41, 48, 54, 139, 141, 149, 159, 172, 226
Richtlijn
 -*evidence-based* 18, 31, 37, 53, 126, 128, 131, 225, 236, 258
 -klinische 59, 94, 108, 111, 129, 150, 178, 182, 226, 233, 258
Rollen van cliënten 251, 253, 256
Rolmodel 112, 228, 241

S

Salzburgverklaring 65
Scholing 235
Scoping review 140, 141, 149
Secundaire bron/studie 10
Selectiebias 141, 165
Sensitief zoeken 182
Sensitiviteit 179, 182, 185, 187
Significantie 38, 49
 -statistische- 52, 146, 167
Single subject design 27
Sociale kaart 113
Specificiteit 180, 182, 185, 187
Specifiek zoeken 182
Standaard, gouden 179, 184
Standaarddeviatie 166, 167
Stappen van EBP 34
Statistische significantie 52, 146, 167
Steekproef 38, 48
Sumsearch 42
Supervisie 240
Systematische review 19, 28, 31, 37, 41, 48, 54, 139, 141, 149, 159, 172, 226

T

Tacit knowledge 23, 110
Test
 -diagnostische eigenschappen 179
 -valide 179
Thick description 202
Toepasbaarheid 48, 49, 52, 104, 123, 132, 150, 167, 171, 187, 207
Trial
 -Controlled Clinical 37, 47, 159, 166, 169
 -Randomized Controlled 19, 22, 28, 37, 47, 49, 140, 159, 166, 171
Triangulatie 101, 202, 203, 206
Trunceren 45

U

Uitvaller 39, 50, 165

V

Vaardigheden 30
Validiteit 48, 50, 145, 179, 194, 205, 257
 -externe 51, 107, 164, 183, 185
 -interne 50, 51, 107, 164, 170, 183, 184
Variables, confounding 50
Verandering, gedrags- 234, 235
Verandertaal 70
Verhaal
 -levens- 93, 97
 -tegen- 93
Verifieerbaarheid 101, 203
Verplaatsbaarheid 101, 202
Verpleegkundige diagnose 176
Voorgrondvraag 34, 129
Vraag
 -achtergrond- 34, 129
 -klinische 34, 94, 113, 129, 142, 160, 180, 204
 -voorgrond- 34, 129

W

Waarde
 -negatief voorspellende 180, 185, 187
 -p- 282
 -positief voorspellende 180, 185, 187
Wet- en regelgeving 225, 226, 263
Wetenschapsopvattingen 26
WikEM 114

Z

Zichtbaarheid 231, 232
Zoeken
 -sensitief 182
 -specifiek 182
Zoekstrategie 43, 162, 182
Zoekterm 44
Zorgstandaard 64, 108, 127

Auteursinformatie

AnneLoes van Staa studeerde na haar opleiding tot kinderverpleegkundige Geneeskunde en Culturele Antropologie. Sinds 2003 is zij werkzaam als lector Transities in Zorg bij het Kenniscentrum Zorginnovaties (Hogeschool Rotterdam). Daarnaast werkt zij als universitair docent bij het instituut Beleid en Management Gezondheidszorg (Erasmus Universiteit Rotterdam). In 2012 promoveerde zij aan deze universiteit op onderzoek naar zorgcompetenties en preferenties van jongeren met chronische aandoeningen.

Ard Lazonder werkt als adjunct hoogleraar bij de faculteit Gedrags-, Management – en Maatschappijwetenschappen (vakgroep instructietechnologie) van de Universiteit Twente. Hij heeft meer dan 25 jaar ervaring met kwantitatief empirisch interventieonderzoek.

Carolien Smits werkt als lector Innoveren met Ouderen aan hogeschool Windesheim. Zij is psycholoog-sociaal gerontoloog en voerde kwantitatief en kwalitatief onderzoek uit naar oudere volwassenen aan de Radboud Universiteit, Edinburgh University, Vrije Universiteit, Trimbos-instituut en Saxion Hogescholen.

Chris Kuiper werkt als kwaliteitscontroler bij Horizon jeugdzorg en onderwijs, als lector Participatie bij het Kenniscentrum Zorginnovatie aan de Hogeschool Rotterdam en als lector Transformatie in de Zorg voor Jeugd aan de Hogeschool Leiden. Hij studeerde ergotherapie en promoveerde in 2007 aan de Universiteit van Humanistiek.

Diane Toll is gezondheidswetenschapper en klinisch epidemioloog. Ze promoveerde op een onderzoek naar de diagnostiek van diep veneuze trombose in de huisartsenpraktijk. Diane werkt sinds 2010 als docent bij de Academie voor Gezondheidszorg van AVANS hogeschool.

Esther Steultjens is ergotherapeut en neuropsycholoog. In 2005 promoveerde ze aan de Vrije Universiteit te Amsterdam op onderzoek naar de effectiviteit van ergotherapie. Ze heeft een eigen bedrijf Ergologie (sinds 1998) en werkt als associate lector neurorevalidatie en kerndocent van de masteropleiding Neurorevalidatie aan de Hogeschool van Arnhem en Nijmegen.

Germieke Quist is verpleegkundige en epidemioloog. Zij werkt sinds 2008 als docent op de Hogeschool Leiden bij het cluster Zorg voor de opleiding tot hbo-verpleegkunde en de opleiding tot verpleegkundig specialist.

Guus Munten is verpleegkundige en gezondheidswetenschapper. Hij is als docent en onderzoeker lid is van het lectoraat 'Persoonsgerichte en evidence-based praktijkvoering in zorg en welzijn', bij de Fontys Hogeschool Mens en Gezondheid. Guus is in 2012 aan de Universiteit van Tilburg gepromoveerd op het implementeren van evidence-based praktijkvoering in de psychiatrische verpleegkunde en is lid van de redactie van het Nederlands Tijdschrift voor Evidence Based Practice.

Hester Vermeulen is verpleegkundige en klinisch epidemiologe. In 2006 promoveerde zij bij de universiteit van Amsterdam op het proefschrift 'Evidence Based Improvements in Postoperative Care'. Zij is sinds 2016 hoogleraar verplegingswetenschap IQ healthcare van het RadboudUMC. Zij is hoofdredacteur van het Nederlands Tijdschrift voor Evidence Based Practice. Tevens is zij voorzitter van de V&VN bestuurscommissie richtlijnen.

Inge Bramsen is GZ-Psycholoog en methodoloog. Zij promoveerde in 1995 cum laude op de verwerking van ingrijpende oorlogservaringen op de lange termijn. Zij werkt bij Kenniscentrum Zorginnovatie van Hogeschool Rotterdam, op het gebied van Disability Studies & Diversiteit in Participatie, en bij Horizon Jeugdzorg & onderwijs als GZ-psycholoog met jonge vrouwen met aan seksueel misbruik gerelateerde problematiek.

Ireen Proot is ergotherapeut en gezondheidswetenschapper, met als specialisatie gezondheidsethiek en wijsbegeerte. In 2001 promoveerde zij aan de Universiteit Maastricht op het onderwerp begeleiding van autonomie tijdens revalidatie na een CVA. Zij werkt als senior onderzoeker bij het Gouverneur Kremers Centrum, Maastrichts Universitair Medisch Centrum.

Jacqueline Kool studeerde maatschappelijk werk en theologie. In 2009 was zij mede-oprichter van Disability Studies in Nederland, waar zij nu werkzaam is als kennismanager. Verbindingen leggen tussen wetenschappelijke, professionele en ervaringskennis vormt een rode draad in haar werk. Daar speelt haar eigen ervaring met het leven met een spierziekte doorheen. Haar visie daarop en op de inclusieve samenleving deelt zij in boeken, blogs, artikelen en voordrachten.

Jan Jukema is gepromoveerd en werkt als associate lector bij het lectoraat Innoveren met Ouderen en is hoofd van de opleiding Toegepaste Gerontologie aan hogeschool Windesheim. Hij is als Adjunct Professor of Gerontology verbonden aan Huntington University in Canada.

Jeroen Borghouts is afgestudeerd als fysiotherapeut en bewegingswetenschapper. Hij promoveerde op een onderzoek naar het beloop, de prognose en de kosten van chronische aspecifieke nekklachten in de huisartspraktijk. Hij is werkzaam als manager Expertisecentrum Caring Society 3.0 van de Avans Hogeschool.

Joan Verhoef is ergotherapeut en bewegingswetenschapper. Zij is in 2015 gepromoveerd aan de Erasmus Universiteit op een onderzoek naar het bevorderen van de arbeidsparticipatie van jongvolwassenen met lichamelijke beperkingen. Zij werkt als hoofddocent op het thema 'evidence-based care' bij de opleiding ergotherapie en het kenniscentrum Zorginnovatie van Hogeschool Rotterdam.

John Verhoef is fysiotherapeut en bewegingswetenschapper. Hij is in 2007 gepromoveerd aan de Universiteit Leiden op het proefschrift 'Integrated Care for Patients with Rheumatoid Arthritis'. Hij werkt als lector op het thema 'Eigen regie versterken' aan Hogeschool Leiden en is voorzitter van de curriculumcommissie van de bacheloropleiding Fysiotherapie van Hogeschool Leiden.

Leontine Groen is als onderzoeker verbonden aan het lectoraat Innoveren met Ouderen. Haar focus is gezamenlijke besluitvorming in complexe situaties. Ze hoopt binnenkort te promoveren op het thema gezamenlijke besluitvorming in dementienetwerken.

Marie-Josée Smits is eigenaar van ZorgEssentie, een advies, trainings- en onderzoeksbureau. Zij kent de gezondheidszorg vanuit diverse rollen, als verpleegkundige (n.p.), zorgethica, kwalitatief onderzoeker, docent, mantelzorger en organisatie adviseur. In 2004 is zij gepromoveerd op een kwalitatief en zorgethisch onderzoek naar morele ervaringen van verpleegkundigen.

Marijke Span is verpleegkundige en juriste. Zij werkt als kwartiermaker van ProMemo, Expertisecentrum Dementie voor Professionals bij hogeschool Windesheim. Daarnaast is zij als onderzoeker verbonden aan de lectoraten Innoveren met Ouderen en ICT-innovaties in de Zorg. Begin 2016 promoveerde zij aan de Vrije Universiteit van Amsterdam op het onderwerp gezamenlijke besluitvorming in zorgnetwerken van mensen met dementie.

Saskia van der Lyke is verpleegkundige en gezondheidswetenschapper. Ze promoveerde in 2000 op een vertooganalyse van het overheidsbeleid gericht op mantelzorg. Momenteel is ze directeur Faculteit Gezondheid, gedrag en maatschappij bij de Hogeschool Arnhem Nijmegen.